诊余思悟一得集

牟重临　著

浙江省牟重临名老中医专家传承工作室

沈　丹　陈震萍　鲍建敏　吕　萍

陈　辰　石玉丹　郭菊清　顾文跃

整理

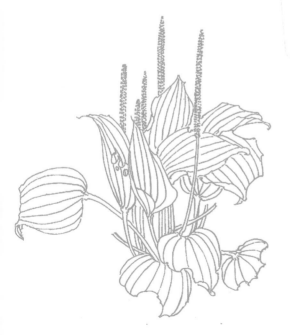

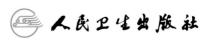

人民卫生出版社

图书在版编目（CIP）数据

诊余思悟一得集 / 牟重临著. —— 北京：人民卫生
出版社，2017

ISBN 978-7-117-25866-1

Ⅰ.①诊…　Ⅱ.①牟…　Ⅲ.①中医妇科学－中医临床
－经验－中国－现代　②中医儿科学－中医临床－经验－中
国－现代　Ⅳ.①R271.1　②R272

中国版本图书馆 CIP 数据核字（2018）第 002200 号

人卫智网	**www.ipmph.com**	医学教育、学术、考试、健康， 购书智慧智能综合服务平台
人卫官网	**www.pmph.com**	人卫官方资讯发布平台

诊余思悟—得集

著　　者：牟重临
出版发行：人民卫生出版社（中继线 010-59780011）
地　　址：北京市朝阳区潘家园南里 19 号
邮　　编：100021
E - mail：pmph @ pmph.com
购书热线：010-59787592　010-59787584　010-65264830
印　　刷：河北新华第一印刷有限责任公司
经　　销：新华书店
开　　本：710×1000　1/16　印张：19　插页：2
字　　数：292 千字
版　　次：2018 年 2 月第 1 版　2018 年 2 月第 1 版第 1 次印刷
标准书号：ISBN 978-7-117-25866-1/R·25867
定　　价：52.00 元

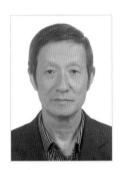

　　牟重临，男，1945 年出生，浙江省台州市第一人民医院主任中医师，从事中医临床、教学工作 50 年。第六批全国老中医药专家学术经验继承工作指导老师，浙江省名中医，浙江省名中医研究院专家学术委员会委员，台州市终身专业技术拔尖人才，曾任台州市黄岩中医院院长、名誉院长，现为浙江省名中医传承工作室及台州市名医工作室的领衔人。在国内省级以上刊物发表学术论文百余篇，获全国、省、地市级奖 15 项，获省中医药科技进步奖 2 项，获国家知识产权局专利 1 项。出版专著《疲劳的中医保健》《药食两宜家庭妙用》《中华传统本草今述》等 5 本。

前言

中医学内容五彩缤纷，既美丽动人，又使人迷惑不解；她的发展充满活力，也充满艰辛。

我学中医，完全出于父亲对中医的执着，希望有人继承他的衣钵。初学中医，感到极其枯涩乏味，与自己兴趣和目标很不投合，当时只是为了谋个生路，加上父亲对我学业步步逼紧，只得硬着头皮地学。学业未毕，恰逢"文革"开始，草草实习，被分配到本县最僻远的山乡卫生院。生活与业务都很艰辛，只是迫于无奈，后来我遇上这样一个病人，让我彻底改变了对中医的看法，也将自己"逼上中医之路"。

1968 年一个夏晚，台风过境，大雨滂沱，狂风呼啸，两位山民叫急诊，似乎刻不容缓，我顶着风雨，淌过急流险溪，到达目的地已浑身湿透。病人是个青年人，上午开始下腹阵痛伴恶心腹胀，逐渐加重，一番查诊才知是右斜疝嵌顿，当即使用解痉止痛剂、手法还纳及针刺治疗等均无济于事，看来只有转手术治疗，必须转送到镇上卫生院。可风雨交加又是黑夜，徒步行走也很艰难，怎能抬一个病人奔走三四十里山路呢？想起卫生院里昨天来了位探亲的西医师，何不请教有何良策？于是匆匆赶回医院叫醒他，谁知得到的回答很干脆：赶快送上级医院手术，而且得 24 小时之内，就是说要在明早赶到。这路怎么走呢？我将情况告诉同来的病家亲友，他们连声哀求我设法解决。我唯一的办法就只有拿中药试试，于是立即配好中药，记得方中有乌药、槟榔、厚朴、小茴香、木香、白芍之类，再三叮嘱回去立即煎服，如果无效，天亮前启程。翌日黎明我被喊声惊醒，竟然传来好消息：病人服药后至下半夜腹部咕噜直响，俄顷疝块消失，腹痛随之而除。

此病例对我震撼很大，觉得自己偶然撞到中医门槛上，看到了里面的瑰宝。西医外科大夫大都不接受"嵌顿疝"的保守治疗，怕有风险，而古医籍记载不少治疗"疝痛欲死"之方。久涉临床，不断地发现中医治法的神奇，但也感到许多困惑，真是"心中了了，指下难明"。只有临证心怀探秘，不断思考，不断读书，不断实践，才能不断将中医的优势发挥出来。回首来路，感慨良多，中医之魅，中医之艰，如鱼饮水，暖冷自知，不待多言。幸得严父之勉励，获病家之肯定，匆匆五十载矣。平素将一些经验和思考，曾撰为论文，今整理成书。本书大多是从医以来的临床思悟，所录总结，仅是碎片，心中常思考着如何从整体去梳理中医，如中医理论如何与现代科学相衔接，如何在浩如烟海的中医古籍中筛选出临床实用资料，如何去破解中医理论中的困惑。

我的从医，启蒙于先父。先父自幼从外公学画、习医，于1937年毕业于浙江中医专科学校。行医之路颇为坎坷，但从未放弃过，从医73年，看病、教学、读书、写作，几乎未见休闲日子，也很少业余爱好。常有人问我，先父有什么秘方传下来，一张也没有。先父认为最好的老师是书本与病人。先父对我诊疗处方及论文，很少褒奖，多有揭短，使我永怀不足而追求。

学业的进步需要切磋，我的同窗师兄金美亚先生娴熟《伤寒》及各家学说，诊余常共讨医理，观点颇为相投，曾合作过"宗气论说""脾肾同补法治疗虚损病证的体会"等五篇论文，经他同意，收于集中。学术的发展更需要团队，传承工作室成员陈震萍文思敏捷，后期论文大多由她整理，难能可贵的是，她能理解我的思路，又能提出自己的见解，且能融入文中。本工作室的成员沈丹、鲍建敏、吕萍、陈辰、石玉丹、郭菊清、顾文跃也都为论文整理和本书出版做出了许多努力。

本书只是本人在临床所获片段之杂集，大多数文章发表于国内专业杂志，今虽做删改，尚存在不少缺陷，许多问题需要同道们共同探讨，以求提高。

牟重临

2017年5月6日

于浙江省台州市第一人民医院

目录

理论发微

临证拾得

方药心悟

医案精选

附：养生篇

理论

发微

论反向思维在中医学的运用

反向思维就是从反面来认识事物，从对立面中去寻求统一的一种思维方法。它克服了思维的单一性，促使人们多角度地认识事物、开启思维能力。中医学的认识特点是整体思辨，大都采用象思维方法，善于运用经验（包括前人经验），注重直观思悟，与西医学相比，常显示出不确定性，缺乏严格系统化。那么中医学如何在复杂的防治疾病过程中，进行自我完善呢？除了基础理论、经验积累和思悟，弥补自身的缺陷，主要凭着医者的辩证思维能力，常常利用非常规思维形式作为开发思维的方式之一。中医学理论的形成与学术的发展，无不渗透着反向思维。

1. 反向思维对把握中医理论的意义

中医理论是在原始思维基础上逐渐形成的，反向思维从中显示了重要作用。中医的理论核心阴阳学说，认为人体的生理、病理现象同物质世界一样，无非是阴阳二气这一对矛盾的因果交替的起伏变化。中医在错综复杂的病症中，识别病位、性质和变化规律，就是从这对立统一的两个方面去综合分析，归纳出表与里、寒与热、虚与实、燥与湿、升与降等概念，成为中医最具特色的辨证纲领。认为疾病变化常显示出"反者道之动""物极必反"等规律。这种理论特点的形成，无不在于运用反向思维。陆晋笙《景景室医稿杂存·论病有对待药亦有对待》言："有热病即有寒病，有湿病即有燥病，以及表里、虚实，莫不对待，故无论何病，有寒热、燥湿、表里、虚实之异，执一书而谓道尽于是，奉一方而谓治无他法者，未能透彻至理也。是以用药之误，每误于病状相同。同一肝风抽搐也，而虚甚与热极异；同一肺痨咳嗽也，而湿盛与火灼异；同一胃虚不食，而阳亏与阴亏异；同一腹滞作痛也，而寒郁与热郁异"。中医辨证识病只有运用好反向思维，才能弥补常规思维的不足，从常规中求变异，从疑似中寻真见，才能提高诊治的准确性。《景岳全书》言："人之气质有常变，医之病治有常变，欲知常变，非明四诊之全者不可也。"特别是疑难、急危重病的表现症状较为复杂，有些须几经四诊合参，反复推敲，更需要整体思辨与知常达变能力，才能做出正确辨证。因为疾病的发生变化是受多种因素的影响，其表现常随时空的改变而差异很大，加上在四诊获得的症候与体征，按中医理论（象思维）去判定，往往存在着一定的不确定性与变化性，有时和常规的认识不相一致，甚至相矛盾。如迟脉一般认为属寒，亦有见于热证；数脉通常认为属热，亦有见于阳衰者。中医的诊脉存在一定的模糊性，同一种脉象可见于寒、热、虚、实等不同病证，所以有"舍脉从证"和"舍证从脉"之说，但怎样去决定从舍呢？主要靠医生的经验和思辨能力。古有"证有真假凭诸脉，脉有真假凭诸舌"之说，其实舌象亦有常有变，存在着不确定性，譬如舌红苔光剥之象，常以为阴虚，然亦见于阳虚及寒湿者；舌淡苔白滑，习以阳虚湿阻论，但亦见于阴虚及热郁者。其他症状的不确定性更多，如口渴引饮多属热盛伤津，亦有水饮停滞者；一般认为盗汗属阴虚，然亦有阳虚或湿热者。尤其临床许多疾病几经用药治疗，证候表现变异较大，有些改变远离其"谱"，难以用常识去解释，所以要获得正确的辨证，不可拘于习惯思维，须学会"反其道而思之，破定论而新之"，学会反向思维，才能获得接近于本质的结果。

2. 反向思维对中医学术发展的作用

美国学者菲茨基拉德说："测验一个人的智力是否上乘，只看他脑子里是否同时容纳反向思维，而无碍其处世行事。"同样，一个中医在临床诊疗行为中是否具有反向思维能力，就能够测验出他的技术水平。中医学术水平的发展，除了不断积累实践经验，还需灵巧的思维能力。所谓"医者，意也"，意含思想、推导之义，中医临证许多是靠意会，即自身的思维能力。中医诊病，对同一个病，特别是疑难重症，如果采用双盲法，分别请数位医生诊治，肯定会出现几种不同的治方，有些治方甚至相差悬殊，其辨证论治的水平，主要是看临证思维能力。这并非是主观臆想，需要有扎实的哲学、中医理论基础及丰富的临床磨炼，加上思路的开阔与灵活，才能显示出诊疗水平。如消渴病，大都以阴虚、燥热论治，但亦有属阳虚、痰瘀者。对肿瘤的诊治，通常认为有形的"癥积"属于实证，常规治法："积者消之""坚者削之"，但实际上，单纯攻坚消积治法对恶性肿瘤效果不理想，有时施用补益法反而有良好效果；因为"肿块"成因常与潜在的"体虚"有密切关系，现在医疗实践表明补益法是治疗恶性肿瘤有效的方法之一。"想象力比知识更重要"，中医强调实践，注重思辨，反对死搬教条，示人不要受思维定势约束。

综观历代名医大家，能独具慧眼，识破时弊所在，提出独特的见解，高人一筹之处，无不与其具备反向思维能力有关。对中医学极有影响的金元四大家学说的创立，也是运用了反向思维的结果。李东垣所作《内外伤辨惑论》是一个明证，他突破了传统的定向思维，辨清了内伤似外感之惑，创立"内伤脾胃"论，弥补了仲景之不足。丹溪评价："仲景之书也，而详于外感；东垣之书也，而详于内伤。医之为书，至是始备，医之为道，至是始明。"朱丹溪继承了东垣等学术思想，在医疗实践中发现了流行方药的弊端，并进行了反思，提出滋阴降火法，又是对东垣学说的补充，促进了中医学术的发展。吴澄《不居集》言："夫有东垣之升，自有丹溪之降。气下陷而不能升者，当用东垣之法为先，火上升而不能降者，则用丹溪之法莫缓"。中医学中许多医理就是在前人的经验基础上通过自身实践，经反复思考而悟出。清代程芝田《医法心传》言："读书者，须从其正面悟出反面，从反面悟出其正面也。知其常，当通其变；知其变，当通其常……仲景治少阴证，因胃实致心肾不交，用大承气下之；严用和治脾虚心肾不交，制归脾汤补之，即从仲景反面悟出也"。历代许多脍炙人口的名医医话、医论及医案也都体现了这个思维特点。如论阴阳，张景岳言："善补阳者，必于阴中求阳，则阳得阴助而生化无穷；善补阴者，必于阳中求阴，则阴得阳升而泉源不竭"。论寒热，王冰语："寒之不寒，责之无水；热之无热，责之无火"。论虚实，李中梓语："至实有羸状，误补益疾；至虚有盛候，反泻含冤"。论燥湿，石寿棠言："燥病须防其夹湿，湿病须防其化燥"；论升降治法，石氏谓："升必少佐以降，降必少佐以升"。都是将反向思维运用得惟妙惟肖。

3. 反向思维在中医临床的运用价值

反向思维方法，从常规中求变异，从相似中寻创见，从反向中找突破。临床疾病变化相当复杂，充满矛盾和变异，只从一个角度诊察无法全面了解病变的本质。中医的辨证，常借助多种思维方法，灵活地利用象思维，将"互不相关"的现象联系在一起，不断地运用反向思维来寻求新的治疗途径，以丰富临床内容。《素问·至真要大论》："微者逆之，甚者从之……逆者正治，从者反治"，认为病势严重，病情复杂，证候与病机易出现反常现象，治疗就应当从反向去考虑。反常规思维的内容是多方面的，如《景岳全书》言："然则何者宜反？何者不宜反？盖正治不效者，宜反也；病能格药者，宜反也；火极似水者，宜反也；寒极反热者，宜反也"。所指的四种情况，后二者指病证严重发展到极期出现假象，表现真热假寒、真寒假热，采用寒因寒用、热因热用之反治法，是反其表象，实质是针对本质的正治法；临床针对"大实有羸状，至虚有盛候"而设的通因通用、塞因塞用治法，亦为此类反治法。第二种是使用正治法治疗而出现格拒药物，在正治方中加反佐之味，如《伤寒论》治少阴之利，初用白通汤为正治，继因有烦而用白通加猪胆汁汤即为反佐法。然而最为常用，最有意义的是第一种情况，即在一般常规辨证采用正治（或几经正治）无效时，应从反向思维去考虑，临床上具体运用非常丰富，比如临床上治疗腹胀，使用通利导泻无效或反加剧，更用升阳益气法而获效；血证使用凉血止血而血愈不止，改用温阳摄血而血得止。许多传统的名方之所以千古不朽，它们巧妙的相反相成配伍组方，就体现着这个思想，如桂枝汤的一开一合，小柴胡汤的一表散一清里，补中益气汤的表里配合、气血兼顾，半夏泻心汤的寒热并用、辛开苦降，六味地黄丸的三补三泻相配等，它们在古今临床上发挥了很大的作用，解决了不少疑难重症。有些方剂组织更为复杂，常熔寒热补泻为一炉，相行而不悖，如木防己汤、乌梅丸、防风通圣散等，却能力克顽症，屡建奇功。

　　医生在临床上获得成功，常巧妙地借助于反向思维。如北京名医施今墨在30年代治一例肠伤寒，20余天高烧不退；肠伤寒中医大都按湿温论治，分解湿热为常法；然而施老认为此例是寒凉遏抑所致，一反常规，径用人参、附子等温补之剂退了烧。此类案例文献报告较多，可谓精彩纷呈。要具备诊治疾病的应变能力，需要广博的知识，须用好反向思维。笔者曾治一女子患功能失调性子宫出血，反复年余不愈，观前医所用方药皆清热凉血、塞流止血之类，患者口干烦热，血色鲜红，既按实热治不愈，转以清补之法，亦无效；细察患者脉虽细数，而面苍肢凉，更以虚寒论治，投用大剂温补，竟然一举中的，三剂告愈。

（本文曾发表于《浙江中医杂志》，2000，35（7）：308-309）

《伤寒论》六经方证的几何图解

中医辨证的方法有多种，《伤寒论》的辨证属于六经辨证，然而六经病的辨证是以八纲辨证为基础，重在辨表、里、寒、热、虚、实六要，各有其代表方证。六要之中又可层层作辨证，如表里之证再辨寒热虚实，寒热之证可辨虚实，虚实之证又可分寒热。《伤寒论》如此复杂的六要关系，以几何图形来表达，便于直观，容易明白六经各方证的表现特征以及各方证之间的关系，从而执简驭繁，全面掌握。同时，所表达的几何图形展现出《伤寒论》具有完美的数学结构与简洁之美。

1. 太阳病表证分为寒、热、虚、实四证之图解

《伤寒论》中太阳病内容最为丰富，所占的方证也最多，在全书几占大半，所以理解好太阳病的内容对掌握《伤寒论》全书非常重要。太阳病表证主要分寒、热、虚、实四证，即表寒、表热、表虚、表实证等。今以几何坐标系来图解太阳病四证的关系，虚实以横轴来表示，寒热以纵轴来表示。将太阳病的寒、热、虚、实四证及其治疗代表方标记于坐标系中，如图 1。

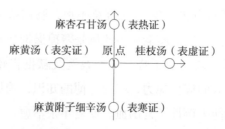

图1 《伤寒论》太阳病表证虚、实、寒、热四证坐标图

太阳病的总纲是脉浮,头项强痛而恶寒,分虚实两证。太阳病表实证即麻黄汤证,其表现头痛,恶寒,或发热,无汗,脉浮紧。太阳病表虚证即桂枝汤证,其表现头痛,恶风,或发热,汗出,脉浮缓。两者虚实辨别主要在无汗与汗出,脉浮紧与浮缓;临床再结合其他一些症候表现,如病程、体质等,可更精准地辨别出两者的一虚一实。

从太阳病总纲上看,表实麻黄汤证与表虚桂枝汤证都是偏于寒,治法均属辛温解表,因为本书讨论起点是"伤寒"。但从太阳病整体层面来辨寒证、热证,则分别是:太阳病表寒证,即麻黄附子细辛汤证,其证候即麻黄汤证见脉沉者,临床表现主要在于恶寒、肢凉等症状;太阳病表热证,即麻黄杏仁石膏甘草汤证,原书指证"汗出而喘",其实本方证从相关条文分析,并不拘于汗出而喘,主要在身热,肺卫郁而烦躁渴饮。后世学者认为:《伤寒论》论及温病风温,但仲景并未出方,疑即此方。

在太阳病的虚实横轴上,还可以表示出一些相关的方证,如图2。

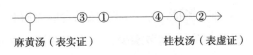

麻黄汤(表实证)　　　　　桂枝汤(表虚证)

图2　太阳病表证的虚实横轴上标记一些相关方证

坐标系原点①,处于无"寒热虚实"之表现,应表示为"未病",但从太阳病的横轴表现来看,似乎可示为桂枝麻黄各半汤证;那么原点①表示有两种意义,在数学上看是不合理的,这疑题有待在下面曲线立体图中做出正确解释。在横轴上②是表示新加汤,即桂枝汤加人参,其虚象较桂枝汤进一层。③是葛根汤,即桂枝汤加麻黄、葛根,从适应证分析较麻黄桂枝各半汤偏向表实证,故该方证居于原点之左。④是桂枝加葛根汤,为桂枝汤证兼项背强,略偏向表实证,故列桂枝汤证之左。有些方证于《伤寒论》条文看不大明确,而从组方结构推导,标记于图上,即可明白其方剂的适应证。

2. 太阳病表证之寒热虚实四证再辨证的图解

《伤寒论》的太阳病临床表现最为复杂,其寒热虚实四证再做深一层辨证：如太阳病表实证与表虚证，进一步辨证，有属热、属寒的不同；其表寒证与表热证的再辨证各有偏虚、偏实之异。各种证候相应的治疗主方，可在坐标系的各象限上表达出来，并以明白之间的关系。如图3。

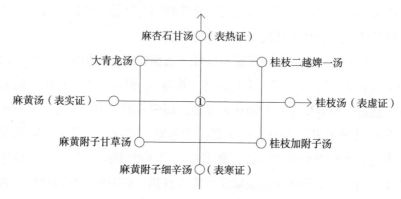

图3　太阳病表证各象限所表达的相关方证

（1）**太阳病表证坐标系第1象限中所示：**表虚证与表热证之间的表虚热证，即桂枝二越婢一汤证。本方即桂枝汤合麻杏石甘汤去杏仁。原书指治："太阳病，发热恶寒，热多寒少，"为表热证；又见"脉微弱者，此无阳，"是为表阳虚，即表虚证，故以治表热证的麻杏石甘汤与治表虚证的桂枝汤，两方合用，极为恰当。刘渡舟认为本方是辛凉解表之小汗法，补诸解表方之不逮。

（2）**坐标系的第4象限所示：**表虚证与表寒证之间的表虚寒证，即桂枝加附子汤证。此方是桂枝汤加入附子，其临床表现：汗后"遂漏不止"，是为阳气受损，虽然见"小便难，四肢急，难以屈伸"之伤津之候，但以救阳为重，也说明《伤寒论》治疗疾病尊崇"易学"的"阳主阴从"的理念，以扶阳气为主导。《伤寒论》中还有"桂枝去芍药加附子汤"与"桂枝附子汤"二方适应证与本方相近而偏表寒，可标记在本方之左。

（3）**坐标系的第2象限所示：**表实证与表热证之间的表实热证，即大青龙汤证。《伤寒论》言本方证表现，有麻黄汤证的"脉浮紧，发热恶寒，不汗出"，又有"烦躁"身热。大青龙汤即由麻黄汤合麻杏石甘汤组成，且用量偏重，用于实证，对虚证者不宜。

（4）**坐标系的第3象限所示：**表实证与表寒证之间的表实寒证，即麻黄附子甘草汤证。本方与麻黄附子细辛汤的病机和证候相似，但恶寒等表现症状较轻。《伤寒论》言本方证表现，若少阴病里寒证，但"无里证"，可见病在表，用本方"微发汗"治之。

3.《伤寒论》里证的几何坐标系解读

《伤寒论》太阳病表证的发展是向半表半里及里证转化，转化为里证分虚实两途，所谓"实则阳明，虚则太阴"。表邪入里首犯中焦脾胃，胃属阳明，脾属太阴。胃阳旺盛则太阳病从实转化则成为阳明病，即里实热证，脾阳不足则太阳病从虚转化则成为太阴病，即里虚寒证。里实热证根据临床表现特点可分为里实证与里热证，即阳明病的阳明经证与阳明腑证，前者是白虎汤证，后者是承气汤证。里虚寒证从表现特征看有偏重里虚与里寒之不同，偏于里虚脾弱者为太阴病理中汤证；重在里寒阳衰者则为少阴病四逆汤证。这就是《伤寒论》里证典型的寒、热、虚、实四证。

下面将《伤寒论》里证的寒、热、虚、实四证以几何坐标系来表达，以横轴来表示虚实变化，纵轴表示寒热变化，两轴的交叉点为原点 0 表示未病，如图 4。

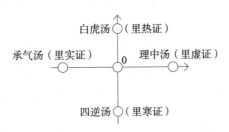

图 4　《伤寒论》里证虚、实、寒、热四证坐标图

《伤寒论》的里证包括阳明病、太阴病、少阴病、厥阴病等。阳明病是里实热证；而里虚寒证是太阴病，论中言太阴病："以其脏有寒故也，当温之，宜服四逆辈"，是指治疗用理中汤、四逆汤之类。太阴病较少阴病之里虚寒证为偏重于虚，故一般治疗以理中汤为主。少阴病虽有寒化证与热化证之异，但其性质总体是属于全身性虚寒证，较太阴病为严重，并出现阳虚阴盛，阴盛格阳，阳虚欲脱，阳虚水泛等重证，治疗以四逆汤系列回阳救逆为主，在临床上具有重要意义。厥阴病属于寒热虚实错杂证，其与寒热虚实各证均有密切相关性，可在三维几何图形中标出，见图7、图8所示。

里证的虚、实、寒、热四证的治疗各有代表方：里实证用承气汤，里虚证用理中汤，里热证用白虎汤，里寒证用四逆汤。这四个代表方中各有其代表性药物：如承气汤为大黄，理中汤为人参，白虎汤为石膏，四逆汤为附子。这四味代表药，号称中药的"四大金刚"，是治疗寒热虚实四个典型证候具有强有力作用的药物。近代名医张山雷言："病之能起死回生者，惟有石膏、大黄、人参、附子。有此四药之病，一剂可以回春，舍此以外则不能"。此四味药物确实在临床上治疗大病起着领军作用。四个代表方系列也概括了中医的温清攻补四大主要治法，在治疗急危重症中起着支柱作用。所以后世评价《伤寒论》奠定了中医辨证论治的理论基础，也开创了急诊医学之先河。

4. 《伤寒论》里证的寒热虚实四证再辨证之图解

对《伤寒论》里证的寒、热、虚、实四证，作进一步辨证，可在其几何坐标系的四个象限中，分别表示出各类相关的方证及其临床表现特征，如图5。

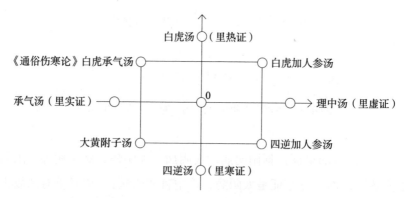

图5 《伤寒论》里证各象限所表达的相关方证

（1）在图5坐标系的第1象限表示里虚热证，表现白虎汤证伴有渴欲饮水，体倦乏力之虚候，治方为白虎加人参汤，适用于热盛于里，气津两伤者。

（2）第2象限表示里实热证，即里实证合里热证，故治用承气汤与白虎汤合方，即《通俗伤寒论》的白虎承气汤，治疗胃火炽盛，大热烦渴，昏不识人，谵狂便秘之重症。

（3）第3象限表示里寒实证，是里实证兼里寒证，治用承气汤合四逆汤，取其中的代表药物进行组方，即《金匮要略》大黄附子汤，治疗寒实内结之证。

（4）第4象限表示里虚寒证，为里寒证加里虚证，故治以四逆汤与理中汤合方，常用治方为四逆加人参汤，治少阴病伴气血虚亏，表现"恶寒脉微"者，临床常用于心衰、呼衰、休克等亡阳者回阳急救；景岳将此方更名四味回阳饮，治元阳虚脱，危在顷刻者。

5. 关于少阳病的几何坐标图解

张仲景采用的经方大都继承了汉代以前的方剂精华，许多学者比较了仲景《伤寒论》与伊尹《汤液经》，认为仲景最重要的创新就是增加了半表半里的概念，创制了小柴胡汤。小柴胡汤证与表证、里证关系密切，从其表现证候及其与表里证的关系分析，小柴胡汤证应处于表实证、表寒证与里热证、里虚证之间，如图6。

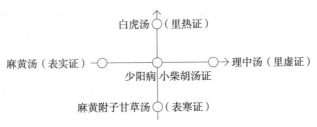

图6　少阳病小柴胡汤证的几何坐标图

少阳病是由表实证或表寒证不解，由外邪化热趁体虚而向里入侵，遇正气抗争，相持于半表半里之间，故将少阳病标记在表实证、表寒证、里热证及里虚证之间。当然少阳病变化过程还涉及表虚证与里寒证，因为从病机本质来看表虚与里虚、表寒与里寒密切相关，故在图中略去。少阳病是由太阳病向里证转化过程中出现的半表半里证，少阳属于枢纽，《伤寒论》第 148 条对之病机与治则剖释得很清楚。病入少阳，陷于表里寒热虚实错杂之中，或向愈或恶化，变化很大，因而对之正确治疗非常重要。小柴胡汤证临床表现比较复杂，涉及面广，本方运用只要抓住半表半里为枢纽的特点，"但见一证便是，不必悉俱"。小柴胡汤旨在调节表里寒热虚实之错杂证。小柴胡汤及其衍化方之所在临床上运用广泛，主要在于病证出现表里不和、寒热交作、邪正分争、升降失司时，或者疑似于其间者，均可用此和法解之，唐宗海称："此方乃达表和里，升清降浊之活剂"。这是张仲景杰出贡献之一，开创了"和法"之治疗大法。

6. 表证与里证的传变及其相关系

《伤寒论》的表证到里证的寒、热、虚、实各证的传变并非必定经半表半里，有许多是形成表里同病或者直接陷入，兹将它们之间常见的对应变化关系分述如下：

（1）表实证至里实证之间的传变：

表实 – 麻黄汤证——表里俱实 – 防风通圣散证——里实 – 承气汤证

（2）表虚证至里虚证的传变：

表虚 – 桂枝汤证——表里俱虚 – 桂枝人参汤证——里虚 – 理中汤证

（3）表寒证至里寒证的传变：

表寒 – 麻黄附子细辛汤证——表郁里寒 – 白通汤证——里寒 – 四逆汤证

（4）表热证至里热证的传变（由上焦肺卫传至胸膈，再至中焦胃家）

表热在肺 – 麻杏石甘汤证——热在胸膈 – 栀子豉汤证——里热在胃 – 白虎汤证

上述表里之间的方证关系：

（1）防风通圣散证为表实证兼里实证，是时方对经方不足的一个补充。

（2）桂枝汤能统治太阳表虚与太阴里虚，对表里俱虚证，治用桂枝人参汤，即《伤寒论》163 条谓太阳病兼太阴病之"表里不解者"。前述的新加汤亦治表里俱虚证，然偏重于表，而桂枝人参汤偏重于里。

（3）白通汤证为少阴病，属四逆汤类，然而方中用解表药葱白以通行阳气，《医宗金鉴》谓："君以葱白大通其阳而上升"，可见本方证存在阳气郁陷。

（4）邪热郁阻于肺（卫表）胃（阳明里证）之间的胸膈，故宜栀子豉汤；如见上中二焦邪郁生热，胸膈热聚，则可用凉膈散清上泄下。

7. 表证至里证的曲线变化图例

中医的疾病诊断与治疗学是非线性科学，是个复杂的曲线变化，所以《伤寒论》表里证表达的各几何坐标系，实际上是呈曲线变化的。为了更确切的表示《伤寒论》对疾病的辨证施治规律，兹将里证的坐标系拉成曲线图，如图7。

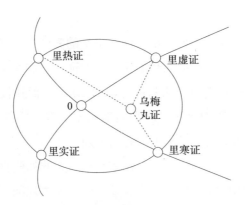

图7　《伤寒论》里证三维曲线图

建立曲线三维图形来表达《伤寒论》的方证，则更显得明确，接近本质，如对比较复杂的方证，可以在三维图形中表示出来，比较直观明了。比如证候错杂复杂的厥阴病中许多方证：如乌梅丸证可标记在里寒证、里热证与里虚证之间，如图7；麻黄升麻汤从方证特点看，可标记在表寒证、里热证、里寒证及里虚证之间，位置偏向于表寒证、里热证，可在图8中定位（未标）。

上述的《伤寒论》的表证与里证的寒、热、虚、实各证的变化，均是呈曲线的。下面将《伤寒论》的表证、里证以及半表半里证之间的变化关系，衔接成一个总图，则形成一个曲线变化的立体图形，如图8。

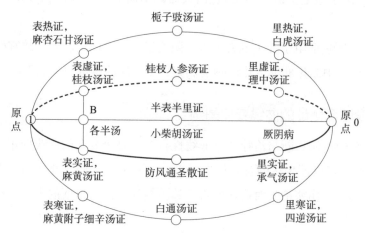

图8　《伤寒论》表里各证变化立体曲线图

运用立体曲线几何图形表记《伤寒论》的方证有许多优点，对病机较复杂的方证，如厥阴病中的寒热虚实错杂方证，能够在图中标记出来。再回过头看第1节所述，原点①只能标记"未病"，而桂枝麻黄各半汤证标记在图8中B点，较为合理。从平面坐标图上看，原点①与B点似乎重叠，在曲线立体图形上就显示出两者的区别。

临床所见伤寒六经病证传变，比较复杂，并非如此直观，常出现交叉的转化，呈网状的曲线变化。如表实证可传变为里寒证，也可以化热传变为里热证；表热证也不一定是发展变化致里热证，如果机体抵抗力下降，阳气虚衰，可能变化成里寒证。就像许多感染性疾病，初起发热恶寒兼烦躁，表现太阳表实热证，如果处理不当，误伤阳气，可能转变成里虚寒证，甚则阳气虚脱，出现中毒性休克之危候。

图8的《伤寒论》六经病证变化图形表达，起始为"未病"的标记。中医认为疾病就是阴阳失去平衡，造成偏盛偏衰，出现寒热虚实现象。中医治疗就在于纠偏，通过"祛寒、清热、补虚、泻实"等手段，达到"阴平阳秘"，使机体活动处于不偏不倚之阴阳平衡，回归"未病"原点0，就是病证的痊愈。原点就是未病，因为原点，是表示机体处于无偏盛、偏衰、偏寒、偏热的状态。

8.《伤寒论》六经病证的几何体流形图的设出

在图 8 中原点①与原点 O，在临床意义上是同一的，均表示为"未病"，那么两点应该是重叠的，不能表示成图形的两端。再之，疾病恶化出现"阴阳离决"趋向死亡，图中如何表达。如何将两个原点重合，做出更合理的标示，需要进一步讨论几何图形的演变与设计。这个问题得到了博士后张晔（瑞典厄勒布鲁大学科学技术学院数学系研究员）的指点与帮助，并设出流体图形做出解释，解决了这个矛盾，于是有了下文。

图 8 简洁地呈现出《伤寒论》的表、里、寒、热、虚、实六要病证的主要变化关系。为了进一步详细地讨论，我们在流形上分析六经病证的变化关系。相对于一般的几何体，流形更为贴近实际。粗略来讲，流形是一块块欧式空间黏合的结果。所以，一般而言，它只有局部坐标系，而没有整体坐标系。然而，它却能够更精确的描述出《伤寒论》的六经病证。首先，我们给出下面的几何体——图 9。

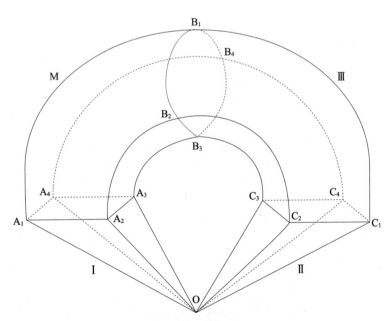

图 9 《伤寒论》六经病证变化的几何体流形图

我们只考虑上述几何体的表面。此曲面 M 是一个流形，它被称为六经病证图。注意到 M 由三部分组成。区域 I 表示表证区，区域 II 表示里证区，而区域 III 表示表证传变至里证过程出现的各证，如表里兼证及半表半里证等区。需要强调的是，图 9 以及后面的图，都表示拓扑关系图。也就是说，所有曲线是没有刻度与方向的。它们只表示相互之间的关系（联通性）。今将图形作进一步分析。

图 9 中，其中 O 表示原点，即健康（未病）状态。$\overline{OA_1}$ 表示表寒证；$\overline{OA_2}$ 表示表实证；$\overline{OA_3}$ 表示表热证；$\overline{OA_4}$ 表示表虚证。简明起见，用 $\overline{OA_k}$ 表示表 k 证，其中 k= 寒、热、实、虚。对应地，$\overline{OC_k}$ 表示里 k 证，$\overline{A_kB_kC_k}$ 表示半表半里 k 证及表里兼证（其 B_k 分别表示：如 B_1 为白通汤证，B_2 为防风通圣散证，B_3 为栀子豉汤证，B_4 为桂枝人参汤证）。

9. 六经病证的流形图的细化与变形

疾病的变化是复杂的。根据病的严重程度（也称之为阴阳平衡度），我们对图 9 进一步细化与变形成为图 10。

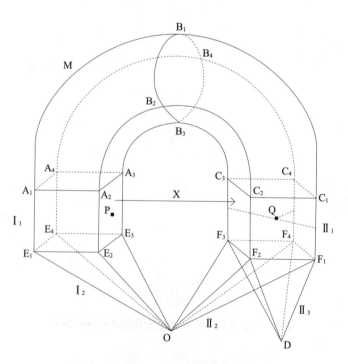

图 10 六经病证变化的流形细化及例解图

上图 10 是将图 9 中的区域 I（即几何体 O$A_1A_2A_3A_4$）分成两块：I_1 和 I_2。I_2 被称为表平衡区。一旦当前的人体状态处于这个区域，即使不用外物刺激（比方药物治疗或物理治疗），他也能自动恢复到原点 O，即自行康复。反之，I_1 被称为表非平衡区。如果当前的人体状态处于这个区域，不借助外物，他将不能自行康复。

同理，我们将图 9 中的区域 II 分成三块：II_1，II_2 和 II_3。II_1 和 II_2 分别称为里非平衡区和里平衡区。而 II_3 被称为绝症区，一旦当前的人体状态处于这个区域，陷入厥逆不复而阴阳离决，除非奇迹，他将最终死亡，即他的身体状态将发展到生命终点 D。当然，通过外物帮助，此死亡过程可以减缓，但是不可逆转。

10. 六经病证的流形的应用例解

最后，我们讨论流形（曲面）M 的应用。为此，我们引入点 P。它被称为当前患者状态点，见图 10。P 位于上面几何体的表面，即 PIM。比方说，$P_1E_2E_3A_2A_3$，则说明 P 有两个局部坐标 U_P^2 和 U_P^3，其中 U_P^2 表示表实证，U_P^3 表示表热证。并且，不通过外物治疗，P 不会自行回归到 O 点。定义映射 f：M → N，其中集合 N 表示药方。映射 f 的实际意义是治疗方案。它并不一定是一个 1-1 的映射。事实上，对于上述的 P 点。我们有 f(P)={ 表实证，表热证 }。再定义映射 g：N → R，其中 R 表示最终药方。映射 g 是一个单射。但是映射的具体结构因医生的经验而定。最后定义一个复合映射 h=f·g。则对于我们所选的 P，通过某个具体的医生治疗，我们有 h(P)=f(g(P))=f(g{ 麻黄汤证，麻杏石甘汤证 })= 大青龙汤证。同理，我们引入点 Q。Q 位于上面几何体的 II_1 里面，可以导出相应的方（剂）证，即 h(Q)=f(g(Q))=f(g(F_1C_1，F_4C_4，F_3C_3))=f(g(里寒证，里热证，里虚证))= 乌梅丸证。

《伤寒论》论热病的变化是复杂的，表证可能直接变成里证，即由 I_1 表非平衡区直至 II_1 里非平衡区，如图 10 中 X 线所表示，并不一定出现区域 III 的表里兼证及半表半里证。热病的发生亦非皆由表及里，也有直接发病于半表半里，或者直接发病于里，所谓"直中三阴"是也。本文并非讨论热病的发展变化规律，而是向大家展示《伤寒论》中方证的数学结构。

11. 结语

自然科学的学科之间是相互贯通的，中医的《伤寒论》理论能够通过数学来表达，说明它有严密的科学性。《伤寒论》六经病中的表里、寒热、虚实各类方证之间关系可以使用几何图形来解读，其方证关系的图形表示呈现对称性，是为中医理论基于阴阳学说之显示，同时也表达了《伤寒论》的博大精深与简洁之美。中医要科学地发展，需要与现代科学沟通。中医的"伤寒"理论能够得到数学界名士的接受与理解，使我们看到了中医学理论走向世界的前景。

《伤寒论》六经的病证表现比较复杂，从表里寒热虚实六要入手进行疏理，将表里证的寒热虚实各代表方证以几何图解进行表示，便于执简驭繁，全面掌握《伤寒论》六经方证。《伤寒论》条文大都出自临证实录，所以有些方证单从条文内容，难以把握好其适应证，特别是组织复杂的方证，如在几何图形的定位上看，就容易领会。中医学是非线性科学，表里之间的寒、热、虚、实变化的线性表示，并非直线，而是曲线，即表证向里证弯曲相接。表里证之间的各证亦非单线相关联，两者之间是呈网状联系。将伤寒六经病的方证及其之间关系，以几何坐标系到流体的变化关系来表达，有优点也有缺陷。如图形中还存在一个重要疑题，就是寒热夹杂证与虚实夹杂证的标记，会出现重叠现象，那么这两者的内涵意义是否存在共通呢？从临床表现看，并不是相同，那么如何解释这个现象呢？这需要进一步探讨寒热之证与虚实之证的关系问题。从本质的意义上讲，就是寒热之证与虚实之证如何统一的问题。这个问题需要专题来探讨，寒热现象能否涵盖虚实现象？需要深入到本质的研究，才能得出结论。因为阴阳学说是中医理论的基本法则，阴阳落实在人体的生理、病理、药理及治疗法则上，就是寒热，而虚实不过是从中衍化出来的另一面表现。况且在外感热病的辨证中，是以辨寒热为主导。

《伤寒论》六经病从表里、寒热、虚实六要去解读各方证之间的关联，以几何图形来表示，是呈三维曲线变化，加上病证的因时变化，可能显示为四维动态图像。可见表达《伤寒论》六经病的相关性及各方证之间联系，是一个较为复杂的多点多线的弯曲图形，呈曲线立体变化。要建立起一个立体的图解，是非常复杂的。本文限于各方面的水平，只是作一次探索性表述，作示意图式来解读，许多问题有待于进一步的探讨与研究，更期待同道们的批评指正，希望给《伤寒论》方证做出更完美的图解。

《伤寒论》方被推崇为方剂之祖，许多效方运用至今而不衰，但是面对复杂多变的疾病，《伤寒论》并非完美无缺的，张元素尝谓"古方今病，不相能也"。仲景以降两千多年的临床，积累了丰富多彩的方剂内容，后世许多研究伤寒学者，对伤寒方证做了补充，充入了有效的时方，使整个伤寒方证系统显得更加完整。临床实践也表明，经方与时方的相互补充，相得益彰，能使中医治疗学更臻完美。

（本文曾分 3 期发表：1.《伤寒论》太阳病方证的几何图解. 浙江中医杂志，2014，49（10）：718-719。2.《伤寒论》里证及表里相关方证的几何图解. 浙江中医杂志，2015，50（10）：703-705。3.《伤寒论》六经方证几何图解之续解. 浙江中医杂志，2016，51（11）：797-798。今合并作删节）

论《内外伤辨惑论》辨虚实本质及内外伤的相关性

《内外伤辨惑论》是金元医家李东垣的奠基之作，该书从外感与内伤的辨别入手，多方论证，提出了内伤脾胃为主论的学术思想，并创立了诸多独特治方。《内外伤辨惑论》提出内外伤辨别实质并非在于分辨表里证之真假，而是在辨别虚实之本质，且从东垣之论形成的缘由可以探讨出内伤与外感之间的相关性。

1. 东垣提出"内外伤辨惑"之缘由

李东垣所处时代战乱频仍，百姓饥劳交迫，寒温失所，疾病流行，而时医抱残守缺，硬搬治伤寒外伤方以治诸病，常常重伤脾胃。东垣师易水张元素，尽得其传，后经实践努力，其成就远超其师，特别是对饮食劳倦内伤之病，有独创见解。东垣在首部著作《内外伤辨惑论》开篇提出诊百病首在"辨阴证阳证"，言："遍观《内经》中所说，变化百病，其源皆由于喜怒过度，饮食失节，寒温不适，劳役所伤而然"。此即《素问·调经论》谓："其生于阳者，得之风雨寒暑，其生于阴者，得之饮食居处，阴阳喜怒"。东垣积几十年经验，发现了时弊：将发于阴的饮食劳倦内伤病与发于阳的外感风寒相混淆。于是他提出"内外伤辨惑"的重要性，在论的序中言："以证世人用药之误"，"而使天下之人不致夭折"。为什么会造成这么大的误诊呢？在东垣时代"壬辰改元"，京师解围后，三个月里既病而死者达百万人。东垣提出自己的见解："此百万人岂俱感风寒外伤者耶？大抵人在围城中，饮食不节，及劳役所伤，不待言而知"。东垣时代"举世医者"对"外感风寒与饮食劳役内伤"产生这么大的误诊，不能不使人思考外感风寒与饮食劳役内伤两者病证辨别的关键。

2. 外感与内伤的辨惑关键在于辨虚实

从《内外伤辨惑论》表面字义上看，似乎是辨表证与里证的真假，提醒后人莫将内伤脾虚证误为外感风寒表证。但从卷上十三条辨别的内容分析，实质是在辨虚实。首先在第一辨阴证阳证提出："举世医者，皆以饮食失节，劳役所伤，中气不足，当补之证，认作外感风寒，有余客邪之病，重泻其表，使荣卫之气外绝，其死只在旬日之间。所谓差之毫厘，谬以千里，可不详辨乎？"导致"虚虚实实，医之杀耳！"直言为辨"虚实"的失误。接着，二辨脉中言："外感风寒，皆有余之证……内伤饮食及饮食不节，劳役过甚，皆不足之病"。两者是以有余与不足别之，然而复杂病证单凭辨脉尚欠准确，"故复说病证以辨之"。三辨寒热，因为外感与内伤"俱有寒热"，所以辨寒热是个关键：外感恶寒是"寒邪乘之，郁遏阳分，阳不得伸"，故得衣被与温暖而不能减轻；内伤恶寒是"表上无阳，不能禁风寒"，故得衣被与温暖即能消失。两者一为阳郁，一为无阳，虚实之辨分明。四辨外感八风之邪，复言"外感八风之邪，乃有余证也；内伤饮食不节，劳役所伤，皆不足之病"，辨别内容大都与上节类同，只是内伤之病以气虚显见："鼻中气短，少气不足以息，语则气短而怯弱……无气以动，而懒倦怠嗜卧"。这在七辨气少气盛中提出进一步的辨别。至于五辨手心手背、六辨口鼻、八辨头痛、九辨筋骨四肢、十辨外伤不恶食、十一辨渴与不渴等内容，笔者临床观察存在不确定性，可以作参考。最后的十二辨劳役受病表虚不作表实治之与十三辨证与中热颇相似之中，再次强调了外感与内伤病之辨的关键在于仔细辨识虚与实的真假。

李东垣认为外感风寒与内伤脾胃均有恶寒、发热、头身痛等阳气病变表现，如不加细辨，容易误诊。外感是阳气遏阻，内伤是阳气虚弱。当然阳气遏阻亦可见于里证，阳气虚弱亦可见于表证。所以东垣提出"内外伤辨"的实质并非是病在表、在里的病位之别，而是在于虚实之别。东垣反复从多角度进行辨别归结在：外伤是有余之证，内伤为不足之证。东垣认为"内伤脾胃，乃伤其气，外感风寒，乃伤其形。伤外为有余，有余者泻之，伤内为不足，不足者补之。"在论中提出"表虚之人，为风寒所遏，亦是虚邪犯表，始病一二日之间，时与外中贼邪有余之证颇相似之处"，意识到虚邪犯表是属不足之证，提醒医者须细辨："其外伤贼邪，必语声前轻后重，高厉而有力；若是劳役所伤，饮食不节，表虚不足之病，必短气气促，上气高喘、懒语，其声困弱无力。"此处东垣特地以"虚人外感"为例，提出虚实的辨别要点，外感虚证实质是内伤不足的外在表现。东垣在第二部著作《脾胃论》重申："内伤不足之病，苟误认作外感有余之病，而反泻之，则虚其虚也。实实虚虚，如此死者，医杀之耳，然则奈何？惟当以辛甘温之剂，补其中升其阳，甘寒以泻其火则愈矣。"东垣辨内外伤始终以虚实为要点。

古谚谓："万病不出虚实两端，万方不出补泻两法"。张景岳言："然六要之中，惟虚实二字最重要"。中医各种辨证之中，无问外感、内伤，以辨虚实为首要。东垣针对时弊，提出"内外伤辨惑"之论，以沉痛的教训，向人们警示辨虚实的重要性。所以对导致属实证的"外感风寒"与属虚证的"饮食劳役内伤"之间误辨的根结须深入探讨。

3. 统治表虚与脾虚的桂枝汤说明的问题

论外感表证，《伤寒论》太阳病分表实证与表虚证，前者用麻黄汤发汗解表，解除卫阳郁阻；后者用桂枝汤调和营卫及啜稀粥来助胃气，使脾阳鼓舞、营卫得和。《素问·评热病论》言："人之所以汗出者，皆生于谷"，可见解除表证，无论虚实均与脾胃大相关联。如治表实证的麻黄汤，主药麻黄全凭配合桂枝、甘草扶阳补中发挥作用。章虚谷说："风寒湿热之邪，初在表者，可用助胃托邪"。可见无论解除何种邪气郁表，胃气都起着重要作用。卫虽出上下焦，然源于中焦，故解除卫阳郁阻，须得脾胃之气鼓舞。

表虚证即太阳中风，常称桂枝汤证。桂枝汤的解表，是通过辛甘化阳、酸甘化阴以调和营卫来实现的。曹颖甫说："盖桂枝汤一方，外证治太阳，内证治太阴……惟以此治太阳证，人所易知，以之治太阳病之系太阴者，为所不信"。上海张伯臾教授亦谓桂枝汤有振奋脾胃功能作用，可广泛地用于虚寒性慢性泄泻、慢性胰腺炎、胃脘痛、神经衰弱、虚劳等内科病症。《金匮要略·血痹虚劳病篇》载桂枝加龙骨牡蛎汤治疗："失精家少腹弦急，阴头寒，目眩，发落，脉极虚芤迟"，为一派里虚之病证。桂枝汤衍化方小建中汤治疗："虚劳里急，悸，衄，腹中痛，梦失精，四肢酸疼，手足烦热，咽干口燥"。顾名思义，此治疗虚劳病阴阳两虚证，其功全在建立中气，健全脾胃功能。桂枝汤证与小建中汤证有密切的内在联系。从桂枝汤的组方看，《神农本草经》言桂枝："补中益气"，《本草纲目》言白芍："益脾"，甘草、生姜、大枣均为调补脾胃圣药。可见桂枝汤是个补中益脾的方，其临床应用相当广泛，涉及临床各系统疾病百余种，如肺心病、冠心病、甲亢、过敏性紫癜、红斑狼疮、脑血管病等。临床研究表明桂枝汤具有双向调节作用，如可治心动过缓，又可治心动过速；可治高血压，又可治低血压；能治发热性疾病，又能治体温不升；能止腹泻又能通便秘；能发汗又能止汗；真不愧为"群方之冠"。桂枝汤适用于外感风寒营卫不和诸证，亦用于内伤气血不和所致各种杂证。考《伤寒论》太阳病表虚证与太阴病的脉象：两者均显示缓弱，提示两者病机具同一性。表虚证的背景就是脾虚证，桂枝汤能统治表虚证与脾虚证。李东垣治疗脾胃气虚证，最经典的补中益气汤，又可治疗表虚证，亦佐证了表虚证和脾虚证是一脉相承的。

4. 外感风寒与内伤脾胃的对立与转化

外感风寒表证主要表现脉浮、头痛而恶寒。脉浮是阳气抗邪于外之象。头痛并非表证特异表现。恶寒是外感表证的标志性症状，故谓"有一分恶寒，便有一分表证"。造成恶寒机制有二：一是卫阳为外邪郁阻，不得宣发；二是阳气虚亏，温煦无能。表证的恶寒属前者，解表的作用机制在于解除这个病理现象。诸解表药（风药）治疗表证的作用在于"宣通郁遏的阳气"，解除卫阳郁阻的病理，以达到治疗目的。风药治疗的各种病症的共同病机是阳气功能障碍，气机不宣。《脾胃论》言："味薄风药，升发以伸阳气，则阴气不病，阳气生矣"。由于解表药的升发疏通阳气作用，产生了多功能效应。

东垣《脾胃论》中补中益脾诸方，大都借助解表药的升发助阳作用以健脾升清，或配合补脾益气药以增强其功效，解表药与补中益脾药配合有协同增效作用，这是李氏脾胃学说的精华之一。脾主升清，若脾气不升甚则下陷而腹泻频作，治疗常以升阳药配合补脾益气药。如喻嘉言逆流挽舟法，用人参败毒散，即以大队发表药配人参治久痢逆证，此方重用解表药不纯在解表作用，而是寓有鼓舞中阳，升清举陷之功，协助人参振发胃气鼓邪外出。

广州中医学院（现为广州中医药大学）曾研究卫气学说，发现导致卫气虚损的动物模型最合理的病因是风寒刺激，而卫气虚损的病理特点是免疫功能下降，体温调节功能障碍和能量代谢功能低下，这与各地报告"脾虚证"本质的研究结果颇相一致。风寒外侵可导致卫气虚弱，进而可造成脾阳虚衰。可见东垣言："其汗者，非正发汗也，为助阳也"，提出发散风寒，振奋阳气的"汗法"具有助阳健脾作用有一定的科学道理。

东垣的内外伤辨明确指出两者虚实截然不同。外感风寒是卫阳郁滞不能畅达，内伤脾胃是阳气虚弱不能荣养。两者病变均在阳气，表现一实一虚之异，显而易见，但不可忽视两者的病机变化可互相影响，互相转化。阳气虚亏，常伴运行不利；阳气郁久，可损伤阳气。表实证阳气郁滞，久之会转热证，或转化虚证，故谓："实则阳明，虚则太阴"。意即风寒表实证向虚转化，便是脾胃虚寒证。东垣言："元气，谷气，荣气，清气，卫气，生发诸阳上升之气……胃气之异名，其实一也。"明确指出外卫肌表之荣气、卫气就是胃气。肌表具有卫外防御功能，外邪侵犯机体首先出现表证。脾属中土，为营卫之源，李东垣说："脾全借胃土平和，则有所受而生荣，周身四脏皆旺，十二神守职，皮毛固密，筋骨柔和，九窍通利，外邪不能侮也。"脾胃对全身具有护卫、防御功能。卫气滋养于中焦，卫表与脾胃有密切的联系。临床上常见脾胃气虚则无以固护荣卫，易致外邪侵袭，而发寒热。风寒表证，卫阳郁滞，久病致虚，必损及脾胃，《脾胃论》言："肠胃为市，无物不包，无物不入，若风、寒、暑、湿、燥，一气偏胜，亦能伤脾损胃"。反之，脾胃虚亏，首先导致肺卫不固。脾土与肺金在生理上是母子相生关系；在病理上，"脾胃一虚，肺气先绝。"东垣言："脾胃虚则肺最受病。"所以外感证，虽见肺卫不固，实则脾气虚亏在先。东垣的《内外伤辨惑论》强调了外感风寒与内伤中气不足两证之间表与里、实与虚的对立性，实质上两者又存在着一定的内在联系。

东垣对"风寒表证"与"内伤脾胃"的虚实之辨，条分缕析，极尽详明，但临床具体辨别并非易事，特别是虚实夹杂之候。其实"风寒表证"到"内伤脾胃"的病变，是一个量变到质变的过程。中间的过渡病证就是气虚夹外感。解表药有辛通开郁作用，对于外感表证之阳气郁结，可用之解除。而对内伤饮食劳倦，脾胃阳气困顿，中气下陷，阴火上冲之证，同样是利用解表药的升发阳气的特性，配合补中益气药进行治疗。中间气虚夹外感，则使用人参败毒散、再造散之类方，亦即解表药与补气温阳药的组合。从解表药作用机制的探讨可知，解表药用于各个病变之中，既起解表，又作助阳。

李杲对补中益气汤的关键用药配伍诠释言："用黄芪以益皮毛而闭腠理，"必加升麻、柴胡以引之，引黄芪、甘草之气味上升，能补卫气之解散，而实其表也"，本方补中亦实表，可治脾虚气亏证，亦可治表虚证及虚人外感证。又如《内外伤辨惑论》的升阳补气汤，治"胃气不足，脾气下溜，气短无力，不耐寒热，早饭后转增昏闷，须要眠睡，怠惰，四肢不收，懒倦动作及五心烦热"。一派阳气虚亏之候，但治方无参芪等补气药，而用升麻、柴胡、羌活、独活、防风大队风药，配以白芍、生地滋阴敛营；其方功在调和营卫，与仲景桂枝汤作用相类，可谓殊途同归。可见东垣谙熟仲景之术及表里证之配方用药成规，将风药运用到了极致，经巧妙配伍，治方运用自如，且贯通外感内伤。东垣年代所遇的"内伤似外感"死亡率很高，不是一般内伤病所能解释，因表现相似，类似传染病，有可能类似今之"甲流""SARS"之类烈性传染病，因为当时人们免疫力极度低下时，被传染的几率也特高。东垣所论也告诉人们：对于外感热病，如表现出气虚证，同样可以使用甘温除热法治疗。

门人曾治一例气虚便秘患者，予补中益气汤加润肠通便药化裁，处方：党参 12g、黄芪 20g、白术 40g、当归 15g、升麻 10g、枳壳 10g、牛膝 10g、白芍 12g、火麻仁 12g、杏仁 10g、炙甘草 5g。服后便调，嘱继服上药巩固疗效。后因患者外感风寒，头痛鼻塞，清涕不止，患者不以为然，仍继续上方服用。不但没闭门留邪之弊，药后反而鼻通涕止，感冒得愈。事后患者告之，原先感冒频发，现在也好多了。此例治方原为气弱脾虚而设，同时改善了肺卫虚弱，可见虚人感冒尽可使用补中益气之剂，可谓脾旺四时不受邪。表虚即脾虚，由此也可见一斑。

5. 结语

李东垣是脾胃学派的创始人，面对当时社会发生率、死亡率很高，类似烈性传染病的"内伤似外感"证，李氏经反复临床实践，发现属"中气不足，当补之证"，使用甘温除热法治疗。直至今日，在中医临床中，仍有着极高的应用价值。《内经》论疾病发生云："或生于阴，或生于阳"。汉代《伤寒论》突出阐述"生于阳"的外感热病的证治，而东垣《内外伤辨惑论》突出阐述了"生于阴"有似外感的内伤病的证治，可谓独树一帜，补仲景之未逮。从东垣《论》中阐发的解表药（风药）助阳作用及与补中益气药协同效果，联系统治表虚与脾虚的桂枝汤作用机制，可以管窥外感与内伤的相关性与内在联系。《论》中许多贯通外感与内伤病证的治法组方，与仲景伤寒学说相得益彰，丰富了中医临床治疗学，而对现今许多外感与内伤交互出现的病证，深入研究东垣学术思想，将会打开一条新颖的治疗思路。

参考文献

[1] 高士宗. 黄帝素问直解 [M]. 北京：科学技术文献出版社，1980.

[2] 李东垣. 内外伤辨惑论 [M]. 北京：中国医药科技出版社，2007.

[3] 李东垣. 脾胃论 [M]，北京：人民卫生出版社，2005.

[4] 王孟英. 温热经纬·卷三 [M]. 北京：人民卫生出版社，2005.

[5] 曹颖甫. 经方实验录 [M]. 上海：上海科学技术出版社，1979.

[6] 李克光. 高等医药院校教材·金匮要略 [M]. 上海：上海科学技术出版社，1984.

[7] 藤晶，张爱莲. 难病奇方·桂枝汤 [M]. 北京：中国中医药出版社，2005.

（本文发表于《浙江中医药大学学报》，2014，38（8）：955-958.）

论李东垣脾胃学说的核心思想

金元医家李东垣提出"内伤脾胃，百病由生"，以《内经》中的相关理论为立论依据，提出治疗诸虚不足，以调理脾胃为主，创立了脾胃学说。李东垣发现了风药的升发阳气作用，与补中益气药存在协同效应，组制了一系列升阳补中方剂，广泛地应用于临床。连贯分析李东垣的四部著作，探讨脾胃学说的核心思想所在，旨在把握东垣学说的基本精神，更有益于临床运用与发挥。

1. 东垣脾胃学说的确立

讨论东垣学说的核心思想，首先要追溯其形成的背景。东垣学术思想的创立，始于他对"外感"与"内伤"病的辨惑。东垣所处年代战乱频发，百姓饥劳交迫，寒温失所，疾病流行。针对当时许多医生对那么多患者的误诊，李东垣在奠基之作《内外伤辨惑论》中对此问题进行了辨解。

针对将发于阴的饮食劳倦内伤病与发于阳的外感风寒相混淆的时弊，李氏提出了"内外伤辨惑"的论述，"以证世人用药之误"。

李东垣认为外感风寒与内伤脾胃均有恶寒发热、头身痛等阳气病变表现，如不细辨，容易误诊。外感是阳气遏阻，内伤是阳气虚弱，东垣特别提示"内伤脾胃，乃伤其气，外感风寒，乃伤其形，伤外为有余，有余泻之，伤内为不足，不足者补之"。强调虚实为辨别要点。东垣第二部著作《脾胃论》重申："内伤不足之病，苟误认作外感有余之病，而反泻之，则虚其虚也。实实虚虚，如此死者，医杀之耳，然则奈何？惟当以辛甘温之剂，补其中升其阳，甘寒以泻其火则愈矣。"东垣向人们警示：外感与内伤疑似证的辨别关键，并创制了治疗内伤发热的经典方补中益气汤。从东垣列补中益气汤的"四时用药加减法"来看，临床范围较广，历代医家对之沿用不衰，实践中不断地加以发挥，应用拓展更为广泛，表明了脾胃对许多疾病发生与治疗有着重要影响。

2. 东垣脾胃学说的核心

（1）风药与补气健脾药的协同效应：东垣在《内外伤辨惑论》"饮食劳倦论"中创立的补中益气汤，可谓千古名方，并又创制了此类系列方剂，如升阳顺气汤，"暑伤胃气论"中的清暑益气汤、升阳散火汤，"肺之脾胃虚方"升阳益胃汤，"肾之脾胃虚方"神圣复气汤，以及《脾胃论》的补脾胃泻阴火升阳汤、调中益气汤、升阳汤、益胃汤；《兰室秘藏》的参术汤、升阳柴胡汤、养神汤；《医学发明》的人参益肺散、内托荣卫汤等。尽管这些方剂适用的病证有所区别，但其结构有共同特点，都以"风药"与补气健脾药配合为核心，取两者"辛甘益阳"的协同效应，这是东垣的重要学术思想之一。

"风药"，取自解表药。"表"与"脾胃"的生理功能有密切相关。《内经》言："感于寒之为病，微则为咳，甚则为痛为泻"，其中"为咳"是因寒伤肺卫，"为痛为泻"是为寒伤脾胃，可见卫表与脾胃同具防御功能，只是所处层次不同。李氏《脾胃论》认为百病，无论外感、内伤，皆由脾胃衰而生，两者的病机同责之阳气病变，外感表证由阳气阻郁，内伤脾胃为中阳不足，有虚实区别，但在李氏诸方中，治疗外感阳气阻郁和内伤中阳不足，风药都是不可或缺的。风药升浮，具升腾之性，颇合脾之升清之功。周学海《读书随笔》言："升阳或发散之剂，是助春夏之阳气，令其上升。"风药用于表证是发散作用，伸达卫阳，作用于脾虚证是升阳作用，鼓舞中阳。一表一里，其助阳之功使然。再如东垣言："诸风药皆是风能胜湿也"，此亦契合脾喜燥恶湿之性，风药胜湿又能振奋脾阳，风药与补脾药的配伍故能相得益彰。

李东垣使用各种"风药"，意在通达助阳，升发阳气，临床对脾虚气陷，无表证之泄泻亦可配合解表药治疗，有时单用亦能奏功，诚如东垣之意："升清而微微得汗，则阳气升腾，脾气未复，泄泻亦可愈"。唯风药用量宜轻，取其升清助阳之功。东垣言："以诸风药，升发阳气以滋肝胆之用，是令阳气生。"可见升浮的风药，能助春升之气，升发肝胆之气，且能助长脾阳，即《内经》言："土得木而达"之意。利用风药振奋脾之阳气，改善脾气郁陷的病变，此为东垣一大发明。东垣认为内伤虚损的原因是"大抵脾胃虚弱，阳气不能生长，是春夏之令不行，五脏之气不生"。东垣进一步阐发了《内经》谓："辛甘发散为阳"的临床意义，提出"用辛甘之药滋胃，当升当浮，使生长之气旺。言其汗者，非正发汗也，为助阳也"。意即辛味风药与甘味补脾药配合起协同效应，以助长阳气。诸风药，如升柴、荆防、羌独活、白芷、藁本、蔓荆子、葛根等，大都具升发阳气，助长脾阳作用。蒲辅周说："阳气以通为补"。阳气不足则运行迟滞，补气当配阳动之味，气虚未及阳衰者，如配附子、肉桂之类温阳药，反而助火损伤元气，而配合轻剂量性温和的风药助阳更为适宜，所谓"风能壮气"，风药能增强补气药的功效。

李东垣在治疗内伤脾胃虚弱的诸方中，有侧重于补气而略于升阳，如黄芪人参汤、神效黄芪汤等，也有侧重于升阳而疏于补中，如升阳除湿汤、生姜和中汤、火郁汤等。这是东垣娴熟调理脾胃之手法，各取其长，巧妙地发挥升阳与补中之长而组方，提示后人用方，不可胶柱鼓瑟，要在师其理法。

（2）甘温除热法与"阴火"论：李东垣从"内伤似外感"的辨惑中，提出内伤气虚发热，使用甘温除热法。本法可溯源至《素问·至真要大论》"劳者温之"损者益之"等论述。张仲景以桂枝汤辛甘化阳、酸甘化阴治疗"病人脏无他病，时发热，自汗出，而不愈者"，可见本法之端倪。而真正创立甘温除热法并充分运用于临床的当属李东垣。东垣学说认为由于精神，劳倦，饮食，外邪等因素引起脾胃之气损伤，脾运乏力，清阳下陷，形成中土空虚，易导致内外诸邪乘虚而入。外感多为六淫之邪，如东垣言"形气俱虚，乃受外邪"；内在多由离位之相火，即所谓"阴火"侵扰。无论是虚人外感发热还是内伤发热，都可应用甘温除热法。

对东垣提出的"阴火"概念，至今仍存争论，甚至有人认识不清，反而以为东垣所说"阴火"概念模糊。分析东垣"阴火"概念有四层含义：一是起于下焦，如"阴火也，起于下焦"，"是下元阴火蒸蒸发也"，"肾为阴火"。在生理上，下焦少火辅佐君火起温养全身作用；若此火亢盛起来则变为病理之火，即谓阴火。二是因虚而起，是由内伤元气不足引起的壮火，谓"元气不足，而心火独盛。心火者，阴火也，起于下焦，其系于心"。可见，阴火可起因于心火，但其源在下焦。下焦少火转化为阴火关键在于元气不足，故东垣将阴火又称"虚火"。三是移位而乘犯他脏。经云："君火以明，相火以位"，在生理状态下，相火安于本位。在病变时亢盛的相火，即离位成为阴火，且上炎走窜侵犯他脏，如"阴火得以乘其土位"，"心不主令，相火代之。相火，下焦包络之火，元气之贼也"。东垣将阴火又称为心火、肾火、包络之火、脾火、肝火、肺火、五志之火等，并非对阴火的病位指称模糊不清，而是表明阴火的发生与表现具广泛性。四是会损伤元气。东垣强调："火与元气不能两立，一胜则一负"，故东垣又将阴火称为"贼火""元气之贼"，如不加干预，阴火愈盛则元气愈虚，元气愈虚则阴火愈盛，形成恶性循环，形成诸病。东垣《兰室秘藏》中言："且火之与气，势不两立，故《内经》曰：壮火食气，气食少火，少火生气，壮火散气"。可见，东垣阴火理论是《内经》"壮火"概念的深化和发挥。概而言之，东垣认为"阴火"就是因脾胃虚衰、元气不足而起，乘虚而侵害机体之火。正如《内外伤辨惑论》言："惟阴火独旺，上乘阳分，故荣卫失守，诸病生焉，其中变化，皆由中气不足，乃能生发耳。"《素问·调经论》言："夫邪之生也，或生于阴，或生于阳，其生于阳者，得之风雨寒暑，其生于阳者，得之饮食居处，阴阳喜怒。"将疾病性质分为阴阳两大类，即生于阳者之外感病与生于阴者之内伤病。李东垣深研经典，创"阴火"一词，与《内经》有关理论一脉相承，所谓"阴火"即内伤之火，乃"生于阴"之疾。由于心、肾等脏的阳气因脾虚气乏，滋养不足，加上七情、劳倦等逼扰，即《内经》言："阳气者，烦劳则张"，"少火"因元气不足而浮动，离位的下焦相火亢盛成"壮火"，成为"元气之贼"。由于"壮火食气"，使元气更虚。因气虚而离位之火，成为阴火，尤如离经之血即成为瘀血，输布障碍之津液即成为水饮、痰湿一样。在致病因作用下，维持人体生理功能的阳气、血液与津液运行异常均会变成致病之邪。《局方发挥》言："五脏各有火，五志激之，其火随起"。《慎斋遗书·阴阳脏腑》言："火在丹田之下火者，是为少火，少火则生气，离丹田而上者，是为壮火，壮火则食气，食气之火，是为邪火；生气之火是为真火"。以上诸论可佐释东垣之说。

（3）**脾气虚陷的机制、病证及治疗**：内外许多致病因素均会导致脾胃气虚下陷，而脾胃气虚下陷，除了会发生"阴火"内扰，还会引起其他许多种病变，如六淫之邪侵袭，湿浊、热毒、痰饮、瘀血等内伤之邪蜂起，乘虚而侵土位，而产生诸病。兹将脾气虚陷，阴火等诸邪乘袭所造成的病机变化，如图11所示：

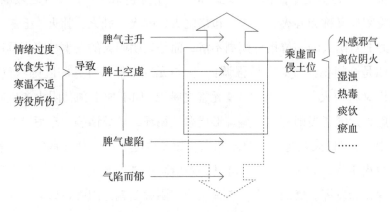

图11　脾气虚陷及并发证的病因病机示意图

脾居中土，主升清。中气虚衰，脾土空虚，必然形成脾气虚陷，气陷成郁。其治疗是根据"虚者补之"，"陷者举之"，"郁者发之"的治则，李东垣除了采用芪、参、术、草，填补中土，还配用升麻、柴胡等升阳药。他释补中益气汤方义言："胃中清气在下，必加升麻、柴胡以引之"，"引胃气上腾而复其本位"。东垣言："惟当以辛甘温之剂，补其中而升其阳。"使用辛少甘多温平之味，补其阳气升腾，使"脾胃俱旺而复于中焦之本位，则阴阳气平矣"。气虚下陷病变表现常伴见"离位阴火"，还有外感六淫和湿热、痰瘀等，表现出各种不同的复杂病症，所以治疗用药还要根据所乘侵的病邪与兼夹证候不同而随证加减，见下表。

内伤气虚及兼夹证候的病机与治疗用药表

项目	内伤气虚发热	兼 夹 证 候				
病机	脾气虚陷,气陷阳郁	外感	心火	肾火	湿热蕴结	瘀血
治疗	补中益气 + 升阳	酌加解表药	加清心火	加清肾火	加清热利湿	加祛瘀
用药	参芪术草 + 升柴等	羌独 葛防等	黄芩 黄连	生地知柏	苍柏苓泽	桃红莪棱

表中所示的加减法，如阳气郁陷症状不明显，以气虚为主，不必再加升阳风药。表证不重者，不必再加解表药，升其阳则表证自解。表现火郁明显者，则当加解表药。若火不盛不必加清火药，待脾气升，元气充则阴火自息。若火势剧则可随证择加清火药。如用大剂补气药，可加少量清火药，既制补气药之温，又防止补气有余生火。补中益气合活血化瘀在东垣著作中运用并非少见，现今临床上极为常用，尤其是妇科病，多发于下焦，久病则极易出现气虚下陷，兼夹血瘀、湿热之候。东垣的升阳举经汤（即补中益气汤合桃红四物汤化裁）治疗妇女经水不止，临床加减使用，颇有效果。补中益气汤配合祛瘀药的临床应用很广，上至心脑血管病，下及生殖、泌尿系疾病，无不涉及。

3. 东垣脾胃学说的临床意义

东垣继承了《内经》的学术思想，又打破了《内经》以心为中心的五脏理论枷锁，改心为君主之官成脾胃为核心，创立"脾胃内伤，百病由生"学说，发展了中医理论，促进后世中医临床学的长足发展。

仲景创桂枝汤外治太阳，内治太阴，既可治外感发热，又可治内伤发热；东垣创立的第一方补中益气汤能治内伤气虚发热，亦能治气虚外感发热。这两方临床各科应用相当广泛，说明调理脾胃在治疗学上占有重要地位，也提示了外感表证与脾胃病变为中心的内伤杂病互有紧密联系，核心病机是阳气郁遏至虚亏，从实到虚不同层次变化。对此，东垣提出了"内外伤辨惑"，警示要充分辨别两者本质区别的同时，还提示了医者：临床上的外感与内伤是要发生转化的，不要拘于外感与内伤的界限，重在动态辨证，如果外感病在变化过程中出现内伤症候，同样要从内伤治疗。

李氏补中益气，升阳举陷的系列方剂，应用广泛，就补中益气汤而论，不仅用于中焦脾胃疾病，还常治疗头颅、五官、心肺诸疾，涉及外科、妇科、儿科、骨科、皮肤科等许多疾病，临床报道超过二百余种病症。可见东垣学术思想与临床治疗特色，并不囿于中土脾胃。东垣在《内外伤辨惑论》中提出"肺之脾胃虚"和"肾之脾胃虚"，更有特别的意义。上焦心肺疾患，凡症见气短不足以息，胸闷努力呼吸，声低懒言，脉象沉细而辨为中气虚陷者；下焦生殖、泌尿系统种种慢性疾病，尤其多见的妇科疾病，如先兆流产，子宫腺肌症，HPV阳性，子宫、卵巢手术后遗症等表现气虚下陷而见小腹及腰腹坠痛，伴少气懒言等气弱者，使用补中益气汤加减治疗均有优势。

东垣升阳益气法，以甘温除热清退"阴火"的学术创新，起承前启后作用。火热论派刘河间提出火热成疾多由"怫郁"，东垣受其启发，将"火郁发之"之治，在理论上充分阐发，实践上广泛应用，启迪了后人的临床思路，影响了丹溪学派的形成。读现代名医赵绍琴《赵绍琴临证医案精选》及国医大师李士懋《火郁发之》诸多案例，可见一斑。临床对"火郁"证的辨识颇为困难，治疗更为不易，现代名医全小林在《论"火郁"辨治》提出东垣升阳散火汤（阳气遏型火郁）、补中益气汤（阳气虚型火郁）、升阳益胃汤（湿热郁遏型火郁）3方，是治疗火郁之效方，并列四案佐证，是深得东垣之精奥。

东垣的脾胃学说并非强调补脾而疏于补肾，而是认为肾虚可以通过补脾来改善。因为脾肾之间相互滋养，他在《医学发明》中论述了虚损及肾与治法，提出"损其肾者益其精""两肾有水火之异"，并记载了不少补肾的有效方剂，如还少丹、天真丹、水芝丸、离珠丹、巴戟丸等功用，至今仍为临床习用，笔者尝以还少丹用于治疗某些老年性疾病，确实名不虚传，对改善老年性痴呆症状有确切效果。东垣学说影响了后世许多名医家的学术思想形成与发展，明代以后，私淑李杲的医家则更多，如薛立斋、张景岳、李中梓、叶天士等人，无论在理论研究或医疗实践中，都仰仗李氏学说而有新的建树。

参考文献

[1] 李东垣. 内外伤辨惑论 [M]. 北京：中国医药科技出版社，2011.

[2] 李东垣. 脾胃论 [M]. 北京：人民卫生出版社，2005.

[3] 李东垣. 兰室秘藏 [M]. 北京：中国医药科技出版社，2011.

[4] 周学海. 读书随笔 [M]. 南京：江苏科学技术出版社，1983.

[5] 仝小林. 论"火郁"辨治. 中国中医药报［J］. 2015-12-16.

[6] 余明哲，詹宽仁. 难病奇方系列丛书·补中益气汤 [M]. 北京：中国中医药出版社，2005.

[7] 李飞. 方剂学 [M]. 北京：人民卫生出版社，2005.

[8] 李东垣. 医学发明 [M]. 北京：人民军医出版社，2011.

[9] 任应秋. 中医各家学说 [M]. 上海：上海科学技术出版社，2005.

（本文发表于《浙江中医药大学学报》，2016，40（12）：910-913. ）

论辨识证候的真假应注重脾胃症状

临床辨证，最难的莫过于病候出现真假证时，如何去辨清证的本质。临床遇到疑似于表里、寒热、虚实和燥湿之间的病证，诊断困难，需要四诊合参。如果四诊获得的症象之间出现矛盾该如何决定取舍？有前贤提出"证有真假凭诸脉，脉有真假凭诸舌"，认为证候出现真假，可依据脉象决断，如果脉象出现假象，则可"舍脉从证"，凭舌诊去判定。然而，临床所见舌象亦有真假，所谓"舍症从脉"和"舍脉从舌"的判定方法，都存在着不确定性。那么临床辨识证候的真假，究竟凭什么为最可靠依据？笔者从诸多的文献查阅与长期的临证观察，认为辨别证候真假应当注重于"脾胃"所表现的证候，其可靠性最强，临床碰到辨表里、辨寒热、辨虚实及辨燥湿时出现真假证，应以脾胃反应症候为主要判定依据，应用于临床甚验。

1. 从脾胃症状表现辨识表里证的真假

如何判断一个证候，究竟治表还是治里？最早在《伤寒论》，仲景做出提示："伤寒，医下之，续得下利清谷不止，身疼痛者，急当救里；后身疼痛，清便自调者，急当救表。"临床所见"身疼痛"有表证亦有里证，若处急重之候，如何判定救里还是救表，主要看脾胃症状：如"下利清谷"为脾阳衰微，有下脱之危，急当救里；如"清便自调"，脾胃功能正常，则病在表，当治表。

辨别外感表证与内伤里证疑似之惑，最经典的著作是李东垣《内外伤辨惑论》。外感风寒与饮食劳倦内伤，临床表现的共同症状：头痛、恶寒、发热，但两者存在本质的区别。东垣特著《内外伤辨惑论》警示后人，莫将内伤脾虚证误为外感风寒表证。论中认为辨别外感表证与内伤里证主要是在于有无脾虚气弱的表现（详见前《论〈内外伤辨惑论〉辨虚实本质及内外伤的相关性》一文），东垣提出的内伤似外感的辨别要点，给后世做出示范。《古今医案按·伤寒》载："项彦章治一人，病发热恶风，自汗，气奄奄勿属。医作伤寒治，发表退热而益剧。项诊其脉阴阳俱沉细且微数，以补中益气汤进之。医曰：表有邪而以参芪补之，邪得补而愈甚，必死此药矣。项曰：脉沉，里病也……气不属者，中气虚也，是名内伤，经云：劳者温之，损者益之。饮以前药而验"。本案气虚内伤类伤寒表证，辨别主要在"气奄奄勿属"，是中气虚，为内伤之明证。

人类在发展进程中，经常遭到可怕的传染病侵扰。东垣时代发生的"内伤似外感"死亡率很高，从现代眼光来看，其发病相似，极似传染病。因为当时处境的人们抗病力极度低下，被感染的几率很高，病情烈性程度可想而知。东垣给外感病的"变异证"治疗打开了崭新大门，对后世中医治疗学影响很大。侯钧宝报道，治田姓15岁患者，高热恶寒、头痛呕吐，入院诊为病毒性脑膜炎，西医治疗仍高热不退，患者表现渴喜热饮，饮食无味，少气懒言，四肢无力，舌淡，脉虚软无力而数。治用补中益气汤加半夏、黄连、兰根。一剂热减，头痛呕吐止，能进食。二剂症除。中医辨治疾病，不在追寻致病的直接病因，而注重病因作用于机体所发生的证候反应，即"审证求因"。故在外感热病变化时出现脾虚气衰证候，就用补脾益气法治疗，这是东垣提出"内外伤辨"的真谛。

【病例1】杨某，男，42岁。初诊日期：2011年10月21日。高热10天不退，用过"感冒"退烧药，在本院门急诊连续使用多种抗生素等治疗10天，高烧仍然不退，转中医门诊。诊患者：头痛恶寒，干咳少汗，纳呆便结，口不渴，神疲乏力，舌淡苔薄白，脉浮数重按无力。每天下午体温：39.2～39.6℃，血常规正常，肝功能：总胆红素：52μmol/L，ALT：153U/L，AST：92U/L。病始劳累后冲澡受凉，气虚邪陷不解，久用抗菌消炎徒伤胃气致肝功损害，用甘温除热法。处方：生晒参6g，附子10g，干姜6g，当归10g，白英15g，杏仁10g，茯苓15g，炙甘草5g。每天1剂，煎汁分次温服，1剂应，2剂烧退，3天后复查肝功能，总胆红素正常，ALT：56U/L，自觉症状若失。

2. 辨寒热的真假，重点在脾胃的反应症状

病情出现寒热之假象，临床并非少见，一般认为疾病发展到严重阶段，有时会出现与疾病本质相反的一些假象，如"寒极似热""热极似寒"，即真寒假热证，真热假寒证。其实临床上寒热证出现假象，并非都是疾病发展到极期，在一些疑难病证，顽固性疾病亦颇为常见。寒热证候出现真假疑惑时的辨别，最重要的是求证于脾胃的症状反应。什么道理？因为人们对药物寒热性能的认识，主要来自口服后的脾胃反应。病证的寒热概念以及药性的寒热概念的形成，都是根据药物经口服，通过脾胃吸收所反映出来的征象表现，而逐渐总结出来的。所以脾胃对寒热病变的反应最为灵敏、确切。如真寒假热证，《伤寒论》的阴盛格阳证，假热之象表现"身反不恶寒，面色赤"，内有真寒表现"下利清谷，手足厥逆，脉微

欲绝"。脾主升清,脾主四肢,可见出现的真寒之象,为脾阳虚衰的"下利、肢厥"。反之,如真热假寒证,称"阳盛格阴",其内热愈甚则四肢愈冷,故谓"热深厥亦深",假寒表现"手足厥冷,脉沉",而真热表现出"烦渴喜冷饮,口臭,大便燥结或热利下重",为胃腑热盛之候,即是病的本质。

临床一些疑难病症,表现症状往往错综复杂,辨证处在寒热真假疑似之间,常用"投石问路",即探病法,主要是观察脾胃的反应症状来做判定。叶天士言:"病人饮蔗即中脘不舒,顷之少腹急痛便稀,其胃阳大伤明甚"。"病人食姜稍舒者,得辛以助阳之用也"。这是食物试探法。最简便的探病法是饮水,所以问诊:"口渴喜热饮还是喜冷饮"非常重要。张景岳在《景岳全书·寒热篇》辨"寒热真假"说:"但以冷水少试之。假热者必不喜水,即有喜者,或服后见呕,便当以温热药解之;假寒者必多喜水,或服后反快而无所逆者,便当以寒凉药解之。"临床实践表明脾胃对寒热的反应敏感度较高:若喜饮凉水多热证,喜饮热水多寒证,饮水越热越舒则表示阳气越虚。程国彭《医学心悟》提出:"因下元虚冷,频饮热汤以自救",确为经验之谈。《古今医案·伤寒》记载:"喻嘉言治徐国珍,伤寒六七日,身寒目赤,索水到前,复置不饮,异常大躁,门牖洞启,身卧地上,展转不快,更求入井。一医急治承气将服。喻诊其脉洪大无伦,重按无力,乃曰:是为阳虚欲脱,外显假热,内有真寒;观其得水不欲咽,而尚可咽大黄、芒硝乎?"即以四逆加人参汤煎成冷服,再剂即"微汗热退而安"。俞震按此案辨别之要:"有漱水不欲咽,一证可据"。是由内有真寒(属水)而格水。类此医例现今杂志亦有报道。可见困惑于寒热证象模糊之时,唯是脾胃(开窍于口)之喜恶显露出了真相。

【病例2】洪某,女,66岁。初诊日期:2009年4月11日。头晕目眩反复发作5年。近10余天眩晕发作,行走不稳,素有高血压病史,服用降血压药感脘胀恶心,易中医诊治。初诊患者,头晕麻差,目眩口干,舌红苔光剥少津,脉弦大。血压175/102mmHg。以水亏木旺治,投滋水平肝之方,眩晕依然,呕吐清水,食欲减退。复诊:体丰睑浮,劳累则气喘,口干须热饮,喜食用姜汤,腰膝畏寒,脉大重按无力。证属脾阳虚亏,命

诊余恩悟一得集

门火衰，以温脾补肾法，处方：党参 15g，白术 15g，茯苓 20g，附子 10g，干姜 5g，山萸肉 15g，丹皮 10g，熟地 25g，肉桂 2g，山药 30g，泽泻 10g，炙甘草 5g。每天 1 剂，嘱先少量频服。3 天后纳增晕减，服 7 剂自觉症状基本控制，血压正常。第二年夏劳后饮凉，晕作恶心，投以原方，3 剂即效。嗣后间断服用上方，追访半年，血压一直平稳。

3. 辨虚实的真假，先察脾胃的症状与体征。

临床上虚证与实证发展到严重阶段，有时会出现假象，即所谓"至虚有盛候，大实有羸状。"如何判别真假呢？有些医籍强调舌诊辨虚实，如《辨舌指南》言："察舌可占正之盛衰"；"辨舌质，可诀五脏之虚实。"但从临床实践看则不然，《古今医案按》言："若以舌色辨虚实，则不能无误"。可见辨虚实，不可单以察舌为依据。有些医家提出辨虚实关键在脉象，如张景岳说："虚实之要，莫逃乎脉"。其实以脉象决断虚实，亦存在不确定性。如《伤寒论》少阴病中的三急下证，脉象虽为微细，但证候表现出"口燥咽干"，"心下痛"，"腹胀不大便"等胃腑实热证候，须以大承气汤"急下之"。其少阴病脉微细表现只是"假象"，中土反映出的症候才是真相。

对"大实有羸状，至虚有盛候"的辨别，《顾氏医镜》做了阐述："心下痞痛，按之则止，色悴声短，脉来无力，虚也；甚则胀极而不得食，气不舒，便不利，是至虚有盛候。""寒积在中，按之则痛，色红气粗，脉来有力，实也；甚则默默不欲语，肢体不欲动，或眩晕昏花，或泄泻不实，是大实有羸状。"认为虚证则是胃脘痞痛，"按之痛止"，气短，脉无力；而实证寒积在中，"按之则痛"，气粗，脉有力。判别均以中土脾胃的反应症状与体征为依据。

治病察虚实，必先察脾胃之虚实，《医述·脾胃》言："治病不察脾胃之虚实，不足以为医"。可见察脾胃之虚实对辨证很重要。脾居中土，旁系四脏。凡疾病的发展，虚实变化，大都会产生脾胃功能失调，出现腹部征象。日人吉益东洞曾说："腹者生之本也，故百病以此为根，是以诊病必须候腹"。腹诊对中医临床辨证非常重要，尤其对病证虚实的辨别。丹波元简《诊病奇侅》极推崇腹诊："以坚软拒按与否，可以知虚实也"。

近代名医范文甫医案："林某男性，发热九天，口不能言，目不能视，体不能动，四肢俱冷，医皆以为阴寒证。范老诊之，两手皆无脉，用手按其腹，病人用手护之，皱眉作苦楚状，诊两足趺阳脉动，皆有力，乃决其腹内有燥矢也。与重剂大承气汤投之，得燥矢五六枚，神志清楚，病瘥。"案中辨虚实提及诊趺阳脉，实际意义并不大，临床很少应用；本案判断着眼在腹部触痛拒按。《古今医案按》中亦有类似的李士材医案记载。张仲景在《金匮要略》中说："病者腹满，按之不痛者为虚，痛者为实，可下之。"腹痛的虚实鉴别要领，在于腹部切诊坚软拒按与否：腹痛按之痛甚为实证，如《伤寒论》小陷胸汤证，表现"正在心下，按之则痛"；按之痛减轻为虚寒证，如《伤寒论》小建中汤证，表现"腹中急痛"，喜得温按。临床报道，陈国权治黄某腹痛，呕吐，不食，有多次腹部手术史，住院诊断肠粘连伴肠梗阻，经禁食、输液、抗生素等治疗无效。患者神疲乏力，头晕肢冷，上腹广泛压痛，喜得温按，腹软便溏，属虚寒腹痛。用黄芪建中汤加党参治疗，10天后腹痛消失出院。本例肠梗阻，腹痛呕吐，病似腑气不通，但表现"喜得温按，腹软便溏，神疲乏力"，属脾胃虚寒证，故以温补获效。

辨别虚实从脾胃的反应症候上去判断，容易明了。所谓："实则阳明，虚则太阴"，病变实证主要表现出阳明胃腑实，虚证则主要表现为太阴脾土虚。比如喘证之危重症出现呼吸衰竭，究竟属虚证还是属实证，主要辨别就在脾胃。呼衰属虚，气息奄奄，气不接续，大汗淋漓，纳呆便溏，中气将绝，急需益气固脱，须用生脉、参附以益气固脱；呼衰属实，呼吸急促，气粗身肿，腹胀便秘，需速通腑宣泄，如钟恺立等报道，急性呼吸窘迫综合征出现腹胀便秘，配合大承气汤通腑治疗能明显提高效果。

【病例3】葛某，女。63岁，初诊日期：2013年11月6日。腹胀阵痛12天，加剧2天。3年前因子宫颈癌做子宫全切手术，当时经过良好。西医诊断：粘连性肠梗阻，收入院。5天来以西药导泻、灌肠及中药攻下通便，效果不明显，感浑身乏力，行走气短，纳入恶心，转诊中医。刻诊患者：少气懒言，食欲不振，脘腹胀痛，少进粥汤则胀甚，偶得矢气则稍舒，腹胀以少腹为甚，按之软无所苦，后重便艰，尿少，舌淡苔灰黄腻，脉重按无力。证属中虚气陷，传导无能，故愈下愈闭，徒耗正气，愈致病笃。治当补中益气，以补启闭。处方：炙柴胡3g，炙升麻3g，党参30g，黄芪30g，肉苁蓉15g，白术30g，当归10g，白芍20g，枳壳10g，莪术10g，三棱10g，炙甘草5g。每天2剂，1剂少量频服，1剂煎汁保留灌肠。当夜觉肠鸣，得矢气，翌日便行，腹胀痛减；第3天排下黑便甚多，尿亦畅，舌苔转薄，能进食。停用灌肠，以上方加减调治半月而愈。

4. 燥与湿的辨证主要在于脾胃

　　燥证与湿证是临床最常见病证，单纯的燥证、湿证诊断并不困难，但燥湿在病变过程中，常常出现燥中夹湿或湿病夹燥，甚至是燥证似湿，湿证似燥，出现假象时，给诊断带来了困难。《读书随笔》言："燥湿同形者，燥极似湿，湿极似燥也。＜内经＞以痿躄为肺热叶焦，以诸痉强直皆属于湿，其义最可思。故治法有发汗利水以通津液，有养阴滋水以祛痰涎者。"临床常见：湿证表现口渴，便秘尿赤；燥证表现胸满，便溏咳痰。更有病湿脉涩，病燥脉滑。此类"湿证似燥，燥证似湿"之症象，临证不可不察。燥湿是由于人体水液代谢障碍所致的病证，体内水液不足则为燥，水液运行停滞即为湿。水液代谢与肺、脾、肾三脏有关，但主要在脾胃。脾喜燥恶湿，胃喜润恶燥，所以燥湿病证的形成主要责之于脾胃，故对燥湿病证的辨证，以脾胃的反应症状最为真实。

　　通常辨燥证与湿证，以口渴与不渴作区别，其实这种辨别比较模糊。阴虚内热多口渴，阳虚内寒亦有口渴，仲景早有明训，不可不知。水液赖阳气运化，才能输布，故不独阳热灼伤阴液，导致阴津虚亏，产生口渴，如阳虚不能蒸腾，阴液不能输布，致脏器水液润养不足，亦会口渴。所以"口渴"，有由津液亏耗，也有因水停不化，辨别主要依据口感与脾胃反应症状。阴液虚亏之口燥，渴喜凉饮，饮后脘腹畅快，症状随之改善；水湿停滞之口渴，渴喜热饮，或饮水不欲咽，或饮入脘腹不适，甚至水入则吐。

　　辨别燥湿，一般认为以舌诊较为可靠，其实不然，特别是老年人、久病，容易出现假象。昔曾治一老妪，76岁，纳食脘胀，肢困乏力，舌淡苔厚白腻满布，脉象弦滑。多处求医，大都以健脾祛湿法治疗，反致舌燥

理论发微

口渴，纳食减退，苔愈厚腻。视其形瘦素喜滋润食品，径以滋阴药投之，竟获奇效，纳进腻苔减大半。石寿棠谓："六气伤人，因人而化：阴虚体质，最易化燥……即湿亦化为燥"。复杂之证辨别不可囿于表象，必须要问清饮食习性及体质特征，或先用饮食试探其胃肠反应情况，再下药则易中的。

　　燥湿证之表现不独与体质有关，还有明显地域性：西北地区多干燥，东南地区多潮湿。比如临床常见盗汗，大多责之阴虚火旺，治疗不外滋阴降火、养血敛汗，使用当归六黄汤、麦味地黄丸等。但盗汗不少属于湿郁化热，特别是东南之域患者，如叶天士说："吾吴湿邪害人最广……在阳旺之躯，胃湿恒多，在阴盛之体，脾湿亦不少"。本市地处沿海，盗汗因于湿热者屡见不鲜，因其表现有"状若阴虚，病难速已"特点，易于误诊，务须明辨。湿热内郁之盗汗，亦有午后潮热，口干肢困，但是渴不欲饮，身重脘痞，或恶心呕吐，口苦糊黏，或便溏不爽，尿短而赤，苔腻，脉濡数或滑数。如湿热久羁，伤阴耗液之盗汗，更与阴虚盗汗相似，尤须细辨，必详察脾胃诸症象，庶不致误。

【病例4】金某，女，56岁。2013年8月21日。患肺结核8年，去年秋咳嗽咯血，间作盗汗，经抗结核治疗，症状缓解。今年入夏，时常头重如裹，心烦潮热，夜寐汗出，咳嗽气逆，几易西药治疗无效，感脘腹胀闷，纳食不振。转诊中医，以滋肺养阴，培土生金等法治疗，投百合固金汤、六君子汤等加减效果不显。复诊患者：头昏重胀，午后潮热，入夜盗汗，心烦口苦，咳嗽少痰，脘痞恶心，纳呆便溏，舌淡苔微黄腻，脉小滑数。肺结核盗汗，大都从阴虚火旺论治，但此证属湿热上蒸，迫津外泄，治当清宣利湿，和中理气。处方：桑叶10g，藿香10g，杏仁10g，茯苓15g，朴花6g，制半夏10g，瓜蒌皮10g，黄芩10g，米仁30g，竹茹10g，百部10g，蔻仁5g，谷麦芽各15g。服3剂盗汗即止，胃纳增加，再以上方加减调治2周，诸症悉除。

5. 结语

临床辨证碰到表里、寒热、虚实、燥湿证候表现复杂，特别是急重病症，处于真假难辨之际，究竟凭什么为最可靠依据？李中梓《医宗必读·脉法心参》提出："从症不从脉，从脉不从症"，"世有切脉而不问证，其失可胜言哉"。四诊合参，自不待言。但是如果四诊获得的症状与体征出现相互矛盾，让人难以定夺，此时究竟"从症"，还是"从脉"呢？临床观察，主要是从脾胃所表现的症象进行判别。

脾胃在临床诊治占重要位置，早在《内经》就提出脾胃在五脏六腑的核心作用，认为肝、心、肺、肾四脏应春、夏、秋、冬四时，脾通于土气，分旺四季，故谓脾旺四季不受邪。从方位看，东南西北分别主于四脏，脾土居中，旁系四脏。《灵枢·五味》提出："五脏六腑皆禀气于胃"，强调脾胃对人体的重要作用。在脉象诊断上：《素问·平人气象论》言："人无胃气曰逆，逆者死"；提出脉动以胃气为本，四时之脉若无胃气即为死证。金元医家李东垣根据《内经》精神，提出"内伤脾胃为主论"，确立了脾胃为脏腑的中心，给许多内伤病、临床各科提供了治疗大法。东垣强调"人以胃气为本"，在《脾胃论》中言："元气之充足，皆由脾胃之气无所伤……脾胃既伤，元气亦不能充，而诸病之所由生也。"人体防病复元全赖元气，元气充足与否，全在脾胃，"脾胃内伤，百病由生"，一旦发病，无不涉及脾胃。所以许多疾病的诊断辨证要充分考虑到脾胃，特别对病证出现真假疑似难决之际，往往在脾胃的表现症状中显露出真相。

上溯中医药形成历史，中药起源于"神农尝百草"，祖先对中药的性能认识，首先通过口尝与口服，从脾胃的反应征象中总结出来。如植物入口辛辣刺激，下咽燥热，继而食欲增进，消化旺盛者则属热性药；若植物入口淡无味，下咽即泛恶欲呕，甚至腹痛便溏者为寒性药。中药的给药途径，主要是口服，认识药性主要以脾胃的反应现象为基础，中药所起的清、温、补、泻等功效也是通过脾胃的消化吸收所产生的结果。所以辨别病证的真假，应该是脾胃所反映出来的症状最为可靠，临床实践亦表明如斯。

参考文献

[1] 俞震. 古今医案按 [M]. 北京：中国医药科技出版社，2014.

[2] 牟重临. 舌苔望诊须守常知变 [J]. 辽宁中医杂志，1983，7（5）：44—45.

[3] 张仲景. 注解伤寒论 [M]. 上海：商务印书馆，1955.

[4] 李东垣. 内外伤辨惑论 [M]. 北京：中国医药科技出版社，2011.

[5] 侯钧宝. 补中益气汤临床急救举隅 [J]. 新中医，1994，26（3）：37.

[6] 叶天士. 临证指南医案 [M]. 上海：上海科学技术出版社，1959.

[7] 张介宾. 景岳全书·传忠录 [M]. 北京：人民卫生出版社，2007.

[8] 邓铁涛. 中医诊断学 [M]. 上海：上海科学技术出版社，1984.

[9] 魏长春. 中医实践经验录 [M]. 北京：人民卫生出版社，2012.

[10] 李克光. 金匮要略讲义 [M]. 上海：上海科学技术出版社，1985.

[11] 陈明. 金匮名医验案精选 [M]. 北京：学苑出版社，2001.

[12] 钟恺立，田丹，黄莺. 大承气汤联合机械通气治疗急性呼吸窘迫综合征疗效观察 [J]. 中国中西医结合急救，2006，13（5）：10.

[13] 周学海. 读书随笔 [M]. 南京：江苏科学技术出版社，1983.

[14] 石寿棠. 医原·百病提纲论 [M]. 南京：江苏科学技术出版社，1983.

[15] 李中梓. 医宗必读 [M]. 天津：天津科学技术出版社，2012.

（本文发表于《中华中医药杂志》，2016，31（4）：1262-1266.）

《内经》学术思想及李东垣学说与"熵"定律的相关性探讨

中医理论大都基于《内经》，出于原始思维，其中许多精神内涵与现代科学相吻合。金元李东垣发挥了《内经》学术思想，创脾胃学说，在中医史上独树一帜。研究《内经》学术思想和东垣学说的科学性，需要运用现代科学理论的支撑。现代熵定律从热力学角度解释了人体疾病和衰老的必然规律。研究发现，《内经》学术思想及东垣学说有许多精神与熵理论有异曲同工之妙，现将两者作分析比较，探讨其相关性。

1. 熵定律与人体的疾病及衰亡

热力学第二定律——"熵"定律认为，在所有自然过程中，无论生物是处于低级还是高级，其组织结构简单还是复杂，熵的增加（热的传导）都是不可逆的。熵定律表明："物质世界的万物都是有限的，一切生命新陈代谢，最终归于死亡。"一个生命体要延续自身的生命，需要做功消耗，产生熵。所以整个生命的活动过程，也就是不断增熵的过程，随着时间的流逝，最后导致熵增到最大值而陷入死亡。诺贝尔奖获得者普列高津说："生命是与熵产生联系在一起的，因此它也与不可逆过程联系在一起。"生命体具有企图延缓自身衰老，抵抗疾病的本能，不断地对熵抗争。奥地利物理学家埃温·薛定谔在《生命是什么》言："生物依靠从周围环境不断摄取负熵而得以生存"。热力学的主要奠基人之一德国物理学家克劳休斯揭示：一个孤立系统，其内部的熵总是不可逆的增加直至熵极大而走向热力学平衡，即意味着丧失活力。一个开放系统，可从外界得到物质和能量补充，习惯上称为摄取"负熵"，可抵消一些不可逆的熵增加。当然生命体获得"负熵"，并不能停止熵的增加，仅是减慢而已。因为系统的结构功能，依然受着熵定律支配而趋向衰退，其摄取"负熵"能力亦趋衰退，终因熵大于负熵，致系统走向衰亡。

熵和疾病关系密切，人体一旦沾染上疾病，原则上都会使熵增加。但是生命体能够通过各种方式来调节，控制熵值。比如机体感染后，将体温提升来控制感染，但带来了增熵，于是机体启动降温功能，通过散温来弥补这个弊端。如果利用药物促使病体恢复，缩短了病程，亦控制了机体增熵。凡疾病发生，即使非发热性疾病，亦会引起增熵，因为疾病妨害了机体正常的生理活动，机体需要调动自愈能力，对损伤组织进行修复，必然会使熵增加。衰老也同样，是机体由低熵定态向高熵定态的渐变过程，是不可逆的过程。熵的长期累增形成了衰老。美国医学家马克·拉普在《医学的进步：重申疾病的起源》说："生命有机体为维护自身的生存一直在与来自衰退和熵的压力进行不懈的抗争。"生命体抵抗疾病与延缓衰老的行为，是与熵抗争，在想方设法减慢熵的增速。

2.《黄帝内经》中有关熵定律的理念

关于生命的起源，《素问·生气通天论》言："生之本，本于阴阳"，谓生命的根本就是阴阳活动。《素问·阴阳应象大论》谓生命现象就是："阳化气，阴成形"的过程。可见"生之本"的阴阳就是化气与成形。生命体从周围环境中吸取了能量（阳化气），得以维持机体的有序性（阴成形）。人体功能活动一边产热做功维持生命，使熵增加；一边通过散热降温使机体保持低熵状态，有助于生命的延长。《素问·六微旨大论》谓机体活动："亢则害，承乃制，制则生化"，就是古人对生命活动的概括。生命体不断自我调控，保持动态的消长平衡，使生命得以延续。

中医认为人体生命活动贵在阳气，中医治疗学非常重视人体阳气的固护，《素问·生气通天论》说："凡阴阳之要，阳密乃固"。然而，人体的阳气活动好像一把双刃剑，人体的生命功能全靠阳气活动来完成，阳气耗阴做"功"，体现出机体的"活力"，同时产生了"火热"出现熵，随着熵增，致使生命走向衰亡。中国古代虽然没有熵的概念，但是已经明白其中的道理，在《内经》里已有相关阐述，如《素问·阴阳应象大论》言："壮火之气衰，少火之气壮，壮火食气，气食少火；壮火散气，少火生气"。古人将人体平和的生理活动称为"少火"，异常的病理现象称为"壮火"，"气"是指维持生命力的元气。全句意思是异常的病理现象使人元气衰减，平和的生理活动可使人元气壮旺，因为异常亢盛的活动会消耗人体元气，平和正常的活动能养护人体元气。这段文字，可以说是我国古人对人体的熵定律最精妙的诠释。换成现代语言，就是说正常的生理代谢活动能维持身体健康，异常快速的生理代谢活动，会损伤人体的功能，有害身体健康。可见古人很早就发现了生命现象的熵定律存在，元代医家朱丹溪言："凡动皆属火"[3]，说得很中肯。人类是恒温动物，赖以维持生命的阳气，起"温煦作用"，表现出生理作用的"少火"，如正常的"君火""命门火"等。如果人体各种活动过度，便会产生"太过之火"而危害身体，这种火是增熵的祸患，是加速人体衰亡根源。人体要维持生命不息需要不断产热，但要控制热量，保持不卑不亢的"少火"，使之处在低熵状态，使生命得以延长。可见延长生命的真谛，就在于把握好机体阳气活动的尺度。

产生亢盛的病理之火，有内外因之不同。起于内因之火，有过旺的心火、相火及郁火等。起于外因的叫邪火，大都来自外感病邪。内因之火，大都由于脏腑功能失调，气机不利或因情绪失常。常见的"心火"，心在五行属火，心火一般指心的活动功能，如果活动异常，引起心火过旺，出现心烦躁热、失眠口疮、小便淋痛等症状。再如"相火"，寄于下焦，辅佐君火，推动脏腑功能活动，在元气虚衰或肝肾不足时则相火妄动，会引起眩晕头痛、耳聋耳鸣、潮热多梦、遗精早泄等病变，是导致早衰的因素之一。还有郁火，也极易伤人，《素问·六元正纪大论》谓五行都有"郁极乃发"之病，朱丹溪强调"百病皆生于郁"，郁证多由心理"所愿不遂，郁而成火"，或由脏腑功能失调，气机郁滞，郁而化火，气"郁"如不及时排解，郁结化火，容易导致各种疾病。邪火多起于外因，是引起温热、火毒之类疾病的主要病因，在所有致病因中以"火热"为最多，在《素问·至真要大论》论病机十九条中，属于五脏及六淫病变的，由"火热"致病者占九条。"火热"致病，发病较急，表现高热、烦躁口渴、口疮舌燥、齿龈肿痛、尿赤便秘，甚至出血、谵妄等火炽热盛症候，极易增熵。

衰老是不可逆的熵积累过程。我国古人在养生保健实践中，意识到"熵定律"的存在。《内经》提出许多养生法，意义类似控熵，《素问·上古天真论》提出："食饮有节，起居有常，不妄作劳"，"恬淡虚无，精神内守"，"嗜欲不能劳其目，淫邪不能惑其心，"等养生措施旨在节欲，调制阳气活动，调控"气"之有余，意在与熵抗争。

3. 李东垣学说的元气论与阴火论的现实意义

李东垣继承了《内经》学术思想，创立脾胃学说。李氏《脾胃论》卷首言："历观（内经）诸篇而参考之，则元气之充足，皆由脾胃之气无所伤，而后能滋养元气；若胃气之本弱，饮食自倍，则脾胃之气既伤，而元气亦不能充，而诸病之所由生也"。东垣认为："脾胃既损，是真气元气败坏，促人之寿。"元气是人体生命活动的原动力，元气源于中焦脾胃。脾胃伤则元气伤，使人容易得病，容易夭折。李氏认为"元气、谷气、荣气、清气、卫气……胃气之异名，其实一也"。意即人体的正气、抗病力及全身的给养，全赖于脾胃滋养与胃气支持。

疾病在病因学上分阴阳两类。东垣《内外伤辨惑论》开言道："曰甚哉！阴阳之证，不可不详也"，此阴阳之证，指疾病有生于阳的外感病与生于阴的内伤病，是源于《素问·调经论》谓："夫邪之所生也，或生于阴，或生于阳，其生于阳者，得之风雨寒暑，其生于阴者，得之饮食居处，阴阳喜怒"。阐述病生于阳的病机："阳盛外热奈何？上焦不通利，则皮肤致密，腠理闭塞，玄府不通，卫气不得泄越，故外热"。此指外感发热，是表卫气机闭郁，人体与外界环境的交通受阻，造成代谢产物郁滞而发热。对病生于阴者《素问·调经论》言："阴虚生内热奈何？有所劳倦，形气衰少，谷气不盛，上焦不行，下脘不通，胃气热，热气熏胸中，故内热。"此指内伤发热，东垣认为发病机制由于"饮食失节，寒温不适，脾胃乃伤；喜怒忧恐，损耗元气，资助心火。火与元气不两立，火胜则乘其土位，此所以病也"。无论是生于阳或生于阴，凡病则生"火"，皆会增熵而损伤机体。后世医家对疾病学的认识大都尊崇《内经》，仲景《伤寒论》详于"生于阳者"的外感病。东垣强调"生于阴"内伤病，弥补了《伤寒论》之不足。后学朱丹溪对东垣高度评价："夫假说问答，仲景之书也，而详于外感；明着性味，东垣之书也，而详于内伤。医之为书，至是始备；医之为道，至是始明。"确为公允之论。

元气虚亏是机体生命原动能不足，会引起发热，促使增熵。这种因虚所致发热，李东垣为了有别于阳热，提出"阴火"的概念：是由于内伤元

诊余恩悟一得集

气不足引起的壮火。故东垣强调："火与元气不能两立，一胜则一负"，如果不加干预，阴火愈盛则元气愈虚，元气愈虚则阴火愈盛，形成恶性循环，损害人体健康。东垣所谓"阴火"有四层概念：一起于下焦；二因虚而发生；三移位而乘犯他脏致病；四会损伤元气。（见前《论李东垣脾胃学说的核心思想》文中第二节"阴火"论）概而言之，"阴火"就是因脾胃虚衰、元气不足而起，乘虚而侵害机体之火。

后世对东垣的"阴火"概念，见仁见智，莫衷一是，甚至遭到一些质疑。如《景岳全书》言："何不言寒与元气不两立，而反云火与元气不两立乎？"其实景岳对东垣学说有些误解。东垣这里所指的"火"，并非单指火热之邪，而是在广义上指所有因元气虚损所致的病理之火。要知道，寒热之中，寒是相对的，热是绝对的，寒只是低热现象。对于病机，《内经》概括为："阳盛则外热"，"阴虚则内热"，还有"阳虚则外寒"，"阴盛则内寒"。阳虚产生外寒与阴盛导致内寒，都会损伤阳气而影响机体功能，机体会很快启动产热功能，引起增熵。故寒无论是虚还是实，皆会引起产热增加，而损耗元气。可见阴阳的偏盛偏衰失衡都会促熵，东垣只是针对偏重外感的时弊，从内伤的角度，强调了脾气虚亏引起"阴火"，损伤元气而造成的危害。

4. 东垣学说与熵定律的异曲同工

人体得了疾病，原则上都会熵增加。阴阳学说是中医理论基本的哲学概念，落实在人体上主要是寒与热，中医学认为致病因素、病机表现及治疗大法都有寒热。在寒热这对矛盾中，寒是相对的，热是绝对的。热力学告诉我们"热"涉及所有的自然过程。中医认为热分实热、虚热；而熵有热熵、非热熵。热熵的积累，是实热的增加；非热熵的积累是虚热的增加。中医学将疾病分外感与内伤两大类，外感病导致发热多数为热熵，内伤气虚引起发热大都是非热熵。中医治病，清实热是消除热熵，益气滋阴退虚热是吸取"负熵"消除非热熵。《伤寒论》主要论述外感病，所谓伤寒，实即热病。人体的热病主要表现在"热变化"，它与熵密切关系。人体一旦得病，能量代谢中因熵流失调而导致热熵积滞。引起热熵积滞主要原因：一是排熵不畅，即散热功能障碍；二是产熵过多，即产热功能旺盛。散热是畅通排熵，清热是减少产熵，使机体回到低熵状态。内伤疾病亦会产热增熵，人体在自我修复和代偿过程中，耗伤元气而产生"阴火"。阴火是机体代谢活动所产生的热，是一种"内耗"，李东垣使用甘温除热法，服用补益药以补养耗损的元气，即摄入"负熵"来遏制阴火，促使机体修复。东垣经典方补中益气汤，为治疗饮食劳伤，中气虚亏，阴火内动有效方剂。实验研究表明补中益气汤有增强体质，抗肿瘤，抗疲劳，抗衰老等效果，这与"负熵"效应颇相一致。

治疗疾病，就是通过减少熵生成、增加熵排出和负熵摄入来控制体内熵，使机体无序状态趋向有序状态，促使疾病向愈。纵观东垣治疗内伤病的思路正是遵循这个理念。《素问·评热病论》谓："邪之所凑，其气必虚"。元气亏损，气化功能减弱，即排熵功能减弱，是疾病发生的基础。东垣禀承了《内经》学术思想，在实践中认识到："元气胜则阴火负"，认为人体元气充足，能制约"火"势，运用健脾补气药补充元气，使气化功能正常，能正常地排熵和摄入负熵，能使熵趋向低值。东垣代表方，如补中益气汤、升阳益胃汤、清暑益气汤等，无不以参芪术为君药。但又注意"气有余便是火"，补气过度反会生火，不利控熵。治疗既要补充元气，又要制"火"，故使用补中益气同时酌加黄柏泻阴火，少加生地降心火。内伤病用清热药是控制过旺"火热"，减少熵的生成，东垣常用芩连、知母、丹皮等清热泻火。阴火理论与熵定律，这两种理论虽然产生于不同的时期，不同的历史条件和文化理念，但两者对自然规律的认识，却有惊人的相似。

人体是典型的耗散结构，须不断向大自然排熵才能维持自身的低熵定态。所以人体除了控制产熵过多，还须排熵通畅。据统计，进入人体的物质在体内分解和合成代谢这两种转化过程中有 50% 以上转化为热能，这是一个热熵产生过程。这些热能除了维持人的正常体温，都应排出体外，否则就会造成热熵积滞引起机体发热，中医认为这种发热是腠理闭塞，玄府不通，表阳郁滞宣达不畅所致。《内经》谓："百病生于气"，人体气化功能正常，则少火生气不息；一旦气虚或气机郁滞，生化功能障碍，就会发生营阴乏源，卫气闭郁，运化无能，痰阻血瘀等。东垣学说有个重要的学术思想，就是补脾益气药与风药（解表药）的协同效应。《脾胃论》言：

"味薄风药，升发以伸阳气，则阴气不病，阳气生矣"。风药有升发脾阳气，助长阳气的作用，能升散达郁，开启玄府，宣通郁结，促使排熵通道畅达。由于气虚下陷而出现"火热"，多数存在"郁结"因素，如东垣在"肺之脾胃虚方"指出："脾胃虚……兼见肺病……乃阳气不伸故也，当升阳益气。"《内经》言："火郁发之"，配合风药的宣畅达郁作用，正是开通排熵之路。

延续生命最重要的是摄取负熵。负熵物质的摄取首先从消化系统进入，故脾胃功能正常尤显重要。古人把脾胃称为后天之本，从摄入负熵来说，是当之无愧。从摄食到有效转化为体内的负熵，有赖于元气的气化功能。元气除了先天的因素外，有赖于后天脾胃的培育滋养。西医学已明确，现今多发而危及人类健康的心脑血管病、糖尿病、高血压病等与不良的饮食、起居习惯密切相关。李东垣十分强调饮食劳倦是内伤病的基本病因，重点调治在于以脾胃为中心，这种理念与西医学及熵定律不谋而合。

5. 结语

人体的各种活动都会产生熵，只有从外界摄入负熵，才能控制熵的增速。机体摄取负熵，是通过气化功能去完成，需要机体元气充足。所以生命是元气与熵不断抗争的过程。奥地利物理学家波尔兹曼说："生物为了生存而作一般斗争，既不是为了物质，也不是为了能量，而是为了熵而斗争"。生物生长过程是与熵相抗争的过程，这与《内经》："少火生气，壮火食气"，及东垣言："火与元气不能两立，一胜则一负"意义相一致。元气是生命力，所指"火"，类似熵的概念。东垣治疗内伤疾病通过补充元气，制约阴火，即摄取负熵，抵抗正熵，表明中医学的独特哲学思维，与现代科学有一定的契合。

中医学是宏观看世界事物，为许多西方著名科学家所肯定。如耗散结构理论提出者普列高津《确定性的终结——时间、混沌与新自然法则》言："本书所阐述的结果把现代科学拉近中国哲学"。"我相信我们已经走向一个新的综合，一个新的归纳，它将把强调实验及定量表述的西方传统和以'自发的自组织世界'这一观点为中心的中国传统结合起来"。通过《内经》及东垣学术思想与现代熵定律的对比分析，可以看出两种理论在认识生命与疾病的本质有一定的相关性。中医发展，需要实验证明，需要现代科学支撑。对熵定律与中医学的相关性探讨，使中医理论得到现代科学的诠释。中医理论蕴涵着许多当代科学思维的要素，是中医学生命力之所在，也是在当今世界的立身之本，发展中医，在于将有价值的要素发扬光大。

参考文献

[1] [美] 杰里米·里夫金，特德·霍华德. 熵：一种新的世界观 [M]. 上海：上海译文出版社，1987.

[2] 清·高士宗. 黄帝素问直解 [M]. 北京：科学技术文献出版社，1980.

[3] 元·朱震亨. 格致余论 [M]. 北京：人民卫生出版社，2005.

[4] 金·李东垣. 脾胃论 [M]. 北京：人民卫生出版社，2005.

[5] 金·李东垣. 内外伤辨惑论 [M]. 北京：中国医药科技出版社，2011.

（本文发表：李东垣学术思想与熵定律的相关性探讨. 上海中医药杂志，2016，50（9）：36-39. ）

汗尿相关之临床意义

足太阳经主表，属膀胱，表与膀胱联系密切。汗从表出，尿从膀胱出，两者同为津液所化，故云："汗尿同源"。出汗与排尿息息相关，特别在病变时，尤显重要，治疗上利用发汗与利尿的相互作用，颇有临床意义。

1. 表与膀胱的功能联系

十二经中足太阳膀胱经在体表分布最广，太阳主表，统摄营卫，为一身之藩篱。《伤寒论》谓太阳病表证不解，病邪可随经入腑，影响膀胱气化功能。《素问·灵兰秘典论》云："膀胱者州都之官，津液藏焉，气化则能出矣。"此处"气化则能出矣"，大都从王冰注释说是膀胱气化而排小便。清代唐容川《血证论·脏腑病机论》提出异议："气化则能出焉，此指汗出，非指小便"。从整体分析，膀胱联系太阳经，谓水中之阳，调节水液代谢，此藏含调节之意，言水液的排出，包括出汗与排尿都与膀胱的气化作用有关，膀胱气化失司可影响表气疏泄。肾与膀胱相表里，《素问·逆调论》言："肾者水脏，主津液，"故膀胱的气化功能与肾气盛衰有关。又"卫出下焦"，《伤寒尚论辨似》言："太阳本气从肾中之真阳而温胃，储胸，乘肺德而外托于周身以御冬气，而肾阳分贯于脏腑者，各另开门，而自出其经络，与太阳之表气相合，以御三阳不正之气，要皆从太阳之化以卫身耳，而俱谓之曰卫气者，护卫之义也。"太阳表气本于肾，肾合膀胱，表气通于肺，肺与膀胱通气化，故表与膀胱有密切内在联系。《灵枢·五癃津液别》篇言："天寒衣薄则为溺与气，天热衣厚则为汗"，汗与尿有相互调节作用，特别在病变时尤为显著。如肾脏有严重疾患时，汗腺排泄废物的能力就显著增强；而在散热功能障碍时，汗腺排汗能力显著降低，尿量就会大大地增加。更有意思的，有些"奇症"可用汗尿相关来得到解释。昔曾治一"黄汗"患者，女性，32岁，右上腹阵发性疼痛一周，痛引肩背，剧则呕吐，纳食不进，每剧痛作后则汗出色黄染衣，两手掌如涂黄栀汁。经某医院西药治疗症状不能缓解，转诊余处，诊其巩膜无黄染，小便不畅，尿色尚清，心下触痛明显，舌苔白腻，脉弦数，余推敲其症极似胆绞痛，嘱以手掌中黄汗做"三胆"实验，结果显示胆红质阳性，从"汗尿相关"而论，其"黄疸"可随小便而去，亦可从腠理随汗而出。此证属湿热内郁少阳，疏泄受阻，溢于肌肤，治以透表开郁，清热利湿，拟柴胡陷胸汤加减，三剂即症状缓解，黄汗消失，月后复作，再与原方愈之。

2. 发汗的祛水效果

　　治疗水肿病的方法，最早《素问·汤液醪醴论》提出："开鬼门，洁净府"，即发汗、利水之法。仲景承其法，在《金匮要略·水气病》中明确提出水肿治法"诸有水者，腰以下肿，当利小便；腰以上肿，当发汗乃愈"；"水，发其汗即已"。上半身肿者谓"风水"，张锡纯言："受风水肿者，《金匮》治以越婢汤，其方以麻黄为主，取其能祛风兼能利小便也。愚平素临证用其方，服后果能得汗，其小便即顿能利下，而肿亦遂消。"在《金匮要略》中治疗溢饮（水饮溢于肌表）用发汗法，使用大、小青龙汤，均以麻黄、桂枝为主药发其表，治疗肌肤水肿。《时方妙用》治水肿首方消水圣愈汤亦麻桂配合为主。从目前麻黄的药理研究来看，其主要成分中没有直接明显的发汗与利尿作用，因为中医的遣药配方，并无固定的单向作用，主要是根据"证"的表现，辨证立法，依法立方。否则对麻黄剂治疗有汗之证及尿频，多尿等疾患，就难理解了。麻黄（剂）的发汗利尿并非特异作用，而是表示一个治法，如治疗风水病（急性肾炎水肿），出现表证，除了麻黄剂，其他解表方如荆防败毒散、银翘散等亦有效果。故对中医药的研究不能脱离其理论，中医认为出汗与排尿全赖于气化，麻黄作用亦基于此。《本草正义》言麻黄之泄肺，治里水黄肿，表热黄疸及水肿气喘，小便不利诸法，"虽曰皆取解表，然以开在内之闭塞，非以逐在外之感邪也。"冉雪峰言："水由血中滤出，外出，由皮毛循汗腺为汗，下出，由肾盂经玛氏囊为尿。里气充，斯外之气化，外气化，斯里之水行……方制麻黄，意旨原不重表，不过借表以通气云尔。当汗出，则通矣，气通则水亦通矣。"（见《历代名医良方注释》，科学技术文献出版社．1983，212.）麻黄辛温宣泄气机，达皮毛，通卫阳，则发汗解表；通水道，达下窍，则化气利水。麻黄（剂）的作用是通过开闭塞、促气化的整体调节来实现的，发汗和利尿只不过是改善病理的所表达的治法而已，所以麻黄剂治水肿病，服后并非皆见汗出，或尿量增加。临床上许多解表药，如苏叶、防风、香薷、羌活、白芷等均能显示发汗以祛水作用。《本草正义》谓："香薷达表通阳，又能利水，故治肿甚捷。"可见发汗是能够起祛水效应，是通过"通阳化气"所起的作用。

3. 五苓散的利水与发汗

五苓散是利水剂中的代表方，为《伤寒论》治疗邪传太阳膀胱腑所致蓄水证，临床主要用于膀胱气化失司，水湿内停，小便不利所致的各种病证。原书言五苓散服法："白饮和服，多饮暖水，汗出愈。"五苓散证不一定兼表证，此处发汗并非解表作用，那么五苓散服用须经发汗是何意？这是仲景利用发汗与行水的相互作用而达到治疗目的。膀胱气化功能与表气疏通息息相关，五苓散服后就是借出汗令阳气振奋，太阳表气疏通，使膀胱之气化复常而小便得利。日本今田屋章等报道一肝硬化腹水伴静脉破裂出血，合并糖尿病的患者，用西药利尿无效，误服大量五苓散浸膏剂，致大量出汗而腹水基本消失。（见：日本东洋医学会志. 1981. 32(3)：37）可见仲景五苓散服用须经发汗是有临床意义的。冉雪峰注释言："观伤寒多饮暖水，汗出愈，里气化，则外气化，外气化，则里气化，内外豁然，亦活泼泼一片化机。"笔者于临证亦颇有体会，曾治一慢性肾炎患者，饮入即吐，小便不利，投以本方不应，考虑方药对证，于方中加苏叶，令温服取汗，果吐止，尿畅。对五苓散作用机制的探讨，日本学者伊藤嘉纪提出本方证主要是渗透压的调节点降低，本方主要作用是提高渗透压的调节点（见《日本东洋医学会志》1978. 28(3)：1）。如肝功能受损害的患者对抗利尿激素的灭活能力减弱，血中抗利尿激素的量上升，致使血浆渗透压下降，进而使渗透压调节点降低，五苓散主要作用是改善此病理现象，故服后不一定见尿量增加，汗出同样会达到效果。但是单以提高渗透压的调节点来解释五苓散的作用机制是不完全的，五苓散不仅能治疗肾原性、肾前性之小便不利，且对肾后性的小便不利亦有效果，且临床报道五苓散对癫痫、偏头痛，脱发等数十种多系统疾患均有治疗效果，其作用机制就更发人深思，令人寻味。

4. 汗尿相关的临床意义探讨

汗尿相关为历代医家所认识，《侣山堂类辩·发汗利水辩》言："盖内窍通而窍外始通……外窍通而内窍通，"其临床意义值得探讨。张志聪一验案："予在苕溪，治一水肿者，腹大肤肿，久服八正散，琥珀散，五子、五皮之类，小便乃淋漓，痛苦万状。子曰：此虽虚证，然水不行则肿不消，肿不消则正气焉能平复。时值夏月，予不敢用麻黄，恐阳脱而汗漏不止，以苏叶、防风、杏子三味各等分，令煎汤温服，复取微汗，而水即利矣。次曰……病者云：昨服药后，不待取汗，而小水如注……今腹满肿胀俱消，痛楚尽解，深感神功之救我。"可见出汗与排尿并非仅在水液代谢上起代偿作用，主要是在于促进障碍的功能恢复。发汗方药能利尿，利尿方药可发汗，两者异曲同工，这里寓有中医的学术思想——阳统乎阴。朱丹溪曰："人得天地之气以有生，而有生之气即阳气也，无阳则无生矣。"阳气健旺与通达则表示着生机勃勃，"有病皆生于气"，治疗疾病当勿忘阳气之振兴与通达，发汗与利尿作用本质亦在于此。如发汗即旨在疏通表气，振奋卫阳，《脾胃论》言："诸风药升发阳气，令阳气生。"而利小便，虽言驱水下出，实则亦为通阳作用，叶天士言："通阳不在温，而在利小便。"特别是有些危重症如心衰，肾衰，呼吸衰竭等常常出现阳衰水停之证，所谓"火衰则水盛"，水气盛则阳愈衰，使用利小便以通阳在急救治疗中有重要意义。当然发汗与利尿的通阳在临床上有一定的区别，发汗主要在通卫表、发脾阳，利尿是通下焦、复气化，一升一降不同，但升降是整体运动，气化的表现，升降相因，则变化作矣。故临床上许多病证，如水肿，黄疸，泄泻，酒毒，湿温，咳嗽，气喘，痰饮，痹病等凡涉及表气失疏、水液运化障碍者，常可以发汗与利水药配合，升降相调，相得益彰。外邪束表，肺气失宣的表证，在宣肺解表中亦常配合通利水道以利肺气宣发、皮毛开泄，如辛温解表代表方：麻黄汤、桂枝汤中的麻黄、桂枝、芍药即有利水作用；辛凉解表常用方：银翘散，桑菊饮中的芦根、连翘亦有利水作用。若膀胱气化失司，小便不利之证，属阳气郁滞者，可用发汗解表治疗，陈修园治癃闭之诀云："气道调，江河决，上窍通，下窍泄，外窍开，水源凿，分利多，医便错。"然而发汗利水法常不为医者所重视，清·张志聪指出："医者不知发汗行水法，惟以疏利之药利之，肿或减而无尾闾之泄，犹以邻国为壑耳。"此法尤其在屡施利尿剂无显效及肾病、肾功能损害的情况下，更有其临床意义。日本冈舒正宪报道：治一9岁患儿罹肾盂肾炎6年，伴肾功能不全，肾萎缩，贫血，以四物，猪苓，八味地黄等治疗肾功能改善极缓慢，主治医师极力主张肾移植术,后来患者改用大芎黄汤(荆芥、防风、川芎、苍术、连翘、银花、红花、大黄、甘草)及荆芥连翘汤(荆芥、防风、薄荷、柴胡、白芷、桔梗、连翘,枳壳、甘草、当归、芍药、川芎、地黄、黄芩、黄连、黄柏、栀子),不仅使肾功能恢复正常,贫血也治愈(见《日本东洋医学会志》1977. 28(2):31)。两方中主要是解表祛风与活血祛瘀,清热解毒配合,后二者治疗慢性肾炎及肾功能不全并非罕见,妙在配方合解表祛风药,使全方作用起了质的变化。笔者试以这种配方用于治疗慢性肾病、肾功能不全患者有一定效果,其机制颇值探讨。西医学告诉我们,在肾脏严重损害时,汗腺的代偿大大增强,如尿毒症病人汗腺可大量排出尿素等含氮物质,甚至在病人皮肤上形成一层尿霜结晶。目前对肾衰患者氮质血症和尿毒症的治疗,较有效的是透析疗法,有结肠、腹膜、血液透析等,然操作与设备复杂,既然汗腺对肾脏有良好的代偿作用,可否充分地利用这个作用,通过发汗来做"皮肤透析",因发汗不仅促使含氮物质排泄,且能改善肾功能。这只是一个临床的设想,尚待进一步的研究。

后语:本文发表于《浙江中医杂志》,1987,22(5):221-222,内容略做修改。后读《河间六书》,对"火热论"与玄府概念有所新悟,撰写下文《"玄府"学说阐发与临床发挥》,并企图进一步解释发表与利水相关之根结,亦可为本文之续篇。

"玄府"学说阐发与临床发挥

玄府概念肇始于《黄帝内经》,其理论发展于金元时代,成熟和丰富于现代,但尚难称完善,在理论和实践都需不断地探索。"玄府"学说,拓展了汗孔这一概念的内涵和外延,使解表药(风药)的作用机制及广泛效应,得到充分合理的解释。各脏腑的玄府,可以借助于解表药之开腠理的功能,得以宣通,从而使解表药的临床(配伍)运用得到淋漓尽致的发挥,为许多疑难病症的治疗开启新法。

1. 玄府概念澄源

《内经》最早提出"玄府"即汗孔，至金代刘完素扩展了玄府的概念："皮肤之汗孔者，谓泄气液之孔窍也；一名气门，谓泄气之门也；一名腠理者，谓气液出行之腠道纹理也；一名鬼神门者，谓幽冥之门也；一名玄府者，谓玄微府也。然玄府者，无物不有，人之脏腑、皮毛、肌肉、筋膜、骨髓、爪牙，至于世之万物，尽皆有之，乃气出入升降之道路门户也"。自此"玄府"在广义上说，是存在全身各组织器官的细微孔窍，如门户结构的基本功能单元，谓"无物不有"。此处"腠理"，《金匮要略·脏腑经络先后病》解释："腠者，是三焦通会元真之处，为血气所注；理者，是皮肤脏腑之文理也"。可见腠理与玄府一样，布遍全身三焦，外至皮肤，内及脏腑无处不有。

汇综各家阐述，玄府主要的特征：一是分布广泛性，无物不有；全身内外各处，肌肤、筋骨、脏腑皆有。二是结构微细，具自行调控功能，不为意识所主，故称"鬼神门""玄微府"。三是功能独特，主司开合，以通为用，贵在通畅，如同"门户"。四是体现阳气功能与气化活动，与气的升降出入密切相关，为气机运作的场所，是经络在脏腑、肌肤、筋骨的开口处，为"气出入升降之道路门户"，故又称"气门"。各脏腑组织器官的玄府虽各具特性，但有其共性，是气机宣通、营卫调和、血液布达、津液渗灌的关口与场所。故《素问玄机原病式》言："人之眼、耳、鼻、舌、身、意、神识，能为用者，皆由升降出入之通利也。有所闭塞者，不能为用也。"玄府在一定程度上主宰气机的活动。

玄府是人体一种"功能态"，与脏腑概念一样，是借实体结构说功能，故与解剖上的功能没有直接联系，故谓"大道无形"。玄府学说也同经络学说一样，是一种功能现象，不可将它与解剖上某些组织联系起来，如有认为肝玄府是肝筛结构，肾玄府相当肾小球、肾小管，还有玄府为离子通道、细胞间隙、头部血脑屏障等。在解剖学上找实体，研究会陷入西医的实证，曲解了玄府的真正涵义，有碍于玄府学说的探讨和运用。现今也有学者提出"玄府"是"隧道"的说法，这样容易与经络概念相混淆。玄府是微细孔窍，刘河间称之"门户"，显示阳气的发散与宣泄作用，它

诊余恩悟一得集

与经络、"隧道"不同，是经络在脏腑组织器官的开口处（孔窍），在功能及病理上与经络有一定联系。

玄府功能与阳气活动关系密切。天人相应，阳气活动与太阳运行同应，《素问·生气通天论》言："阳气者，若天与日"，"故阳气者，一日而主外，平旦人气生，日中而阳气隆，日西而阳气已虚，气门乃闭，是故暮而收拒"。谓"气门"即玄府，日出时气门开启，则阳气活动，至暮则气门闭合是收藏神气于内，捍拒邪气于外。说明气门（玄府）的生理功能，主司开合，以通为用，与阳气的活动节律相关联。

2. 玄府病变的主要表现

玄府与卫气的关系密切，在病理上相互影响。人体气血虚弱则玄府松懈，故谓："血弱气尽，腠理开"。玄府疏松则卫外功能减弱，外邪容易侵袭。《灵枢·百病始生论》言："是故虚邪之中人也，始于皮肤，皮肤缓则腠理开，开则邪从毛发入"。若玄府郁闭，致卫气运行阻滞，则会引起更多病变。如《素问·调经论》言："腠理闭塞，玄府不通，卫气不得泄越，故外热"。由于六淫之邪外侵，致腠理阻闭，玄府失宣，卫气壅滞不行，郁而化热，是为恶寒发热之表证。玄府塞闭病变不独在肌表，更多的是涉及机体各部分，如《素问玄机原病式》言："有所闭塞者，不能为用也，若目无所见，耳无所闻，鼻不闻臭，舌不知味，筋痿骨痹，齿腐、毛发堕落，皮肤不仁，肠不能渗泄者，悉由热气怫郁，玄府闭密而致"。外表玄府与内脏玄府的功能具有共通性，在病变上两者相互影响。司外揣内，在诊断上可获得印证。如《素问·水热穴论》言："勇而劳者则肾汗出，肾汗出，逢于风，内不得入于脏腑，外不得越于皮肤，客于玄府，行于皮里，传为胕肿，本之于肾，名曰风水。所谓玄府者，汗空也"。从"风水"形成机制，说明了皮毛玄府与肾脏玄府在病变上相互影响，为临床使用解表发汗来开启肾玄府，治疗风水，提供了理论依据。

由于"玄府闭密而致气液、血脉、荣卫、精神不能升降出入"，造成各种病变。归纳玄府郁闭病变有四：一是气病，气失宣通；若热壅气遏，则气机阻滞致病，如河间言："所谓聋者，由水衰火实，热郁于上，而使听户玄府壅塞，神气不得通泄也"。二是水病，水液不行；玄府是"泄气液之孔窍"，为气液共同之门，出汗排尿均由此，玄府病变，水液运行障碍，水病则生。三是血病，血行瘀阻；玄府与经脉关系密切，玄府闭塞易造成血脉瘀阻致病，《灵枢·贼风》篇言："腠理闭而不通，其开而遇风寒，则血气凝结，与故邪相袭，则为寒痹"。四是神病，神无所用；玄府是气液、气血渗灌之处，故有运转神机的功能；头部玄府丰富，脑为元神之府，一旦头颅玄府开阖失常，必然导致神机运转失常，如河间论中风发病谓："腠理致密，而多郁滞，气血难以通利，若阳热又甚而郁结，故卒中也"。头脑玄府闭塞，则易发神昏、僵仆、偏枯之疾。

经云："百病皆生于气"。丹溪言："一有怫郁，百病生焉"，许多种疾病常以"郁"为基础病机，"玄府闭塞"，气机郁遏成了许多脏器、组织病变的共同基础病理改变。刘河间言："各随郁结微甚，而察病之轻重也"，谓玄府闭塞程度不同，所致病变轻重不一。《河间六书》列举了玄府闭塞导致的多种病症，如目病："或视如蝇翼者，玄府有所闭合者也"；言风成寒热证："因于露风，寒热之始腠理，次入胃，食不化，热则消中，寒慄振动也"；论积聚形成："世传冷病，然瘕病亦有热，或阳气郁结，怫热壅滞而坚硬不消者"。玄府病变涉及临床各科许多疾病。

3. 改善玄府病变的主要药物

玄府病变为开合失司，大都发于郁滞闭塞，故宣通达郁为治疗玄府病变的主要法则。玄府初始的概念是表皮汗孔，所以治疗玄府病变大都基于解表药（风药）作用。随着玄府概念的拓展，解表药作用亦有了很大的拓展。针对各种玄府闭塞的不同表现，治疗方药虽各有特点，但核心是在解表药及其各种配伍。解表药能发挥出这样广泛作用，实质在于疏通、助阳之功效。《脾胃论》言："味薄风药，升发以伸阳气，则阴气不病，阳气生矣"。风药之所能显示出多功能作用，主要在其性升发，能疏通阳气郁滞。解表药的宣通表阳郁滞的作用容易明了，但对内脏病变的功效往往难以认知，结合玄府理论，就能明白到解表药不仅宣通肌表玄府，且能宣通脏腑玄府，使脏腑得以润养。早在《素问·脏气法时论》提出："肾苦燥，急食辛以润之，开腠理，致津液，通气也"，意即辛味能宣达腠理，通玄府促气化，输布津液以润养脏腑。李东垣虽未直接师承刘河间，但受其学

诊余恩悟一得集

说影响，李东垣提出诸风药助阳通阳作用，是对风药功能的深究，发前人之未发，也是河间玄府理论在治疗学上的发展。李东垣在创制的治疗内伤诸方中，广泛地使用风药配伍，尤其是启用风药开通脾胃玄府的特殊作用，已被八百年来医家所沿用。

玄府是经络终末之"门户"，开玄府与通经络，虽同为宣通郁结，但改善的病理不同，适应的病症也有区别。说明白些，就是使用解表药与通经活络药的区分，如薄荷，豆豉能开表，不能通经络。海风藤、鸡血藤能通经络，不能解表。开通腠理与通经活络的作用不可混淆，前者是宣通"气门"的气机郁结，后者是疏通"经络"的瘀结阻滞；使用的治疗药物，前者大都为解表药、风药，而后者大都是活血通络药与逐湿通痹药。当然具备两者双重作用的药物也不少，如麻黄、桂枝、川芎、羌活、独活等既能开腠理，又能通经络。而且风药具升散、疏透、宣通、走窜等多种特性，也有助于通经活络作用。玄府遍布全身五脏六腑、四肢百骸、皮毛筋脉等不同部位，各部位的玄府病变表现不同，采用的药物也有所区别。如桂枝长于开心窍，柴胡长于疏肝窍，葛根升脾窍，独活通肾窍，麻黄宣肺窍，辛夷、川芎达脑窍等，临床当辨病位而选药。

麻黄为解表首药，对麻黄发汗与利水作用的机制，日本松原正紘认为："肾单位与汗腺的结构很相似，基本上分为分泌部和重吸收部"。松氏从汗腺与肾单位之构造和功能相似来解释麻黄这种功用，与中医谓表与膀胱的功能联系似乎合拍。两者的结构与功能之间，是否存在着"玄府"样的共通的作用机制？从药理研究，麻黄的主要成分没有明显的发汗与利尿作用，但临床上麻黄通过辨证及配合使用，却表现出发汗与利尿作用。《本草正义》言麻黄之泄肺，治里水黄肿，表热黄疸及水肿气喘，小便不利诸法，"虽曰皆取解表，然以开在内之闭塞，非以逐在外之感邪也。"麻黄（剂）作用机制是以开通玄府，促进气化功能的整体调节来获得临床效果的，发汗和利尿只是改善病理的手段而已。《经方实验录》载："治一妊妇肿病，面目手足悉肿。一时意想所至，径予麻黄汤加味。次日复诊，肿退其半。问曾汗出否？曰，否。问小便较多否？又曰，否。然余未之信也，予原方加减。三日，肿将退净，仍问其汗与小便各如何？则又绝口否认。"可见中医"气化水，水化气"之说是有实践基础。比如治疗阳虚寒凝之阴疽的阳和汤使用麻黄，是起宣通筋骨腠理气机作用，与发表没有太大关系。有"夏月麻黄"之称的香薷，《本草正义》谓其："上之能开泄腠理，泄肺气，达皮毛，以解在表之新寒；下之能通三焦，疏膀胱，利小便，以导在里之水气。香薷达表通阳，又能利水，故治肿甚捷，此与麻黄解表亦能消肿之理无二致"。说明发表与利水效应均在开通玄府，故表现出双重作用。

从升降浮沉理论来看，解表药是属升浮作用，能通利水道，显示沉降作用。从玄府理论来看，解表药能升能降，这种双向效应显示了整体的调节作用。再看李东垣谓升阳之代表药升麻、柴胡，治疗内伤疾病即借其生发之气，助长脏腑阳气功能。升麻善治头面及皮表疾病，亦疗中气下陷之久泻、痔疮、带下崩中等病。升麻还有解毒行瘀功效，《神农本草经》谓其："解百毒"，《本草纲目》言其："行瘀血"，分明表示升麻有通泄作用。又如柴胡，《神农本草经》谓："主心腹肠胃中结气，饮食积聚"，再看《伤寒论》言："阳明病，胁下鞭满，不大便而呕，舌上白苔者，可与小柴胡汤"。表明柴胡有疏泄肠胃的功能，使腑气通降。有人认为柴胡的升降与用量有关，轻用升阳，重用下达。东垣提出与药用部位有关："上升用根酒浸，下降用稍生用"。其实并不尽然，主要在配伍运用，若从玄府理论来理解，风药对机体内外玄府均有宣通作用，就可明白升麻、柴胡等药的升降两宜性能。也可以说升降只是一种现象，作用实质在于开通闭塞的玄府。临床观察可见，开通玄府不必尽以解表（剂），如和解、清热、祛湿、泻下、温里等剂对证投之，均能经取汗而改善脏腑及各组织器官的玄府病变，也可谓之广义上的汗法。

4. 发汗与利水相关性的临床意义

玄府学说表明了发汗与利水的相关性。《灵枢·本脏》谓："三焦膀胱者，腠理毫毛其应"。膀胱与皮肤毛窍的相应关系，充分体现在玄府的气化功能上。发表药通腠理，利水药亦能通腠理，张元素《医学启源》言茯苓功用"开腠理"，能"利小便"又能"生津液"，实为通玄府促气化的作用。从玄府理论来看，发汗能促使利水功能启动，西医学表明，在肾脏严重损害时，汗腺的代偿增强。既然汗腺对肾脏具有代偿作用，可否设想出"皮肤透析",以发汗透泄法与通阳化气,逐瘀泄热法配合,促使肾之玄府功能恢复,为肾衰治疗开一条新路(本节详见前章之《汗尿相关之临床意义探》一文)。

5. 真中的治疗与玄府理论

刘河间论中风发病多"怫郁",强调有"先兆"即服"祛风涤热",首列小续命汤、大秦艽汤、三化汤三治方,是传统的治疗中风经典方剂。李东垣《医学发明》论"中风有三"亦推崇此三方。大秦艽汤载于《素问病机气宜保命集·中风论》,组方:秦艽、当归、白芍、生地、熟地、川芎、羌活、独活、防风、白芷、细辛、黄芩、石膏、白术、茯苓、甘草,为治风邪初中经络之方。小续命汤出自《备急千金要方》,组方:麻黄、桂枝、杏仁、防风、川芎、白芍、附子、防己、黄芩、人参、生姜、甘草,"治卒中风欲死,身体缓急,口目不正,舌强不能言"。这两组方治疗中风,后世备受争议,尤其是明清以后,被认为助风助热而避之不用,并提出非风、类中、内风之说以示区别。其实中风病机比较复杂,不乏属于气血不得宣通,怫热郁滞,上扰元神,脑之玄府闭郁,郁极乃发,致肢体偏枯,使用疏解郁热,宣通脑窍乃是正治。所谓真中与类中,外风与内风之争,所论各抒己见,是针对病机不同,中医临床论治主要须从辨证切入。所谓类中是由风阳内扰,治宜滋阴息风,使用祛风,自然火上加油,加重病情。而真中多由怫郁,治须疏风通络,若用平肝镇潜,等于塞中添堵,加剧了络脉瘀阻。

小续命汤和大秦艽汤虽出自不同年代,但组方立意相似。小续命汤以麻黄汤合桂枝汤,宣通玄府,调和营卫,配防风、川芎等风药直入脑窍疏风开闭,所谓"高巅之上,唯风可到"。配人参益气,助诸风药之用,附子辛温行壅滞之气机,畅痹阻之脉络,契合河间治疗玄府闭塞以辛温通之的思路。方中黄芩苦寒,制辛温,清郁热。诸药相伍,开通玄府,宣发阳气,使清窍自和。大秦艽汤以大队辛散宣通配合养阴清火,使郁火得散,阳气可舒,方中诸多风药,意在开通玄府。《金匮要略·中风历节病》言:"邪入于腑,即不识人",表明胃腑阻闭会致脑窍闭塞而神识不清。《素问病机气宜保命集》三化汤即小承气加羌活,治疗中风入腑,便溺阻隔者。本方以承气通腑导滞，羌活祛风通达脑窍，是以通畅胃腑之玄府，促使脑玄府开通，脑窍复元。

治疗脑中风，解表药（风药）是要药，上行达巅，开通头脑玄府，其余诸药配合大都根据病机，协助风药起作用。忆于1995年初夏，曾诊治一昏迷患者，26岁，外省农民工，脑外伤后昏迷成植物人月余，赖鼻饲与输液维持，家属不愿意放弃，转来本院。治疗试以开窍法，配用麝香鼻饲，当时处方麝香3天量（0.1g×6支），执行者阴差阳错误以为一天量，将全部麝香搅凉开水从鼻饲管一次灌入，结果当夜患者全身汗出，次日凌晨神志清醒过来。（遗憾的是家属为避医院欠款，第三天凌晨连同患者不告而别）麝香通诸窍，开壅通闭极强，治疗中脏腑的开窍剂至宝丹、苏合香丸等均用麝香。从此病例可见，发汗与开窍的开通玄府具相关效应，这对头部疾病的治疗有重要意义。

6. 玄府理论的临床运用发挥

刘河间对"玄府"的概念始在《素问玄机原病式·六气为病·火类·目昧不明》条下提出："故知热郁于目，无所见也。故目微昏者，至近则转难辨物，由目之玄府闭小也，隔缣视物之象也。或视如蝇翼者，玄府有所闭合者也"。是对眼病的病理解释，所以"玄府理论"最早在眼科得到广泛应用，如陈达夫《中医眼科六经法要》，庞赞襄《中医眼科临床实践》，姚和清《眼科证治经验》等全国著名中医眼科专家，皆提及玄府理论的应用。其实凡涉及"怫郁"能使用风药治疗的疾病，如感冒、咳喘、黄疸、酒毒、湿温、痰饮、水肿、痹证、疮疡、中风、泄泻、五官疾病等，均可以"玄府理论"去指导运用。但对不同部位的病证，由于形成玄府不通的机制不同，须作不同的配伍，如治疗咳喘，以风药配合宣肺降气药；治疗黄疸，以风药配合清热利湿药；治疗疮疡，风药配合清热消瘀药；治疗痹证，风药则配合活血通络药。

金代张从正以攻邪学说著称，将汗法发挥极致，显然与刘河间玄府理论的影响有关。张氏在《儒门事亲》的汗法中言："发汗之法，辨阴阳、别表里、定虚实，然后汗之，随治随应。设若飧泄不止，日夜无度，完谷不化，发汗可也。"并举治泄泻医案，投诸温脾止泻无一效，与桂枝麻黄汤汗之而愈。东垣常以风药配合补脾益气药治疗各种脾胃不足之诸内伤疾病，为后世医家所效法。清代医家喻嘉言的逆流挽舟法，用人参败毒散，即以大队发表药配人参治久痢逆证。此发表药即是寓有开启玄府，鼓舞阳气之功，协助人参振发胃气。笔者尝以本方加减治疗小儿高热腹泻，效果非凡。

玄府是机体组织代谢的基本单元，所以许多疾病的治疗从玄府理论入手，是谓求本之道。金元医学四大家尽管各有学派特色，但对玄府之论却非常默契。刘完素承《内经》学术思想创建了玄府学说，还提出开通玄府的治法与运用，在《河间六书》记载不少创立的效方，以辛温开通为主，清热为辅，大量地使用了发散、开通的治法。王好古编集其师东垣的医学论述《此事难知》言："刘氏用药，务在推陈致新，不使少有怫郁，正造化新新不停之义，医而不知，是无术也"。说得极为中肯。河间创制的代表方防风通圣散，以风药发散与凉药清泄配合，佐以益气养血，用于玄府闭郁，郁而化热，表里同病；使用表里、气血、三焦并治，调节气机升降出入，适应证很广，临床报道本方用治疾病过百种。顾松园谓："此方清火热，开鬼门、洁净府，通传导，内外分消其势，亦治火之良法"。刘氏长于治火，本方制作精妙，效果独特，所谓"有病无病，防风通圣"，并非浪得虚名。这就是玄府学说指导临床的意义所在。研读刘氏学说，认识到机体内外广泛存在玄府，且玄府病变在各脏腑组织有不同特征，治法应随之而异，用药配伍须灵活变化，如肝之玄府郁闭，用疏肝达郁药；肾之玄府郁闭，以通阳化气药，头颅玄府郁闭，宜升清通窍药。

河间的玄府理论，拓宽了临床思路，产生影响很大。金代名医张元素创当归拈痛汤，以此示人立方之道，要在宣通。组方：羌活、防风、葛根、升麻、苍术、白术、当归、人参、甘草、苦参、黄芩、知母、茵陈、泽泻、猪苓。《医学启源》谓该方："治湿热为病，肢节烦痛，肩背沉重，胸膈不利，遍身酸疼，下注于胫，肿痛不可忍"。本方熔疏风宣散，清热利湿，补养气血于一炉，多方位改善玄府闭塞又不致过度通利，诚为精思之方。门人李东垣著作中，屡载此方。现代对本方的运用较为广泛，不仅用于湿热痹证、脚气、遍身痛，还用于白塞氏病、血尿、深静脉血栓、臁疮、痛风、坐骨神经痛、急性肾炎、慢性结肠炎、盆腔炎、过敏性鼻炎、

理论发微

过敏性紫癜肾炎、荨麻疹、湿疹、结节性红斑等。其拓展运用的思路是与玄府理论有关。

当代国医大师李士懋崇尚河间玄府学说，认为"开通玄府、驱邪外出的汗法，是治疗诸多疾病的一大法则。"临床上对咳喘、阻塞性肺病、高血压、冠心病、肾病、胃肠病、干燥综合征、脑中风、类风湿等，即使陈年痼疾，切准病机，断然汗解。是将玄府学说运用得出神入化。纵观历代医家医疗实践，以玄府学说指导临床，运用风药（汗法）的思路更为清晰，空间更为拓展，特别是对疑难重病上的运用，如对脑梗死、老年痴呆症、脑肿瘤、植物人、肾衰、肺心病、皮肤顽疾等治疗，有许多的潜力可以挖掘。

参考文献

[1] 高士宗. 黄帝素问直解 [M]. 北京：科学技术文献出版社，1980.

[2] 刘完素. 河间六书 [M]. 太原：山西科学技术出版社，2010.

[3] 李克光. 金匮要略讲义 [M]. 上海：上海科学技术出版社，1985.

[4] 灵枢经 [M]. 田代华，刘更生，整理. 北京：人民卫生出版社，2005：130.

[5] 李东垣. 脾胃论 [M]. 北京：人民卫生出版社，2005.

[6] 吴昌国. 中医历代药论选·香薷 [M]. 北京：中国中医药出版社，2008.

[7] 佘远遥，迟慧彦. 防风通圣散 [M]. 北京：中国医药科技出版社，2009.

[8] 李飞. 方剂学·祛湿剂 [M]. 北京：人民卫生出版社，2002.

[9] 李士懋，田淑霄. 汗法临证发微 [M]. 北京：人民卫生出版社，2011.

（本文经删节，发表于《中华中医药杂志》，2017，32（2）：446-448.）

舌苔望诊须守常知变

一般认为舌苔能较客观地反映病情，然在疾病变化过程中，因各人体质差异，舌苔会表现与本质不相一致的假象。有些病患在接受各种治疗后舌苔亦常起了变化，给中医望察辨证带来一定影响。故临证舌苔望诊应守常知变，辨证须四诊合参，全面分析，从舍得宜，不为假象所惑。兹举临床三案，以窥一斑。

1. 舌红苔光剥之阳虚案

王某，女，62岁。头晕目眩，时轻时重已5年。西医诊断：高血压，动脉硬化。近半月来眩晕发作，步履不正，夜卧少寐，目视不明，舌红苔光剥如镜，脉弦大。初用滋阴降火，平肝潜阳，投镇肝熄风汤加减，眩晕未解，饮食大减，改服西药则恶心呕吐。细审其证，脉大无根，劳作则眩晕甚，口渴喜热饮，素嗜饮姜汤，腰酸足冷，溲清。证属命火不足，脾土失养。以肾气合理中加减，处方：萸肉、丹皮、肉桂、怀山药、党参、干姜、泽泻、龙骨、牡蛎、炙甘草。始恐过于温热，先拟轻剂，服后纳增晕减，于上方去龙牡加附子、熟地，渐加重剂量。服十余剂，诸症若失，血压降至正常。翌年去某市探亲，旅途劳累，眩晕又作，当地医院处以中药，服之不适；复诊时出示原方，医者以为如此舌象，大剂温热似难合拍，患者述其病史，坚持原方服用，获效。

按：舌红属热，苔剥为阴虚，此其常也。《舌鉴辨正》："色绛红，无苔无点，光亮如镜……水涸火炎，阴虚已极也。"本例初见酷似阴虚阳亢，实为脾肾阳衰。《伤寒论本旨·辨舌苔》："舌苔由胃中生气所现，"中土乏生发之气，则苔光剥如镜，肾阳衰微，阴阳不相维系，龙火升腾，虚阳独浮于上，阴液不能上承，故舌红少津。滋阴潜阳之剂，既伤胃气，更遏残阳。年过花甲，阳衰居多，故投温补命门，引火归原，并壮脾阳得效。有曰："证有真假凭诸脉，脉有真假凭诸舌。"然舌亦有真假，当细审病症，吸取失败教训，弄清病本。舌红苔剥，虚、实证皆有之。虚证以阴虚多见，阳虚亦有之；实证温热居多，然寒湿亦有之。尝治胃痛腹泻者，舌红剥苔，稍予阴柔之味则气壅，每发以平胃、厚补温中之类取效。临证贵在变通，善反向思维，不可偏执舌苔，墨守陈规，以免误诊。

2. 舌淡苔厚腻之阴虚寒

史某，女，65岁。头昏纳呆，日晡发热十余日不解。口渴不欲饮，大便秘结，尿频量少，喜和衣被而卧，有少汗，舌淡苔白厚腻中带灰黄，脉弦数。初以上感，服西药不效。时值仲夏，作暑湿治，服藿香正气散、三仁汤之类反见腹胀。以为病进，投达原饮、调胃承气增损亦无功。以其神疲肢倦，更用健中运脾，升阳祛湿法又不应。近3天又出现左腰腿酸痛，牵引左腹，甚则不得转侧，纳食亦差，久思无良策。其老伴亦晓医理，言昔有类似发作，曾服滋阴药取效。今精神日益疲怠，试予西洋参3克调服。翌日告精神略爽，腰痛似减，自此恍然而悟，从阴虚图治。反复推敲遂拟：北沙参、生白芍、枸杞子、女贞子、火麻仁、生地各10g，麦冬8g，地骨皮15g，萸肉、怀牛膝各6g。调治周余，便通热退纳增，诸症亦随之而悉除。嗣后症候少有反复，乃守上方投之即效。

按：本例从舌苔初观似属中土失运，湿浊中阻，郁滞化热，施以祛湿化浊，调胃畅中诸方无效，后竟以养阴奏功。阳无阴而不行，阴液不足则无水行舟，胃失通降则中阳受困，浊气不降而逆，舌苔厚腻，迭进温燥之剂耗伤营阴，以致经脉失养，腰腿作痛。然如此舌象初用滋阴法，似有犹豫，琢磨良久，揣其昔有类似发作，曾以滋阴法得效，初试以诊断性治疗获得支持。有云："新病从苔，久病从脉。"此例从苔治疗久而不瘳，其脉弦数，按之无力。《证治汇补》言："弦而无力为阴虚，甚则脉数。"彼此参照，阴虚之象得到佐证，毋泥于腻苔主湿，放胆滋阴，遂得全功。

3. 苔厚黑之湿热案

王某，男，40岁。舌苔厚黑十余天。患者1周前患右腹股沟脓肿，伴发热，切开排脓后，迭用抗生素、激素及中药清热解毒药，发热消退，然饮食大减，黑苔增多，满布全舌。屡以清化、温化，黑苔有增无减。患者面苍微肿，口苦糊黏，咳吐痰涎，色白清稀，大便溏薄，舌质红，苔厚黑如涂厚墨，揩之不减，脉弦小滑。素嗜烟酒，患慢性胆囊炎史5年。证属中阳不足，湿浊中阻，久郁化热。肉桂4g，吴萸5g，香连丸（吞）、龙胆、黄柏各3g，泽泻、藿香各6g，茯苓12g。服3剂，口苦减，大便成形，黑苔略退。近日复感风寒觉右胁下胀痛。上方去吴萸、藿香，加茵陈15g，乌梅、制军、厚朴各4.5g。8剂胁痛除，黑苔退。1周后因饮食失节，黑苔又现，再进前方加法半夏6g，蔻仁3g。5剂苔退，嘱注意饮食宜忌，继以健脾化湿法调理周余而病愈。3月后随访未复。

按：黑苔一般教本认为非热极即寒盛（见院校教材《中医学基础》），但非皆然，须综合其他表现做判断。黑苔属痰湿者颇为多见，《辨舌指南》谓："黑苔主太阴脾经之疾。痰湿由于水液代谢障碍所致。水液运化其制在脾，土不制水，停留为患。上泛于舌则出现苔灰黑滑腻，以黑为水之本色也。或为湿热，或为寒湿，咸可见之"。患者素嗜烟酒，湿热内生，下注成痛，虽脓出邪泄，但湿热未净，过用寒凉，伤遏中阳，湿浊阻郁，清气不升，浊阴上泛，黑苔满布于舌。治以寒温并进，辛开苦泄。肉桂、吴萸振升中阳；龙胆、连柏清热燥湿；佐以藿香、茯苓、泽泻淡渗芳化以健中祛湿。愈后嘱节食防复。

（本文发表于《辽宁中医杂志》，1983，7（5）：44-45.）

津液输布障碍口渴之辨治

口渴一症，大抵有两种情况：一是津液耗伤不足，一是津液输布障碍。前者较直观容易认识，而后者形成机制较复杂，有气滞、血瘀、阳衰、水停、湿阻等因素，且各种因素常互相影响，表现错综复杂，给辨证带来困难。现就临床常见几种表现辨识如下：

1. 气机郁滞

津液输布各脏腑组织，依靠气的升降出入运动。各脏腑的气机不畅，易于引起津液输布障碍，产生口渴。如胃气阻滞，胃失和降，清气不升，可致口渴，常伴脘腹胀痛，饮入加甚，嗳气纳减，大便不畅，舌苔厚，脉滑实，治宜理气导滞，用枳实导滞丸、保和丸等。肺为水之上源，肺气失宣，水津不布，亦致口渴，非唯风热、燥邪犯肺致渴，风寒郁肺亦可见之，多兼咽干喉痒，鼻塞头痛，咳痰不利，胸闷恶寒，治宜宣肺通窍，方用荆防败毒散、苍耳子散等。肝气郁滞之口渴，每于情绪波动时发作或加剧，胸胁胀闷，易怒，喜叹息，妇女则每与月经相关，治宜疏肝解郁，选用柴胡疏肝散、越鞠丸等。

【病例1】张某，男，54岁。1989年5月11日初诊。患冠心病4年余，间作胸闷痛，常服西药控制症状。2个月前因口角心怀忿郁，旋即出现口渴，频繁饮水，饮量不多，心烦少寐，胸胁胀痛，按摩则减，太息频作。前医屡投养心安神、清肝益阴、滋水涵木等剂，不应。舌质淡红，脉左关独弦，脉证合参，属肝失疏泄，津液不布，拟景岳柴胡疏肝散加减：柴胡、枳壳、香附、当归、苏梗各6g，生白芍、郁金、麦芽各10g，山栀、川芎、檀香、甘草各4.5g。并以心理疏导，5剂后诸症大减，续进5剂渴除，余恙亦退。

2. 瘀血阻络

津液与营血同源，两者作用功能相通，病变时亦互相影响，不仅血液虚亏可引起津液损耗而口渴，且血行不畅会导致津液输布障碍而口渴。《金匮要略·惊悸吐衄下血胸满瘀血病篇》述："病人胸满，唇痿舌青，口燥，但欲漱水不欲咽，无寒热，脉微大来迟，腹不满，其人言我满，为有瘀血"，"病者如热状，烦满，口干燥而渴，其脉反无热，此为阴伏，是瘀血也"。瘀血阻滞所致口渴的特点：饮水但欲漱口不欲咽，每于入夜或一觉醒来即感口干渴甚，然饮则不多，常伴见头痛，胸闷作痛，或脘腹压痛，心悸，烦躁易怒，舌有瘀斑，脉弦涩。治疗可选用血府逐瘀汤、桃红四物汤等加减。临床治疗糖尿病口渴，在治方中加入活血化瘀药能够增加效果。

【病例 2】李某，女，34 岁。1986 年 9 月 13 日初诊。有痛经史，1 年来每次月经来潮，口渴欲饮，心烦头痛，近 2 个月来症状加剧，间有潮热，经量减少。前医以阴虚火旺论治，不效。诊见口渴夜甚，一觉醒来须饮水解渴，形瘦，心情急躁，大便干结，少腹压痛，目眩发黯，舌质黯红，脉弦紧。此证乃瘀血阻络，津液不布，用血府逐瘀汤加减：柴胡、红花、赤芍、白芍、怀牛膝、丹皮各 6g，桃仁、当归、五灵脂各 10g，生地 12g，川芎、炙甘草各 4.5g。服 5 剂后，口渴止，其余症状亦获改善，嘱于下次月经行前 3 天续服上方 5 剂。连续治疗 3 个月经正常，口渴亦除。

3. 阳虚失运

津液属于阴液，必赖阳气健旺而运行，输布全身，如阳气虚衰，不能蒸腾，则阴液不能输布，致脏器组织津液供养不足，产生口渴。通常辨证常规以口渴与不渴区别阳热与阴寒，其实阳虚内寒亦有口渴。常见脾气虚陷，津液失运，入夜口渴，醒来片刻即不觉渴，可用补中益气汤。阳虚所致口渴，喜频热饮，不欲多饮，稍凉则不适，多伴面苍神疲、形寒肢冷、纳呆便溏，舌淡边有齿痕，苔白滑，脉沉迟，属脾阳虚者用理中汤加黄芪、葛根，肾阳虚者用金匮肾气丸。《金匮要略》治消渴用肾气丸即属此类。

【病例 3】郑某，男，51 岁。1988 年 8 月 18 日初诊。素嗜烟酒，1 月前患睾丸炎，经用西药治疗好转，但食纳大减，口渴不已。前医迭施养胃和中、健脾化湿、疏肝理气等剂，不见显效。诊见口渴不已，须频饮热茶解渴，嗜睡神倦，面苍肢凉，四肢困乏，纳食无味，晨起泛恶，少腹及阴囊时有胀痛，大便溏而不爽，舌淡苔白滑中间灰黑，脉浮无力。证由脾肾阳衰，运化失司，治用附子理中汤化裁：党参、白术、乌药各 10g，茯苓、麦芽各 15g，青陈皮、桂枝各 6g，附子、干姜各 4.5g，生姜 3 片。3 剂后口渴明显减少，纳食增加。再上方加减治疗 1 周，诸恙悉平。旬余后小有反复，仍投上方而愈。

4. 水饮内停

素体三焦功能偏弱，感受外邪，易致气机运化失司，气不化津，水液停滞，津液输布障碍，出现口渴欲饮，水入即吐，或泛恶，胃脘不适，伴有眩晕、肠鸣辘辘、大便溏泄诸症，仲景所谓"水逆"亦属此类。治宜温阳化饮或通阳利水，用五苓散与苓桂术甘汤加减。《金匮要略》使用五苓散治疗消渴者，即此类病证。利水剂五苓散治疗口渴的机制，主要在于温阳化气，通调水道，恢复水液输布，所以本方对机体的水液代谢障碍，以口渴、呕吐、小便不利为表现特征的全身性或局部性水液停滞病症，均有效果。

【病例4】杨某，男，28岁。1989年3月1日初诊。头痛时作时休，发则心烦口渴，间作呕吐，已1年余。近1个月来症状加剧，某医院怀疑颅内占位性病变，经各项相关检查，未发现明显异常。迭服中西药解痛镇静、扩张血管、脱水剂等治疗，始有少效，继则无效，转诊中医。刻诊形体壮实，头痛重胀，剧时心烦少眠，口渴欲饮，饮入脘部不舒，时有泛恶，呕吐清水，吐则则快，肠鸣辘辘，尿频不畅，厌食油腻，背胀感冷，舌淡苔白滑，脉弦细。证属水饮内停，升降失司，以五苓散治之。初予汤剂，服后胃脘不适，遂改为散剂，按仲景原方配制，每次4g，每日2次，以热米汤送服，并嘱温覆取汗。5天后诸症明显减轻，21天后痊愈。

（本文发表于《浙江中医杂志》，1991，26（8）：348-349.）

升清与降浊相互协调的临床意义

人体气机的升降是重要的生理活动现象，《素问·六微旨大论》言："升降出入，无器不有"。芬余氏《医源·阴阳升降论》言："天地之道，阴阳而已矣，阴阳之理，升降而已矣"。人体脏腑功能活动是由气机升降

诊余恩悟一得集

来完成，升清与降浊是人体新陈代谢的主要表现。《素问·阴阳应象大论》言："清阳出上窍，浊阴出下窍，清阳发腠理，浊阴走五脏，清阳实四支，浊阴归六腑"。又言："清气在下，则生飧泄，浊气在上，则生䐜胀，此阴阳反作，病之逆从也"。升降失调会造成病变，清阳不升与浊阴不降又相互影响。升降沉浮为中药的基本性能，调节升降为中医治疗大法。人体升降失调，导致的疾病，从头部至上、中、下三焦均会出现，这些疾病可用调升降来治疗。

1. 头部疾患

头部疾患最常见是脑血管疾病与五官疾病。脑血管疾病大都表现中风症状，多见是脑梗死，其次为脑出血，多数会造成舌强语謇，半身不遂，肢体麻木，饮水呛等后遗症。中医治疗历存真中与类中之争，主要针对病因病机，有外风与内风之异，前者治以祛除外风为主，代表方为大秦艽汤、小续命汤，要在升阳扶虚；后者以平熄内风为主，代表方为镇肝熄风汤、羚角钩藤汤等，意在平肝息风。两者主要是涉及升与降的具体运用问题。头部为诸阳之会，依靠气血的温养滋润。各种因素导致清阳不升，浊阴不降，则浊邪害清，使上窍为之闭塞，疾病由生。眩晕为常见病症，主要由肝风上扰，气血虚亏，肾虚不足，痰浊中阻等所致，临床以虚实兼夹多见，如气血虚亏不能上养，常兼夹脾虚痰阻，或肾虚水不涵木则多伴肝风上扰。治疗必须把握虚实的孰轻孰重，运用好升清与降浊之间的协调配合。对眩晕反复，虚实夹杂者，常以升阳益气，健脾化痰与平肝息风，养血降浊配合，采用组方：防风、葛根、蔓荆子、白蒺藜、党参、黄芪、白术、当归、芍药、怀膝、制南星、菖蒲、茯苓，随证加减。

五官疾患病位在头部，病因不外寒热虚实，治疗无论是清温补泻，均需要升清与降浊的配合。升清即使药效上达头窍病所，且对五官疾病起直接治疗作用，如白芷、辛夷能通鼻窍，荆芥、薄荷清利咽喉，菊花、桑叶疏风明目，蔓荆子、葛根通利耳窍；升清药能疏风散邪，还有助于升阳益气。降浊都属祛除病邪，能清除留滞五官的火热、痰浊、瘀积。如常见中耳炎，急性期多以疏风宣散配合清热解毒治疗，如菊花、升麻、柴胡、蔓荆子等配合黄芩、黄连、蒲公英、赤芍、银花等；慢性期则以益气健脾合托毒排脓，用白芷、川芎、桔梗、党参、黄芪配合赤芍、米仁、皂角刺、蒲公英等。鼻炎治分虚实，实证以祛风通窍与清热降火配合，虚证用升阳达窍与补肺益脾配合。眼科、咽喉急性疾患大都以疏风与清热组方，亦为升降配合。总之，各种治疗组方总离不开升降的配合。

【**病例1**】黄某，女，53岁。2010年3月5日初诊。诉眩晕，步履不稳半年。头颅MRI提示：脑梗死。住院，用西药治疗1周，症状改善不明显。刻诊头晕，精神困顿，语言不利，纳呆寐差，左偏瘫活动障碍，舌淡有紫斑，苔厚白腻，脉弦数带滑。初予化瘀通窍、息风化痰等不效，易以补阳还五汤加减治之亦不应。悟此属清阳不升，痰浊上阻，治以升阳益气，豁痰降浊。处方：防风6g，白芷6g，蔓荆子8g，川芎10g，党参20g，黄芪30g，茯苓20g，白术20g，菖蒲10g，远志10g，制南星10g，桃仁10g，橘红5g，当归10g，炙草5g。每天1剂，并作功能锻炼。服2周后，眩晕消，纳增，肢体活动及睡眠有改善。随证增损服3周能下床，1个月后出院。追访半年，生活基本自理。

2. 上焦疾患

　　肺、心居胸中，肺心功能活动无时不在升清降浊。胸部多数疾病涉及肺心，临床大都使用升降法来治疗。肺主气、司呼吸，主宣发和肃降，宣发和肃降就是升降协调的运动，二者失去协调，就会出现咳嗽、喘逆等症。同时，肺与其他脏腑相互协调，才能充分发挥主气、司呼吸的功能，如肝气左升而肺气右降共同完成升降协调；肺主吸气、肾主纳气的上下协调气息运动。《素问·咳论》言："五脏六腑皆令人咳，非独肺也"，肺主全身之气，其他脏腑的气机活动失常会影响及肺。从肺的生理功能特点来看，肺系疾病主要表现咳嗽、气喘、胸闷、咳血、多痰、水肿等，治疗离不开升降的协调配合。

　　胸部较常见的心脏疾病，治疗也离不开调升降。如风心，慢性心衰治疗多以温阳益气与利水祛瘀配合，常用参附汤与五苓散合用，属于升与降的协调。冠心病心绞痛多数为虚实夹杂，病变所在胸廓为气机升降通道，不通则痛，治在通阳开泄，常用以益气通阳人参、黄芪、桂枝与降浊化瘀

（左侧竖排）诊余恩悟一得集

薤白、瓜蒌、半夏、丹参等配伍，旨在升清降浊。肺心病急发，多数呈气虚阳衰，痰壅气逆，治疗以益气通阳合化痰降气为主，亦为升降配合。胸胁疾病出现瘀阻病证，最常用的血府逐瘀汤，适应病证很广，其组方虽在祛瘀，然方中桔梗配枳壳，柴胡配怀膝，桃仁配红花，注重协调升降。

【病例2】尤某，男，57岁。2011年12月19日初诊。患者胸痛反复发作5年，近年来加剧。有高脂血症，糖尿病史，在服降糖药。10余天前由于劳累过度而胸痛发作入院，诊断为冠心病心绞痛，经西医药治疗好转，出院后因劳作而胸痛复作，不愿做心血管造影检查，转中医诊治。患者胸闷气短，心烦少寐，入夜口干，头晕腿酸，大便干结，舌红边有瘀斑，苔薄白，脉弦细数。证属气虚血瘀，肝郁痰阻，升降失司。治以益气化痰，疏肝祛瘀，处方：柴胡6g，当归15g，赤芍12g，桔梗8g，枳壳10g，川芎10g，半夏10g，生晒参8g，怀牛膝8g，瓜蒌实20g，炙甘草5g。服3剂后，临床症状明显缓解，继续以上方加减调治半年，活动如常人。

3. 中焦疾患

脾升胃降，居于中土，为五脏气机升降之枢纽。脾升则运化正常，清阳得以输布，胃降则传导无碍，浊阴得以下行。朱丹溪言："脾居坤静之德，而有乾健之运，故能使心肺之阳降，肾肝之阴升，而成天地之交泰，是为无病之人"。五脏六腑的气机升降，须与脾胃配合以完成其升清降浊之能。脾胃升降失常，最多见中焦病变，气机阻滞而胃脘胀痞、便溏；胃气上逆而嗳气、恶心呕吐。升降法最常用于调理中焦病变，如升阳益脾，和中降逆，苦辛开泄，养胃祛湿等。如常用于治疗寒热互结，虚实夹杂的心下痞证用方，仲景半夏泻心汤，组方核心为干姜与黄连配合，寒热并用，辛开苦泄，斡旋中焦，适用中气不足，寒热互阻，中州升降失职，心下痞塞等症。叶天士曰："干姜气温，禀天春升之木气……气味俱升，阳也；黄连气寒，禀天冬寒之水气……气味俱降，阴也。"方中取姜连并用，意为调阴阳，复升降，合补中健脾之味，俾中焦健运，痞证自除。本方对消化系疾病应用较多，如胃炎、消化性溃疡、胆囊炎、胆结石、肝炎、胰腺炎、胃神经官能症、幽门梗阻、胃下垂等。本法亦可治痰痞，凡阳虚水停成饮，遇热灼液成痰，往往非纯化痰逐饮可效，以姜连合用，温阳化饮与清热燥湿并进，可从本治痰痞。所谓脾为生痰之源，肺为贮痰之器，若见上感咳嗽、肺炎、慢支伴感染、哮喘及尘肺等，表现脾肺升降失调，咳喘多痰，胸中痞闷者，均可使用。本法对泌尿系、内分泌系及心脑血管病、妇儿疾病、恶性肿瘤等，因升降失司，寒热互结而中脘痞胀者均可加减使用。

【病例3】赵某，男，46岁。2013年5月17日初诊。患者胃脘胀闷不舒2年，近半年加剧，食量稍多则胀甚，行走稍急即作痛，恶心嗳气，头晕肢困，乏力眠差，5年前因胆囊结石作胆囊切除。近半年因"胃痛"，2次住院治疗，诊断为：慢性萎缩性胃炎，慢性肝炎，胃神经官能症，服西药未见明显效果，转诊中医。刻诊：面苍形瘦，精神不振，晨起口苦，上腹胀闷，无压痛，大便先干后溏，舌淡苔薄黄腻，脉濡弱，证属中虚湿阻，寒热互结中焦。处方：党参12g，黄连3g，干姜5g，黄芩10g，郁金10g，苏叶10g，朴花6g，化橘红6g，制半夏10g，茯苓10g，炙甘草3g。服5天后，腹胀减，纳食少增，余症有改善，继上方加减服用2周，自觉症状基本消失，去朴花、半夏加白术10g，石菖蒲10g，调治月余而愈，追访半年未反复。

4. 下焦疾患

下焦疾病多见大小便异常及生殖系统疾病，本节专就大小便疾患而论。二便失调，可归结为气机升降失司，治疗大小便异常，应注重升降配合。《医碥》言："盖欲升之，必先降之而后得升也；欲降之，必先升之而后得降也"。升降配合得法，能相反相成。膀胱是贮尿器官，排尿赖于"气化"功能，包括肾之蒸腾，肺之肃降，三焦决渎。治疗小便不利，特别是久病致虚者，单纯通利效差，须开提肺气与利水通淋配合治疗，调其升降。肺为水之上源，上源通调有助于下窍通畅，如治慢性前列腺炎，前列腺增生，慢性尿路感染等，常用桔梗、柴胡、黄芪与留行子、萹蓄、牛膝、皂角刺等配方，颇有效验。如输尿管结石嵌顿伴肾积水，单以通淋降泄、排石利尿法治疗，有时效果不佳，循"欲降先升"治则，在诸通利药物中加升阳益气之味，往往能促使结石梗阻解除。

临床治疗中气下陷而致久泻不愈、脱肛、痔疮脱垂及子宫脱垂等病，有时单用补中益气汤等治效不理想，因为有些患者常伴浊阴不降，表现少腹胀满，便溏不爽或里急后重，得矢气或便后稍舒，乃虚中夹实，治疗须于益气举陷方中佐入清泄导滞之品，即用补中益气汤，再随证选用白芍、枳壳、制军、槟榔、黄连、莱菔子等配合，使湿热、浊气通降，有助于中气升提。大便秘结属大肠传导功能失常，证分虚实，与脾胃升降失调有关，治疗之要在调升降。有些便秘患者，只求近效，屡以大黄制品、番泻叶之类泻下通便，暂得通畅，旋即复秘，不能根除。特别对习惯性便秘，病程较长排便无力，多数伴有中气虚陷，治须升补中气与降腑通便相结合，即"寓降于升"之意，才能获得长效。

【病例4】蒋某，男，73岁。2009年3月16日初诊。大便秘结反复十余年，近3个月食欲减退，时有便意，排便艰难，每须开塞露通便，纳食少增则腹胀甚，偶得矢气则舒。近周来感乏力喜卧，腹胀纳呆，便秘不解，口不渴，舌苔厚腻，脉浮数。当地医院用过中药泻下导滞，健胃之剂，以及西药通便灌肠，仅得短暂效果。家人恐怕有变，转来院。刻诊患者形瘦肉削，少气懒言，腹胀甚于少腹，按之软无压痛，脉象无力。证属中气虚陷，致胃腑通降无能。治以补中益气，养血通腑。处方：生晒参8g，当归10g，生白芍20g，肉苁蓉10g，生白术30g，枳壳10g，黄芪30g，莱菔子15g，炙升麻3g，炙柴胡3g，炙甘草5g，嘱少量频服。服2剂后肠鸣转矢气，腹胀减；上方加川朴10g服3剂解下大便甚多，纳食进。继上方加减调治半月，便间能自解。

5. 讨论

人体脏腑通过气机的升清与降浊，相互联系，使升降有序，上下相召，阴阳交泰，呈现正常的功能协调活动，如肺吸入清气，呼出浊气，宣发与肃降协调；如肝气左升，肺气右降，左右升降协调；如肺主呼气，肾主纳气，上下气机协调；又如脾主升清，胃主降浊，升降燥湿配合；心火下煦，肾水上济，水火上下交泰等。人体气机的升降互相影响，须臾不相离，诚如张锡纯所说："人之中气，左右回旋，脾主升清，胃主降浊，在下之气不可一刻而不升，在上之气不可一刻而不降，一刻不升则清气下陷，一刻不降则浊气上逆"。在病变时升清与降浊亦互为因果，如清阳不升则浊阴不降，气机阻滞则升降逆乱。治疗上注意两者协调关系，不能光顾一端。在用药配伍，更须讲究技巧。比如临床上采用吐法治小便不通，五苓散治疗水饮停滞之吐逆，又如"寓降于升"治便秘，"寓升于降"治气喘，都是巧妙的使用升降相互协调的治法。临床上大都疾病的形成离不开气机升降失调，如中风、眩晕、胸痹、臌胀、头痛、喘咳、吐血、腹痛、便秘、癃闭、水肿、淋浊、不寐等，涉及头部七窍、上焦心肺、中焦脾胃、下焦肝肾及二阴诸多疾患，治疗均须升清阳与降浊阴相互配合。故缪希雍说："升降者，治法之大机也"。

参考文献

[1] 清·高士宗. 黄帝素问直解 [M]. 北京：科学技术文献出版社，1980.

[2] 元·朱震亨. 格致余论·鼓胀论 [M]. 天津：天津科学技术出版社，2011.

[3] 清·叶天士. 本草经解 [M]. 上海：上海科学技术出版社，1958.

[4] 清·何梦瑶. 医碥·卷一 [M]. 北京：中国中医药出版社，2009.

[5] 张锡纯. 医学衷中参西录 [M]. 石家庄：河北人民出版社，1974.

（本文发表于《新中医》，2015，47（5）：316-318.）

论升阳与疏肝的相关性及临床意义

论五脏关系以肝脾最常涉及，在生理上，脾气升清与肝气条达相互关联；病理上，脾气不升与肝气郁结相互影响，互为因果；治疗上，升阳法与疏肝法相互作用，相得益彰，临床上使用升阳与疏肝配合调肝理脾，应用颇广。

1. 脾和肝相互为用的协调关系

论肝脾两脏的功能关系，是相互为用、相辅相成的协调平衡关系。《素问·宝命全形论》言："土得木而达"。脾"主运化"，须得肝的疏达功能协助完成。肝的疏泄功能调畅，脾胃才能健运不息。周学海说："脾主中央湿土……其性镇静，是土之正气也。静则易郁，必借木气以疏之……土不可燥，亦不可郁，故脾之用主于动，是木气也"。脾是阴土，其性易壅易郁，所以脾胃之气上升畅达，非但本脏之能，还借助于肝胆之气的条达，才能保持生化不息的状态。

《素问·经脉别论》言："食气入胃，散精于肝"。胃为水谷之海，肝为血海。水谷入胃，由脾吸取其精微，化为血藏于肝。肝脾之间的有余与不足，相互关联。赵羽皇说："肝为木气，全赖土以滋培，水以灌溉。若中气虚，则九地不升，而木因之郁；阴血少，则木无水润，而肝遂以枯。养葵曰：人知木克土，不知土升木。知言哉"。程杏轩说："无土之处，则无木生，是故树木之枝叶萎悴，必由土气之衰。一培其土，则根本坚固，津汁上升，布达周流，木欣欣以向荣矣。"可见肝的疏泄功能有赖于脾胃的滋养得以健全；脾土健旺则生血有源，肝血充足则肝气才能柔和条达。

脾与情志相关是"脾主思"，在病理上"多思伤脾"，会影响脾的运化功能。肝木喜条达，"思则气结"，不独伤脾，也影响肝之疏泄，引起肝气郁结。肝的疏泄功能与脾的运化功能相互影响，精神情志失常症状与脾胃功能失调表现，也经常互见。黄元御说："土气不升，固赖木气以升之，而木气不达，实赖土气以达焉"。肝主疏泄，生机在于升发；脾主运化，化生全赖升清。春气通于肝，长夏之气通于脾；春夏之气主生长，升浮上行，两者同气相求，相互协调。肝与脾，在生理上相互依存，在病理上互为因果。

2. 肝气郁结与脾气不升的相关性

李东垣言："脾胃虚弱，阳气不能生长，是春夏之令不行，五脏之气不生。"脾胃与肝胆之气相得益彰，滋生五脏之气。"胆者，少阳春升之气，春气升则万化安。故胆气春升，则余脏从之；胆气不升，则飧泻肠澼，不一而起矣"。肝胆与脾胃在病理上相互影响，如肝失疏利，胆气不升，则易造成脾运障碍，出现纳呆腹胀，飧泻肠澼等病症。唐容川言："木之性主于疏泄，食气入胃，全赖肝木之气以疏泄之，而水谷乃化。设肝之清阳不升，则不能疏泄水谷，渗泻中满之证，在所不免"。反之，脾失健运，清阳不升，中土不化则易导致肝失疏泄的一系列症候，出现眩晕、胸闷、精神抑郁等症。清代周学海说："土虚不运，则木气满闷。"肝脾之间的发病关系，还表现在时令疾病的发生。《素问·生气通天论》言："春伤于风，邪气留连，乃为洞泄。"其意为风邪伤肝，留连不解，则侵犯脾胃，导致清阳不升而泄泻。

中医诊治，主要从症候表现进行辨证求因，然后审因论治。所以对肝脾失调之证，不限于情志表现与季节变化，主要从症候辨证入手，如表现气机郁滞，要从病症表现的部位与病变特征去判别，如表现在脘胁、胸胁、少腹部位胀痛、窜痛、阵痛，或伴太息，便溏不爽，腹痛欲泻，纳呆嗳气，肠鸣矢气，嘈杂泛酸等，还有些部位的病变如疝气、乳疾及妇女病等则多数与肝脾失调有关。临床辨治要广思其因，如"肠鸣"，通常以肝木克脾多见，清代陈士铎说："唯肝木克脾，则土气不伸，肠乃鸣"。其实临床所见肠鸣，有属脾土虚寒或痰饮内停等所致，运用理中汤、大建中汤、苓桂术甘等治疗均有效，但在用方中加入羌活、防风等"风药"能增加效果，是风药能助脾阳，功在调肝脾。

肝脾病变在治疗用药上相辅相成。《素问·阴阳应象大论》言："气味辛甘发散为阳"。辛属木，通于肝；甘属土，通于脾。辛甘配合，两者同气相求，相得益彰，有助于肝脾之气的升发及全身阳气生长。李东垣言："用辛甘之药滋胃，当升当浮，使生长之气旺"。又言："以诸风药升发阳气，以滋肝、胆之用，是令阳气生"。可见"风药"具有升发之性，有疏达肝气作用；而"诸风药"又有助阳，升发脾阳作用，临床使用升阳药与疏肝药往往分不开。疏肝与升阳的一致性，显示了肝脾功能的密切协调关系。诸风药，以味为主，如羌活、防风、荆芥、白芷、藁本、川芎、生姜、柴胡、升麻、蔓荆子、薄荷等，具有疏肝达郁与升阳健脾双重作用。《脾胃论》说得分明："胆者，少阳春升之气，春气升则万化安"。"盖人受水谷之气以生，所谓清气、荣气、运气、卫气、春升之气，皆胃气之别称也。"可见肝胆的春升之气与脾胃之气同出一源，只是表现在不同方面而已，这是东垣的一个独特见解。

许多医家提出脾病与肝病治疗的关联性。张锡纯《医学衷中参西录·论肝病治法》引黄坤载谓："肝气宜升，胆火宜降，然非脾气之上行，则肝气不升，非胃气之下行，则胆火不降"；提出："欲治肝者，原当升脾降胃，培养中宫，俾中宫气化敦厚，以听肝木之自理。"明代周之干言："扶脾者不可以不治肝，肝者所以克脾也……肝病即脾病，肝病当缓其中。"吴鞠通也说："治肝不效，每以胃药收功。盖土衰木必乘之，扶阳明，所以制厥阴也。"可见治脾与治肝关系密切。

3. 逍遥散证与补中益气汤证的相关意义

肝病的治则，《素问·脏气法时论》提出：辛以散之，酸以敛之，甘以缓之。如果用之不应，须加用补脾之味。仲景提出："故实脾，则肝自愈，此治肝补脾之要妙也"。后人常不解此意，治肝常拘于养血滋阴，滋水涵木，不知补脾之能益肝也。肝气郁结与脾阳不升病证的病变过程中，常交互出现，其治疗用药，具有双重性。肝郁脾虚证为临床最多见，治疗须辨明肝郁与脾虚的孰重孰轻，分清主次。如肝郁太过，而犯脾土，以逍遥散加减调之；如脾虚为重，兼肝郁，则以补中益气汤加减调之。

如将逍遥散与补中益气汤两方的组药比较一下，不难看出其中的联系。两方共有药是：柴胡、白术、当归、甘草。不同的是，逍遥散中有茯苓、白芍、煨姜、薄荷，补中益气汤还有升麻、黄芪、人参、橘皮。同时比较一下两方药物用量的配比，可以看出，两方都俱有疏肝养肝、健脾和中作用，而逍遥散长于疏肝柔肝，温中祛湿，补中益气汤长于升阳益气，调中理气。临床报道，逍遥散能治疗许多脾胃疾病，而补中益气汤能用来调养肝病。柯琴说补中益气汤："亦可以补肝，郁则达之也"。有人论肝多有余而无补法，乃言其标而忘其本。肝木可因虚而失其条达之性，伤其生发之机。东垣老人独悟此理，以补中益气之剂升发清阳之气于至阴之下，乃纠千载之弊矣。

昔曾治一解姓妇女，45岁，诉胸闷，纳食呆滞五六年不解，每因精神刺激或情绪波动后加剧，发则胸胁郁闷，少腹胀痛，月经不调，息短纳呆，间发低热，脉弦细。屡用逍遥散、柴胡清肝饮之类加减无效。考虑病久致虚，遂更用补中益气汤加减，竟获全效。其实这类病患临床颇为常见，由肝气失疏影响脾运，导致脾虚不升，治疗不可拘泥于肝。逍遥散类方与补中益气汤同是调理肝脾之方，只是适用病证的层次不同。逍遥散证的演进，从阳、从虚转化，发展为中气虚陷，临床颇为多见。仲景《金匮要略》从五脏的生克关系提出："见肝之病，知肝传脾，当先实脾"。提醒后学注意：补脾可以养肝。张锡纯对此解释很透彻："'见肝之病，当先实脾'二句，从来解释者，谓肝病当传脾，实之所以防其相传，如此解法固是，而实不知实脾即所以理肝也。"脾土健运，肝郁木枯自然得以改善，可见张氏对肝脾的关系理解之深。补中益气汤不独能够升举脾气，方中当归养肝，升柴能行春生之气，可谓肝脾两调。《伤寒方论》言："盖柴胡能引清气而行阳道，又能引胃气上行而行春令。"《脾胃论》言："升麻引胃气上腾，而复本位，便是行春升之令"。可见，脾胃之气下陷与肝胆生发之气不升，在病机与治疗是息息相关的。

肝脾病之间的通治法，在临床颇有实际应用意义。经云"诸风掉眩，皆属于肝"，临床碰到许多风动眩晕，步行而振振摇者（如脑部病变患者），如治肝无效，可按清阳不升论治，更用益气升清可效，正是补脾治肝之法。经云"诸湿肿满，皆属于脾"，临床治疗湿滞水肿的病症常配用风药增强效果，是以风能胜湿，却为治肝理脾之法。脾病可以引起肝病表现，如焦虑不安，抑郁寡欢，夜寐不宁，心烦易躁，往往治肝无效，必须补脾益气才行。东垣年代，劳倦内伤，大都伴有精神压力，肝郁失疏，东垣直以升阳补脾益气治之，以实脾来愈肝，乃独树一帜。

4. 结语

"人以胃气为本"，清气、荣气、卫气、春升之气，皆是胃气的别名。所以脾的升清作用，能协同肝气升发。如脾气下流，清阳不升，表现饮食不化，脘腹胀闷，大都伴有"木郁"之症象，治用补脾胃，升阳气方法，也含"达木"的作用，使肝气舒畅。

使用升阳与疏肝法，要掌握好适应证，须表现"郁"的征象。逍遥散类方，众所周知是适用于肝郁之证。补中益气汤证含有"郁"的征象，属气虚运行无力而郁，或气虚下陷而郁，即东垣言："阳气郁于脾土之中"。许多疾病的发生，与郁有关，清代吴澄说："凡病之属郁者，十常八九。"所以临床上逍遥散、补中益气汤之类方剂，应用相当广泛。后世只知滋水补血以养肝，殊不知补中益气乃养肝之大法。因为肝病最易生"郁"伤脾，治疗离不开升阳以达郁。但是属于纯虚无郁之证，则不能使用此类方剂，柯琴说补中益气汤："惟不宜于肾，阴虚于下者不宜升，阳虚于下者更不宜升也。"肾阴虚与肾阳虚之证表现，多见下虚而上盛，宜摄纳下元，治崇景岳法，不可妄加升提，升则下元愈虚耳。东垣亦提出警示："以诸风之药，损人元气。"对下元阴阳虚亏而无"郁"之证，不宜服用。

此外，肝郁有从实转化，化热而肝火炽盛，若肝木犯土，影响胃的通降功能，形成阳明腑实之候，可从降胃通腑治疗。临床常见肝经热盛，肝火上炎，伴见胃腑实证，大便秘结，往往一通胃腑，肝火肝热便会随之平熄。肝体阴而用阳，肝之本脏虚证，有肝血虚，肝阴虚，治疗用方多为补肝汤，一贯煎之类。然而肝肾同源，所谓滋水涵木，即肝阴虚可用益肾滋水法，多用六味地黄丸之类。此类养肝法，不可使肝之疏泄太过，否则反而损肝耗阴。叶天士提出"柴胡劫肝阴"，虽然非绝对，但在提醒后人，误用会导致变证。

参考文献

[1] 清·高士宗. 黄帝素问直解 [M]. 北京：科学技术文献出版社，1980.

[2] 清·周学海. 读书随笔 [M]. 南京：江苏科学技术出版社，1983.

[3] 清·罗美撰. 古今名医方论 [M]. 南京：江苏科学技术出版社，1983.

理论发微

[4] 清·程杏轩. 杏轩医案·辑录 [M]. 合肥：安徽人民出版社，1960.

[5] 清·黄元御. 四圣心源·卷二 [M]. 北京：人民军医出版社，2013.

[6] 金·李东垣. 脾胃论 [M]. 北京：人民卫生出版社，2005.

[7] 清·唐容川. 血证论 [M]. 上海：上海人民出版社，1977.

[8] 清·陈士铎. 辨证奇闻·卷十 [M]. 太原：山西科学技术出版社，2011.

[9] 张锡纯. 医学衷中参西录·第二册 [M]. 石家庄：河北人民出版社，1957.

[10] 明·周之干. 周慎斋医学全书·慎斋遗书 [M]. 海口：海南出版社，2012.

[11] 清·吴鞠通. 温病条辨·卷二 [M]. 北京：人民卫生出版社，1964.

[12] 李克光. 金匮要略讲义 [M]. 上海：上海科学技术出版社，1985.

[13] 清·汪午桥. 伤寒方论〔M〕. 北京：中医古籍出版社，1984.

[14] 吴澄. 不居集·上集〔M〕. 北京：中国中医药出版社，2002.

[15] 清·叶天士. 临证指南医案·卷十〔M〕. 上海：上海科学技术出版社，1959.

（本文发表于《新中医》，2014，46（4）：5-7.）

论左右升降理论的意义与临床应用

升降学说是中医独特的理论，在临床上作用，仅次于八纲，《顾氏医镜》言："升降者，病机之要也。"调节升降是临床治疗大法。《存存斋医话稿》言："古名医治病，无不以阴阳升降为剂量准。"掌握升降学说，对临床的制方用药有很大的意义。升降理论的左升右降，具有东西方位、气机通道、前后顺序、上下位居、协助相辅等多方面含义。中医辨证不可拘于"解剖学"病名，应从自身的藏象理论来确立治法，才能切中病机。兹对左右升降理论临证运用，兹举冠心病、慢性肝病、慢性咳嗽及肝癌等诊治，以证之。

1. 左右升降包含的意义

升降现象显示机体的活力。《素问·六微旨大论》言："升降出入，无器不有"。升降学说认为人体应天地，人体的升降活动主要体现在脏腑功能上，一旦发病，则升降失常。中医从象思维认识脏腑功能，构建了超越解剖学的脏腑理论。中医论升降，以中土脾胃为枢纽，居上之肺的肃降与居下之肝的升发却起着协调作用，并以"左升右降"的理论指导着临床。剖析"左升右降"的含义颇为深厚，主要有五方面：

一是左右具有方位的意义。"肝生于左，肺藏于右"源出《素问·刺禁论》，出于"天人相应"的观念，认为人体生命活动与自然界相应，内脏的升降活动，应日月星辰之东升西落运行。丹波元简《素问识·卷六》言："人身面南，左东右西，肝主春生之气，位居东方，故肝生于左；肺主秋收之气，位居西方，故肺藏于右"。从五行方位来看，南方属心火，北方属肾水，东方为肝木，西方为肺金，每对相冲，脾土居中间协调。人体如同小天地，即肝气从左升，肺气从右降。滑伯仁《十四经发挥》说："肝之为脏……其治在左。其脏在右胁右肾之前，并胃着脊之第九椎。"可见"肝左肺右"是指功能言，与解剖的脏器无涉，这是中医从临床实践上形成的藏象理论，并指导着临床。

二是指气脉流动的道路。如《素问·阴阳应象大论》言："左右者，阴阳之道路也。"并言："上者右行，下者左行。"上升则从阳道行，下降则从阴道行，是指人体的气机升降活动的趋向原则，是脏气活动的征象，并非指具体的解剖部位与固定方位。左升右降是由肝之升发与肺之肃降来完成的，肝气上升谓从阳道，肺气下降谓从阴道，升降有序则气机条畅，逆之则为病变。《脾胃论》言："脾虚……若从权，必加升麻以引之，恐左迁之邪坚盛，卒不肯退，反行阴道，故使引之以行阳道，使清气之出地，右迁而上行，以和阴阳之气也"。这里的左右就是指升降的道路。

三是左右又指先后而言，意即肝气升发于先，而肺气肃降于后。有升必有降，升降相因，相互协调。从经脉前后相贯循行来看，肝经由下而上，贯膈注于肺。手太阴肺经为十二经之始，足厥阴肝经为十二经终末，两者首尾相接，完成十二经脉的气机相贯流通。

四是左右又有上下之谓，《经籍纂诂》言"右，上也"，"左，尤下也"。此谓肺、肝所居部位，中医认为肺为华盖，居于上焦，主肃降；肝居下焦，主升发。从升降的动态来看，肝气从下上升，肺气从上下降，升发与肃降，相互制约，相互协调。

五是左右表示协助、相辅的意思。《素问·灵兰秘典论》言肝为"将军之官"，肺为"相傅之官"，将肝与肺喻为将与相的辅佐的功能，意言肝与肺的升降配合，辅佐着中土脾胃的升降枢纽功能。

临床运用左右升降理论，切不可惑于解剖上的某些病名，应从中医理论去认识病机。临床所见胸胁间升降失调的许多疾患与肺、肝有密切关系，可从调节肺、肝升降论治。

2. 左升右降的临床应用

（1）左胸胁疾病冠心病从肝论治：从"肝生于左"观点来看，左胸胁疾病可从肝论治。引起左胁胀痛不适之疾患，除局部乳房、胸肺病变外，最多见为西医所指的心脏病，包括风心、高心、冠心病及心功能不全等。表现肝气郁结，气滞血瘀，左胸胁胀闷或钝痛、刺痛、放射痛，夜寐甚差，劳后加剧，伴喘逆，甚或咯血。治疗可从肝辨证入手，颇有临床意义。王旭高言："肝气上冲于心，热厥心痛，宜泄肝。"所述与今之冠心病、心肌梗死发生颇似，其治法颇有实际意义。康萍香等提出调理气机是治冠心病的大法，使用滋水疏肝饮加减来治疗冠心病。李双蕾报道，使用柴胡疏肝散化裁治疗冠心病心绞痛46例，有效率为78%。临床所见之冠心病心绞痛，以阳虚气滞血瘀为多见。心主血脉，肝主藏血、主疏泄；血脉流通，除了心肺阳气推动，还需要肝之疏泄。所以说："肝气通则心气和"。特别是许多冠心病心绞痛、心肌梗死等发生与情绪有密切相关，须用养血疏肝行瘀之法治疗。

（2）**右胸胁病症慢性肝胆病从肺论治：**右胸胁疾病可从降肺气治疗。右胁胀痛，除右肺、胸膜病变，常见为现今谓之肝胆系疾病：如急慢性肝炎、肝硬化、胆囊炎、胆结石等，临床治疗习用疏肝理气，化瘀利胆，养肝调脾等法，固然有一定效果。但是有些肝胆疾患表现为胁胀胸满，气滞呕逆，厌食油腻，从病机分析与肺失宣降、气滞痰阻有关，属"肺失宣降"，当从肺论治，须以宽胸肃肺，理气化痰等法。临床报道，张仁义等使用《伤寒论》宣肺化饮方小青龙汤加味治疗乙型肝炎 ALT 升高患者 64 例，有效率为 100%。笔者每见一些慢性肝病，表现右胁胀痛，伴见恶心多痰，胸闷气逆，肝功能异常，治用宣肺降气，理气化痰之剂改善症状。有些胆道疾病，胁胀呕逆，厌食油腻，常投宣肺祛痰之味获效。许多肃肺化痰药，如紫菀、桔梗、杏仁、旋覆花、半夏、茯苓、瓜蒌实、胆星等常用于治疗肝病，此皆宗"肺藏于右"之理。切不可以解剖之肝胆，混同于中医之肝胆。临床对有些肝胆疾患，以辨证从"肺失宣降"论治，不失为一良法。

（3）**养肝平肝法治慢性咳嗽：**咳嗽气喘大都发于肺脏，若治肺无效则可从他脏论治，故《素问·咳论》言："五脏六腑皆令人咳，非独肺也"。五脏六腑致咳嗽者，除肺病之外，以肝病致咳最为多见。肝左肺右协调共同完成升降功能，如肺受邪致肃降功能失调，气逆咳嗽不已，会导致肝气上逆，使咳嗽增剧而不易痊愈。亦有由于情志异常，肝气郁结而化热，肝气上逆影响肺的肃降功能而致咳嗽。董延瑶治一女工干咳 2 个月不愈者，悟及尤在泾语：干咳无痰，久久不愈，非肺本病，乃肝木撞肺也。方用乌梅、牡蛎、白芍、川连、当归、茯苓、甘草七味，且无一味止咳药，因师其法，3 剂而安。此为制木安金法。临床常见肝病所致咳嗽者，有肝火犯肺，肝气伤肺，肝阴不足之不同，可根据辨证选用方药。文献报道丹栀逍遥散治疗急性支气管炎咳嗽，柴胡疏肝散治疗顽固性咳嗽者，用一贯煎治疗支气管扩张、慢阻肺、原发性支气管癌及肺结核等咳嗽。

（4）**益肺气祛痰积法治肝癌：**中医认为肝癌发生与内伤劳倦，饮食不节及寒温失宜有关。张洁古说："壮人无积，虚者有之。"朱丹溪言："凡人身上中下有块者多是痰"。故积聚大都从虚从痰的论治。大凡中晚期肝癌不宜手术患者，使用介入化疗治疗虽然有效，但是容易复发。特别是肝硬化患者，肝脏结节多发，复发可能性更大。中药能够改善患者的症状，还能控制肝脏结节的增大与突变，治疗主要抓住气虚与痰积两个环节。肺主气，易于贮痰，用药以益气补肺与化痰散积配合为主，与介入疗法具有互补作用。补肺益气用生晒参、党参、黄芪、太子参、白术、五味子、甘草等；化痰散积用制南星、石见穿、半夏、米仁、海藻、青陈皮、海浮石等。随证加减：黄疸明显加茵陈、郁金，食欲不振加焦三仙、鸡内金，足肿或腹水加入五苓、重用白术。痰瘀同源，丹溪言："痰挟瘀血，遂成巢囊"，若见舌边瘀斑，胁下坚积不移，酌加祛瘀消积药三棱、莪术、地鳖虫、鳖甲、蜂房等。

3. 体会

中医的脏腑理论的建立，是始于古代哲学"天人相应"的观念，再验证于临床实践，行之有效。中医脏腑理论是突破了解剖学的界限，从"司外端内"的功能态出发，建立了独特的脏腑概念。对肝左与肺右的升降论说历存争议，但于临床却有一定意义，肝气左升与肺气右降的临床应用，应该从中医理论角度出发，因为中医临床强调审证求因，注重功能态的变化，重视气机升降的整体调节。现在中医有许多概念还不能运用西医学实证理论来解释，现在也没有必要急着去论证清楚，以免约束了中医的宏观辨证思维。

参考文献

[1] 高士宗. 黄帝素问直解 [M]. 北京：科学技术文献出版社，1980.

[2] 丹波元简. 素问识 [M]. 上海：中华中医书局，1935.

[3] 李东垣. 脾胃论 [M]. 北京：人民卫生出版社，2005.

[4] 康萍香，惠振亮. 冠心病从肝辨证论治体会 [J]. 现代中医药，2010，30（6）：80-81.

[5] 李双蕾. 柴胡疏肝散化裁治疗冠心病心绞痛 46 例 [J]. 广西中医药，1997，20(4)：11-12.

[6] 张仁义，蒋燕燕. 小青龙汤治疗乙型肝炎 ALT 升高 64 例临床观

诊余恩悟一得集

察 [J]. 国医论坛，2005，20(1)：7-8.

[7] 董延瑶. 幼科刍言 [M]. 上海：上海科学技术出版社，1983.

[8] 亓莲蓓. 丹栀逍遥散新用举隅[J]. 浙江中医杂志，2003，38（7）：312.

[9] 崔悦. 柴胡疏肝散治顽咳 [J]. 基层医学论坛，2003，9（1）：77.

[10] 何萍、巩昌靖. 难病奇方系列·一贯煎 [M]. 北京：中国医药科技出版社，2013.

[11] 朱震亨. 丹溪心法 [M]. 北京：中国医药科技出版社，2012.

（本文发表于《浙江中医杂志》，2013，48（12）：859-861.）

论肺气肃降与胃腑通降相关的临床效应

中医论升降，以中土脾胃为枢纽，脾主升，胃主降，前文已述"肝的升发与脾的升清起协同作用"及"左升右降"。本文讨论肺气肃降与胃腑通降的相关性，及其在临床的意义。

1. 肺合大肠与胃腑通降的关系

脏腑之间的表里相合是中医的脏腑学说内容之一。常见的有脾与胃相表里，肺与大肠相表里等。前人在实践中发现肺气"肃降"功能，与大肠的"传导"功能有密切关系。肺居于上焦，主气，为水之上源，敷布全身，故其气呈清肃下降。《素问·至真要大论》言："诸气膹郁，皆属于肺"，如果肺失肃降，则会出现胸闷胁胀，咳嗽气喘，尿少水肿等肺气上逆，通调失司之症。《灵枢·本输》说："肺合大肠，大肠者，传道之府。"肺与大肠表里相合，肺气清肃下降，则大肠传导如常；而大肠传导通顺则有助于肺气肃降。两者在病变上亦相互影响。临床常见肺失肃降，津液不能下达，则可出现大肠传导阻滞而大便困难。如果是大肠实热积滞失去通降，可引起肺气的宣降失司，致胸闷咳喘加剧。临床使用泻下药通便，会促使肺气肃降，痰嗽喘息得以缓解；使用润养肺津，清肺肃降药，可以促使大便通畅。

大肠属六腑之一，大肠、小肠与胃相连接，共同合作完成排浊通降功能。胃为六腑之主，胃腑和则六腑俱和，胃腑通降则六腑皆通。胃气以下行为顺，大肠的传导与胃气通降关系尤其密切。《伤寒论》表现胃家实的阳明腑实证，主要是肠道实热，表现大便秘结，腹部胀满。脾胃为升降之枢纽，脾气升则诸气皆升，胃气降则诸气皆降。所以肺气下降，须借助于胃腑通降得以完成，肺气肃降与胃腑通降具有密切相关。

2. 腑气失降对肺脏的影响

腑气失降表现出肠道排便排气功能障碍，腹部胀隆，肠中气体聚增。正常的生理常态，人体内大约保持有 150ml 气体，而且大部分在大肠内。若肠道的功能异常就会产生更多气体。影响肠道功能的原因很多，主要是肠道的运动受抑制，即"胃失和降"，大小肠下行传导失职。所以肠道功能异常，常见大便结或不畅，肠鸣音消失或减弱，于是食物滞留产生大量气体，从而出现明显腹胀或积气。从气体的分子运动理论看来，气体分子是不断的摆脱分子间引力，向上的高速运动，相互之间及同管壁不断的碰撞。因此，一旦吸收入血液中，易出现所谓"内毒素血症"。上行入肺会导致肺损害而发生 ARDS 症状。这种情况临床上最常见于热病发热时，即急性感染性疾病过程。由于发热体温上升，肠道对体温上升最敏感，而致肠蠕运动减慢，食物通过肠道时间延长，由于发热影响酶的作用，使食物消化不完全，同时小肠中食糜为半液体物态，发热蒸发水分后，在大肠中形成燥屎便秘而小肠中产生大量气体，由于气体分子以高速运动相互不断碰撞，使之间气温升高，而热量越高则分子运动越速。气体的温度与压力和体积均成正比的。如体温升高则气体压力增加，体积亦随之膨胀，肠中压力增加，便形成痞、满、燥、实的大承气汤证。痞满就是鼓肠，燥实即大便秘结。肠中的气体不能从肛门排出，便吸收入血，如上逸从肺呼出，于是身热气粗，甚则如《伤寒论》所说"短气腹满而喘"，"喘冒不得卧"的阳明腑证，可以大承气汤治之。此时，若肺已有病变，由于炎症病灶渗出物充满肺泡，骤然又大量气体上集于肺，于是气道壅塞形成"痰浊阻肺"，出现更严重的喘促痰嗽症状。因此必须用攻下通便，排去肠中燥屎与积气。这样可以杜绝气体来源，从而减轻肺的排气负担，使肺循环得到改善，而喘息痰嗽症状得以控制。或许认为攻下的排气减负，充其量只是缓解症状，因为致病因素没有消除，疾病的本身仍未解决。可是从实践观察，只要症状缓解，疾病就获好转，人体的自然免疫功能就会从容战胜疾病。

"肺实咳嗽喘息泻大肠"有效，已为许多学者临床研究所证实。日本大塚敬节说："治喘之法，不必限于麻黄、杏仁……因腹压或肠压高而引起呼吸喘促，余曾用疏通剂或泻下剂或利尿剂以减轻腹压，颇收意外之效。"匡调元《中医病理学》中说："胃肠道内气体主要依靠肠壁血循环吸收由肺排出，其排泄量较由肛门排泄的量高 20 倍……肺有病变而导致换气障碍，血液中气体不易排出，于是气体分压增高，小肠中气体不能吸入血，弥散入小肠黏膜下层而形成气泡层。用泻下药排去肠内气体以减轻小肠充气压力，间接减轻肺部排气负担，改善肺循环而收平喘止嗽的疗效。"

3. 肃降肺气与通腑的相互作用

阳明腑证属于外感热病过程中最严重的一个阶段。发生咳喘病大都属于实证喘嗽，这种喘嗽亦常见于内伤杂病，所不同的不一定发热，主要是肠道壅实失下行之顺，产生气体上遏于肺，出现严重的喘咳症状。如《金匮要略》中言："肺痈喘不得卧者"，"支饮不得息"，均用葶苈大枣泻肺汤主之。肺与大肠相表里，肺痈及支饮，出现喘息不能平卧，若大便秘结，病势必重。可见葶苈的泻肺定喘，实即攻下通便。李东垣《医学发明》在"泄可去闭葶苈大黄之属"中说："葶苈不减大黄，又性过于诸药，以泄阳分肺中之闭也，亦能泄大便。"可见葶苈泻肺定喘作用与大黄类同，临床上常见肺炎、气管炎、支气管喘息、百日咳等喘嗽多痰而伴见实热便秘，使用葶苈便有定喘、止咳、消痰之功。又如《金匮要略·痰饮咳嗽病》的己椒苈黄丸原书治疗"腹满……肠间有水气"，组方防己、葶苈子、椒目、大黄四味，功在利水通便，适用腹满便秘，小便不利者，临床用于肺源性心脏病喘不得卧，服后便通尿长，能有效地纠正心衰。小儿肺炎，若出现高热、咳嗽、气急、鼻煽、口干、脉数，属于实证，予麻杏石甘合葶苈大枣泻肺汤，常能获得卓效。

葶苈苦寒性能不减于大黄，所以体虚无热者不能轻用葶苈。一般喘息痰嗽均常用苏子为主药。苏子质润富有油脂，《本草纲目》谓"利膈宽肠"，以苏子为主的苏子降气汤和三子养亲汤，临床用于慢性气管炎、支气管哮喘、肺气肿及肺心病等喘息痰嗽发作时，有定喘止嗽、降气消痰作用，主要借苏子油润，滑肠通便而获得效果，所以虚喘不可轻投。三子养亲汤，不光是苏子，同时莱菔子、白芥子均为子仁油润之品，实喘用之有立竿见影之功，对老慢支，咳喘多痰实证，动则喘息，腹胀便秘，以之投服，屡用屡应。三子养亲汤乃临床常用方剂，若痰多者合二陈汤，疗效更佳，但不可过用。因老年阳衰，若见症状缓解，即转以调理，否则损伤脾胃之气。所以临床若见虚实夹杂者，即不能独任本方，如见疲乏少气，饮食无味等脾虚症状者，可与苓桂术甘或理中、四君等同用。

4. 通腑能防治肺实咳喘病变

通胃腑，泻大肠以治疗肺失通降之痰壅咳喘诸病症，是中医临床常用的治疗法则。《金匮要略》的咳逆上气用射干麻黄汤，以射干为主药。《本草纲目》谓射干苦寒"泻实火，利大肠"，《普济方》言其治"二便不通"。可见射干亦具泻下作用。《金匮要略》治"咳逆上气"的皂荚丸，《本草纲目》谓皂荚治"风热大肠痰闭……通肺及大肠气"。可见，诸如此类的定喘泻肺，降气消痰药，都有通便下气作用。由此推导到紫菀治气逆咳嗽，可能与紫菀的润肠通便有关。《珍珠囊》谓杏仁"润大肠气秘"，杏仁的降气止咳，也可能与润肠通便有关。泻下药不仅能平喘止咳消痰，而且有预防喘咳作用。《医宗金鉴》说："哮症发于冬初者多，先于八九月未寒之时，用大承气汤泻下其热，至冬寒时，无热可包，此为妙法。"这样看来，大承气汤泻下不但治热哮，且能预防内热哮喘。

回忆"文革"初期在山区卫生院工作，遇一幼儿急诊，发热喘促，两肺湿啰音满布，输液抗菌消炎不见显效，入夜患儿喉头痰声辘辘，鼻翼煽动，目合不乳，当时无给氧，吸痰等设备，西医颇感棘手，急待天明转院。余诊其脘腹胀隆，大便数日未解，即予小儿保赤散 1 支，调开水 2 匙灌服，移时见患儿痰喘稍平，呼吸转畅，翌日晨解下秽臭大便甚多，病情化险为夷。小儿保赤散组方：巴豆、川贝母、黄连、大黄、胆星、朱砂等。主要作用是巴豆等迅猛的通泻作用，所以获效神速。

吴鞠通《温病条辨》的宣白承气汤（生石膏、瓜蒌、杏仁、大黄）针对肺肠同病咳嗽而设。呼吸衰竭与肠腑不通，在临床上常相互影响。许多肺气壅阻，出现呼吸衰竭时，往往同时伴见肠腑不通，腹胀便秘，使用泻下通便常能获得逆转。通腑平喘法，在临床尤其为急症常用，颇引人瞩目的是抢救急性呼吸窘迫综合征，伴见腹胀便秘者，采用大承气汤急通肠腑，往往能够获得卓著的效果。薛芳等报道：大承气汤治疗严重创伤呼吸窘迫综合征能够明显提高临床效果。临床上碰到成人急性肺炎，凡伴腑气不通，腹胀便秘，放胆使用通腑气，泻结热，可以较快扭转病情，明显缩短退热时间。泻大肠能明显改善肺部炎症，在临床观察是有确切效果的。

参考文献

[1] 王今达. 肺与大肠相表里的临床意义及其本质的探索 [J]. 中西医结合杂志，1982，2：71.

[2] [美]D. A 尤克. 生命化学基础 [M]. 北京：科学出版社，1980.

[3] 汉·张仲景. 注解伤寒论 [M]. 金·成无己，注. 上海：商务印书馆，1955.

[4] 金·李东垣. 医学发明 [M]. 北京：人民军医出版社，2011.

[5] 薛芳，崔志永，李宏林，等. 大承气汤治疗严重创伤呼吸窘迫综合征的临床研究 [J]. 河北中医. 1994，16（5）：2-3.

（本文经删节，发表于《浙江中医杂志》，2016，51（3）：160.）

宗气论说

宗气，又名大气，实即心肺之阳气。近年来，"气"的研讨详于"中气""元气"，而略于"宗气"，然宗气在人体生命活动中起着特殊作用。本文就宗气的生理功能、病理变化和诊治特点及其与中气、肾气、元气之间的内在联系，作简要论述。

1. 宗气的功能与病变

宗气是由脾胃运化来的水谷精微化生的营卫之气与吸入之清气结合而成。宗气位居胸中，主要具鼓动肺以司呼吸，推动心而行血脉的两大功能。《灵枢·客邪》说："宗气积于胸中，出于喉咙，以贯心脉，而行呼吸焉。"宗气贯注于心脉，行于呼吸之道，既行脉内，又行脉外，既运于上，又达于下，循行全身，昼夜不息。《灵枢·刺节真邪》说："宗气留于海，其下者注于气街，其上者走于息道。"宗气不但为诸气之纲领，而且为周身血脉之纲领。它撑持全身，敷布营卫，振作精神，维持体温，是一身之气运动输布的出发点，故宗气又有"动气"之称。喻嘉言《大气论》强调宗气对人体生命至关重要，谓："五脏六腑，大经小络，昼夜循环不息，必赖胸中大气斡旋其间，大气一衰，则出入废，升降息，神机化灭，气立孤危。"宗气主要病变有两个方面：一是因虚而心肺功能不全，二是因虚而下陷。外感、内伤及禀赋薄弱、久病、误治等均可导致，张锡纯谓："大气下陷之证，不必皆内伤也，外感证亦有之。"宗气虚陷临床以心肺见症为多，如短气不足以息，胸满憋闷，语颤声低，面苍唇青，小腹坠痛，神疲乏力，或怔忡心悸，甚或神昏，脉迟微弱、关前尤甚或参伍不调等，张锡纯说："此气一虚，呼吸即觉不利，而且肢体酸懒，精神昏愦，脑力心思为之顿减，若其气虚而且陷，或下陷过甚者，其人呼吸顿停，昏然罔觉。"宗气虚陷至竭，就会出现心肺功能极度低下，全身衰竭的危笃之证，大都为今所指心力衰竭，呼吸衰竭之类疾病。

2. 宗气与中气

中气是指中焦脾胃之气，由水谷精微化生而成。《灵枢·五味》说："谷始入于胃，其精微者，先出胃之两焦以溉五脏，别出两行营卫之道。其大气之搏而不行者，积于胸中，命曰气海，出于肺，循喉咽，故呼则出，吸则入。"可见，胃为水谷之海，饮食入胃，中气健旺则化生为水谷精微，上输于肺以养宗气。故中气的强弱直接关系着宗气的盛衰，张锡纯更明确指出："虚里之络，即胃输水谷之气于胸中，以养大气之道路。"脾胃水谷之气实为宗气的主要源泉，中气旺则宗气不衰，中气弱可导致宗气不足甚或虚陷。临床所见，不少虚损病症每因中虚运弱、后天无继以致宗气失养而出现种种虚陷之证。昔曾治一林姓女患，中气素亏，运化不力，长期纳少神疲，肢酸乏力，又加连日劳顿，终使宗气失养而虚陷，症见头昏胸闷，腹腰酸坠，气息几微，脉细欲绝。即予重剂升陷汤加味，二剂知，五剂而胸舒息匀，脉起；后以补中益气汤、十四味建中汤加减调治匝月，中气振复，运健纳旺，诸恙悉已。盖中气不足，后天乏源是导致宗气虚陷的主要原因，其治急在升补宗气，宗气复位后再行益气健中，以固根本，使宗气源泉不乏。中气之能发挥正常的后天功能，离不开宗气斡旋之动力，张锡纯谓："其脾胃若因大气下陷，而运化之力减者，必然少食……"昔曾治一患者，胸中常觉满闷，饮食不能消化，用行气导滞及温补脾胃之药无效，脉沉迟而弱，断其为胸中大气下陷兼上焦阳气虚损，以致中运无能，投回阳升陷汤加味而愈。中气与宗气虚陷，临床上两者病形往往相似，常表现头昏乏力，少气懒言，肢倦少食，自汗尿频，腰腹坠胀等症。然两者又各有特点，中气虚陷侧重于脾之升清、健运功能失司，病势较缓，病情较轻，以食少、腹胀、便溏、面萎肢倦、脉缓弱等症较为突出，或伴脱肛、子宫脱垂等内脏下垂之症，治当补中、益气、升清，以补中益气汤为代表方。宗气虚陷，则侧重于心肺气（或阳）虚，气短不足以息，动则心悸，病势较急，病情较重，且往往为中气虚陷的进一步；治疗当以升举、补气、温阳为大法，方如升陷汤，回阳升陷汤、保元汤等随证选用。如宗气与中气虚陷同时存在，当以顾护宗气为主、为急，冀其充旺复位，再行补中益气以固其本。

3. 宗气与肾气

宗气导源于先天肾气，培养于后天水谷之气，积贮于膺胸空旷之府。张景岳谓其"留止于上下之气海，其下者蓄于丹田，注足阳明之气街而下行于足；其上者积于胸中，出于息道而为呼吸。"宗气鼓动肺以司呼吸，但吸入之气必须下及于肾，由肾气为之摄纳，所谓"肺主呼气，肾主纳气"，喻嘉言《辨息论》中指出："息由丹田上出肺窍是为呼，由肺窍下入丹田是为吸。"宗气根于肾，肾气充沛则宗气不衰，才能使肺之气道通畅，呼吸均匀。宗气虚陷与肾气亏虚均会导致呼吸障碍，但两者病机升降不同，治疗有别，临床务当细辨。宗气虚陷致肺不主气者，因气不上举，必少气不足以息，伴见面色㿠白，语言无力，自汗畏风，咳声低怯，脉象虚弱等症，但不撷肚抬肩，病位在上、在肺，治当补气益肺举陷，方如升陷汤合生脉散化裁，切不可妄投熟地、杞、萸、紫石英等厚味重镇，否则肺气愈无所主，唯在症平调理阶段，再渐进益肾之品，以固宗气之根。肾气亏虚者每致摄纳无权，由气不下降，上逆于肺而为喘，如赵献可说："真元损耗，喘出于肾气之上奔……乃气不归原也。"症必呼多吸少，甚或额汗出，撷肚抬肩，伴见面色灰黯，腰酸耳鸣，形瘦神疲，脉象沉细或浮大无根等症，病位在下、在肾，治当培肾纳气，宜《金匮要略》肾气丸、大补元煎加紫石英、灵磁石等，若径进参、芪、升、桔等益气升举则肾气愈为不纳。昔曾治李翁，年已花甲，罹慢支、肺气肿近十载。入冬后，稍作劳累即胸闷咳逆。近两年，随年事之高，发作愈频，前医从肾不纳气论治，投熟地、萸肉、杞子、怀膝、紫石英、灵磁石辈竟无寸功，更增脘痞纳减，痰多盈盂。视患者面㿠且壅，神疲乏力，语声低怯，咳嗽痰多，稍动则短气不足以息，肢清，畏风，自汗，舌淡黯，苔薄腻，脉象虚缓，两寸独弱。辨证属宗气虚陷而肺不主气，遂以升补宗气，化痰调中之剂。6剂而症大减，继以升陷汤、苓桂术甘汤、生脉散等化裁治疗月余，呼吸显著改善，即疾步、上楼亦不见胸闷气促。嗣后，于方中加萸、杞、怀山药、菟丝子、仙灵脾等温润益肾之药，以固宗气之根本。持续调治三月，面红神爽，体力大复，呼吸均匀。近两年入冬亦很少复发。

4. 宗气与元气

人体各脏腑的功能活动均以元气为原动力，张锡纯言："是大气者，原以元气为根本，以水谷之气为养料，以胸中之地为宅窟生。"可见宗气居于胸中行心肺功能的能力亦是由元气所激发的。宗气的功能活动与元气息息相关，如元气充沛则宗气健旺，心肺功能良好；元气不足则宗气虚衰，肺的呼吸和心的搏动就会产生障碍。宗气的虚损发展可导致元气损伤，甚至元气虚脱而危及生命。《素问·平人气象论》说："胃之大络，名曰虚里，贯膈络肺，出于左乳下，其动应衣，脉宗气也。盛喘数绝者，其病在中，结而横，有积矣。绝不至，曰死。乳之下，其动应衣，宗气泄也。"虚里即心尖搏动之处，宗气贯肺脉，使心脏搏动，血脉通畅。如一旦宗气虚泄，必然引起心肺阳气不足，血行郁滞，出现神疲声低，呼吸无力，心悸气喘，稍劳则剧，心动过速；危重者可见唇色紫绀，喘促难卧，心下痞坚，面浮足肿，脉微弱等症。临床常见于风心、肺心之心力衰竭及严重心律失常等病患，治疗一般从心肺入手。如病情加剧，可导致心源性休克，表现为烦躁肢厥，神识恍惚，息短难续，额汗淋漓，脉微欲绝，此属元阳衰微，元气将脱，治当急补元气、固元阳，以扶敛宗气。昔曾治一风心患者，罹病十余年，心悸乏力，稍劳则气短，间作足肿，每逢劳累或感冒后，症状加剧，经常用西药抗生素、强心苷及中药保元汤合活血利水药以控制症状。去岁入冬，劳后喘促咯血不得卧，随之心悸烦躁，胸口憋闷，额汗淋漓，形寒肢冷，脉搏细数。急送医院，诊为心源性休克。西医以强心、升压给氧，并予抗生素、激素及支持治疗，症状虽有改善，但血压不能稳定。遂加服参附汤加龙、牡，五剂后，病情即明显好转。可见宗气之病累及元气者，治疗须固益本元。

（本文发表于《四川中医》，1993，11（9）：14-16.）

理论发微

临证
拾得

从水饮论治心脏疾病

临床常见的心脏病主要有风心、肺心、冠心等，大都是反复发作，呈慢性病变，最终出现心功能不全，各地文献报道临床论治多数从阳气亏虚、血瘀痰滞入手，采用的方药以补虚祛瘀居多。中医治疗各种心脏病，多从表现症状分析，审症求因，审因论治。心脏病的主要表现为气喘（短气）、心悸、水肿、乏力等症候，从其形成的病因病机分析，与水气、痰饮关系最大，其次为气虚阳衰，再次为血瘀。

心脏病的主要表现，一是气喘，有动辄气喘，喘不得卧的特点，短气亦为其表现特征。动辄气喘而乏力，可由肺肾气虚而成，但有些治以补益效果不理想，因为此类气喘常伴喘不得卧，多有痰饮内伏，《素问·逆调论》言之颇得要领："夫不得卧，卧则喘者，是水气之客也"。《金匮要略·痰饮咳嗽病》中将"喘而不得卧"与"短气"，大都归咎于痰饮病。二是心悸，《证治准绳》言："心悸之由，不越二种，一者虚也，二者饮也……其停饮者，由水停心下，心为火而恶水，水饮内停，心不自安，故为悸也"。《金匮要略·痰饮咳嗽病》言："凡食少饮多，水停心下，甚者则悸，微者短气"。又在《金匮要略·惊悸吐衄下血胸满瘀血病》中言："心下悸，半夏麻黄丸主之"，为水饮致悸的治法。可见心悸不少与水饮内停有密切相关。三是水肿，发生缓慢，始于下肢，属于阴水，多由脾肾阳虚，气不化水，致水液内停而成。四是乏力，一般多由气虚，常与水饮内停，血脉瘀滞互为因果；"水血同源"，气虚推动无力，可致气滞血瘀，水气不行，而水停络阻，久之则耗损元气。临床改善心脏病的乏力症状，使用益气法有时不如通阳利水法有效，如同西医之利尿以强心之理。

可见，论治心脏病，从水饮着手是很有临床意义的。古代医经中，没有心脏病的病名，但对水饮病的各种表现症状的描述，与现今的各种心脏病、心衰症候颇为相似。追溯经典，仲景对颇似"心脏病"的病机、治则论述，最为多见是痰饮、水气病。痰饮病原义为"淡饮"，是水液运行失常留积所引起的病证，痰饮病的临床表现随病变部位不同而异，如《金匮要略·痰饮咳嗽病篇》言："水在心，心下坚筑（心下痞坚而悸动），短气，恶水不欲饮"。又言"水停心下，甚者则悸，微者短气"。心脏病变可由水气侵犯"心"所致，如《金匮要略·水气病篇》所叙"心水"表现："其身重而少气，不得卧，烦而躁，其人阴肿"。《金匮要略》许多治疗痰饮、水气病的方剂，如苓桂术甘汤、木防己汤、己椒苈黄丸、葶苈大枣泻肺汤、防己黄芪汤、导水茯苓汤等，临床辨证加减，用于治疗肺心病、冠心病、心肌梗死、风心病、心包积液以及出现心功能不全者均有一定效果。分析《金匮要略·痰饮咳嗽病篇》中对"支饮"所描述的表现特征："咳逆倚息，短气不得卧，其形如肿"，"喘而不能卧，加短气"，"其人喘满，心下痞坚，面色黧黑"，"胸满，不得息"，"咳烦胸中痛"，"久咳数岁，其脉弱者可治，实大数者死"。这与现今谓心脏病症状非常相似。临床运用其主方木防己汤作加味，组方：木防己、桂枝、人参、石膏、茯苓、半夏、葶苈子等，随证加减，用于治疗慢性肺心病因劳累或外感而急性发作者，获得较好的疗效。本方临床用于治疗风心、冠心及先心等急发喘满，表现寒热虚实错杂之症候亦有一定效果。详见"方剂篇"的《木防己汤加味治疗心脏病的体会》一文。

在《金匮要略·肺痿肺痈咳嗽上气病》中言："肺胀，咳而上气，烦躁而喘，脉浮者，心下有水，小青龙加石膏汤主之"。古之谓肺胀与今之肺心病颇为相似。肺心病多有痰饮内伏，每由外感所诱发，表现咳逆上气，烦躁而喘，痰涎壅盛者，小青龙加石膏汤是有效的治疗用方。小青龙加石膏汤为大、小青龙汤合方，亦治水饮之方，余在临床喜用本方治疗肺、心系相关病症，辨证恰当，效颇应手。当然心脏病的治疗比较复杂，水饮痰湿，其源一也，皆水液代谢障碍所致，导致原因复杂，治法亦多，须审因论治。所谓"心主血脉"，治疗心脏病一般偏重于活血祛瘀，疏于祛痰化饮，本文之意在于强调心脏病之治不可忽视水气痰饮之重要性。

（本文节录于：牟重临临证经验举隅. 浙江中医杂志，2004，39（8）：344.）

风湿性心脏病的辨证治疗

风湿性心脏病以乏力易倦，心悸气喘，甚则咯血为主要表现，由于体质及诱因不同，其病情变化、并发症及虚实表现差异很大，病候亦不独在心，常波及他脏，故治疗难以一方一法统治，须辨证施治才能提高效果，兹举数案为证。

1. 瘀停胸胁

周某，男，32 岁。1976 年 4 月 12 日初诊。乏力心悸 5 年，诊断为风湿性心脏病。两周前因劳作，翌日感乏力肢楚，心悸气急，行则加剧，入夜难以平卧。诊其足跗微肿，手指凉，舌淡苔薄白，脉细数。心率 116 次/分钟，心尖区可闻及收缩期吹风样杂音及舒张期隆隆样杂音。X 胸片提示：心影向两侧增大。施以益气养血，宁心安神及温阳利水等法，症状无大改善。3 天前与人口角更添胸胁憋闷，心烦懊恼，言则气促、心悸加剧，咳痰带血，唇色愈绀，更以活血化瘀，宽胸散结之法，予血府逐瘀汤合失笑散，加三七。服 3 剂后，痰血止，气喘胸闷减，入夜口干。上方去三七加花粉，再服 5 剂，入夜已能安睡，精神转爽。再以上方增损治疗 1 周，自觉症状基本控制，3 周后恢复手工劳作。第二年春，前症发作，复投血府逐瘀汤加三七，1 周即控制了症状。

按： 本案初诊似一派虚损征象，然治以益气温阳等效果不佳，细析病机，主要在血脉瘀阻。心主血脉，心搏功能低下则血脉瘀滞，而血行不利又加重了心脏损伤。《医林改错·血府逐瘀汤所治症目》言："心跳心慌，用归脾安神等方不效，用此方百发百中。"临床所见，风心以此型较多，今以血府逐瘀汤配合失笑散、三七，增强活血消瘀之功，使心脉通畅，则心功能自然复常。

2. 心神不宁

陈某，女，21 岁。1985 年 10 月 8 日初诊。半年前因夜行遇蛇受惊，其后即觉胸闷心悸，惕惕善恐，心神不宁，夜寐常于噩梦中惊醒，醒后虚汗涔涔，近2个月症状加重。听诊：心尖区可闻及Ⅲ级舒张期隆隆样杂音，心电图示：心率116次/分钟，频发房性早搏，诊断为风湿性心脏病。诊见舌淡红苔薄白，脉虚细而促。此惊恐伤心，神明失守，宗气逆乱。治当重镇安神，益气养心，缓急定悸。处方：炙甘草、柏子仁各10g，淮小麦45g，党参15g，龙齿20g，珍珠母50g，红枣5枚，连服10剂，胸闷、心悸、梦魇、惊惕均大减，心率：90次/分钟，早搏明显减少。再以原方加麦冬10g，远志8g，调治匝月，胸舒悸宁寐安，诸症大平，心率80次/分钟，早搏消失。

按：患者平素心虚胆怯，加之大惊卒恐，动憾心神，心失却主血脉和藏神的功能，则见胸闷、心悸、梦魇、惊惕，脉促不调。经谓："重可镇怯"，"甘能缓急"，治方以珍珠母丸合甘麦大枣汤加减，药用大剂之珍珠母、龙齿以重镇安神，合甘草、淮小麦、柏子仁之甘平质润，养心缓急以定悸，党参益心气，共奏镇心安神，缓急定悸之功。复诊加远志、麦冬，养心安神，以助药力，增强效果。

3. 痰阻胸阳

陈某，男，40岁。1986年11月7日初诊。患风心病已10余年，近几年气喘心悸加剧，体力明显减弱，常服用西药以控制症状。今于半月前外感，发热，咳嗽气喘，痰多色黄带血，纳呆，心悸，夜难平卧。经抗生素、强心剂等治疗，热平咳减，痰喘依然，转诊中医，某医以清肺平喘合益气化瘀治之，效果不显。刻诊：面色灰黯，睑浮唇绀，手指凉，喉头痰声，气喘心悸，大便干结，舌淡苔白腻，脉弦数。心率108次/分钟，心尖区闻及收缩期吹风样杂音及舒张期隆隆样杂音，两肺底有少许湿啰音。证属痰浊壅肺，胸阳不振，心神被扰，治用瓜蒌薤白半夏汤合葶苈大枣泻肺汤加减，处方：瓜蒌实15g，薤白、枳壳、半夏、桂枝、苏子、葶苈子、桃仁各10g，丹参、石韦各12g，仙鹤草30g。3天后复诊，咳痰气喘减，便解咯血止。上方去仙鹤草加远志6g。再5剂后，气喘心悸大减，能平卧安睡，心率92次/分钟，肺底啰音消失。上方去苏子、枳壳、丹参、薤白，加附子、党参、五味子、当归各10g，以调理善后。

按：患者久病，宗气虚亏，心血不足，外感时邪，肺失宣降，痰浊内生，胸阳痹阻，气滞络瘀，痰瘀互结，更加重了病情。《医学衷中参西录·论心病治法》言："心脏属火，痰饮属水，火畏水迫，故作惊悸也。"病变之本，虽为心肺气虚，但急在标症，痰浊阻痹，故治以蠲痰化浊，通阳宣痹为先，佐以化瘀降气，速解标症，俾痰去瘀化则胸阳得振，心肺功能得以恢复。瓜蒌薤白半夏汤是仲景治疗胸痹方，常用于治疗冠心病，行之有效，此方随证加减用于风心亦有效果。葶苈子蠲饮化痰，具有强心之功，故对各种心脏病表现痰浊壅肺者均有效果。

4. 肝郁血虚

张某，女，37岁。1983年4月5日初诊。罹风心病近8年，常感心悸乏力，经中西药治疗症状尚稳定。2年前家遭火灾，精神极度挫伤，症状逐渐加重，复以中西药并进，效果不佳，转诊中医。刻诊：胸闷、心悸、心慌等症尤甚，两胁隐胀，时有蠕动感，体酸懒言，精神抑郁，两颧潮红，舌红苔薄黄而干，脉弦细而数。心率124次/分钟，心尖区闻及Ⅲ级以上舒张期隆隆样杂音。心电图示：心房纤颤。证属肝郁血虚，心脉失养，治以疏肝益血，养心安神，以一贯煎化裁：生地20g，西洋参3g，枸杞子、麦冬各12g，枣仁、郁金、合欢皮各10g，龙骨20g，生牡蛎30g。迭进15剂，胸闷心悸、肢麻，胁胀蠕动显著减轻，房颤消失，间见早搏，心率88次/分钟，舌转淡润，脉象转缓。继原方加减服20余剂后，诸症大平，心率82次/分钟，心电图正常，随访1年稳定。

按：《石室秘录》言："心悸非心动也，乃肝血虚不能养心也"，肝藏血，主疏泄，体阴而用阳，本例因精神受挫，肝郁过度，郁火伤阴，以致肝血不足，心脉失养，故见心悸心慌，胸闷气急，甚则导致心气逆乱而成房颤。治当滋肝达郁，养血宁心，方取一贯煎，加枣仁养心安神又补肝体；合欢皮甘平，解郁宁心；龙牡收敛心气，镇静安神；全方配合使肝血充沛，疏泄复常，心脉得养，则病患自已。

5. 脾肾两虚

胡某，女，46岁。1987年6月13日初诊。素患关节痛，近几年觉易于疲乏，稍劳则气喘心悸，有时夜卧胸闷，须起坐得安，每于外感后症状加剧，伴咯血两次。当地医院予中、西药治疗，效果不显。就诊于某市医院，诊断为风湿性心脏病（二尖瓣狭窄伴关闭不全），经常服用地高辛、双氢克尿塞等药以控制症状。刻诊：面苍颧红，形寒肢凉，语言则气不接续，胸闷心悸，两下肢轻度浮肿，纳食不佳，每逢月经来潮，量多，腰酸乏力，舌淡苔薄白，脉细弦数。证属气血两虚，脾肾阳衰致水停络阻，治以温补脾肾，少佐化瘀行水。处方：黄芪20g，党参、丹参各15g，枸杞子、仙灵脾、冬术、当归、茯苓、桂枝、楮实子各10g，陈皮、附子各4.5g。服7剂后，短气、心悸减轻，嘱渐停西药，继续间断服上方。服用1月许，精神转爽，诸症悉减，能做一般家务。1年后追访，诉病情尚稳定，间有不适，服原方药，即能控制。

按：本例患风湿痹证，缠绵反复，耗伤气血，致病深入，内舍于心，心悸气喘，每赖强心药物控制症状。宗气积于胸中，行呼吸而贯心脉，根于肾而养于脾；虚损痼疾久必穷脾及肾，脾肾虚亏则宗气不足，致呼吸与心搏障碍。今予脾肾并治，使先后天互相资生，宗气得充，才为求本之良策。所以，停用西药，经年未见复作。然本病常兼夹水停瘀阻，补益脾肾，当佐温阳行水逐瘀之品，方为万全。

（本文发表于《辽宁中医》，1989，13（12）：24-25.）

温法止血临证浅得

血证临床所见，虽以火热、阴虚居多，然出血者岂尽阳邪扰络，水不济火？如因寒凝经脉，血不循经，阳气虚弱，摄血无力等所致者，则非温不可。温法止血临床并非鲜用，辨证确切则投之效果卓著，兹录数案，聊陈管识。

1. 咯血

黄某，男，68岁。1985年12月25日初诊。有慢性咳喘史10余年，反复咯血1年，5个月前某医院诊断：支气管扩张咯血，经住院治疗2月，仍时作时休。入冬以来咯血愈频，转诊数家医院，屡施中西药皆不得根除。刻诊：面少血色，神怠气短，厚衣肢凉，每日咯血数口，晨起尤甚，血色鲜红杂紫，咽痒咳嗽，痰多质稀，稍吸冷气则咳剧，胸中感寒，背冷腰酸，耳鸣纳呆，舌淡苔薄白，脉细弱数。视以前服方药以滋阴清肺，化痰止血居多。此证属阳气虚衰，寒邪侵肺，络阻痰停，血不循经，遂拟温阳益气，佐以降气化痰：炙麻黄、熟地、陈皮、炮姜、法半夏、茯苓、党参、附子、当归、五味子、三七、炙草。先试投轻剂，2剂后胸寒背冷及咳嗽稍减，上方去麻黄加阿胶，稍增剂量。5剂后痰血偶见，形寒大减。方中去姜附、三七加黄芪、枸杞子、黄精等增损服20余剂，咯血止，诸症悉轻，继以保元、右归、金水六君等出入调治2个月渐至康复。

按：咯血大都以阴虚燥热论治，然病情反复不愈者须知常达变。本例素体阳衰，水冷金寒，易感寒邪。水血同源，经脉中水与血，得寒则凝滞不行，水滞成痰饮，血凝则血不循经而出血。患者胸寒背冷，痰多清稀，血色带紫，诸候表明肺肾阳衰，寒凝肺络为病之本因。咯血反复，病位在肺，根在肾。治血求本，温法何忌，阳壮寒除，气行饮化，血自循经。方中佐以化痰降气之味，是为标本两顾，俟血证除后，以全力固本。

2. 吐血

林某，男，38岁。1985年10月29日初诊。罹慢性胃炎年余，经常胃脘胀痛，嘈杂泛呕，服西药能缓解。患者驾大货车，途中常恣啖冷饮，5天前，出车夜归，觉周身困倦，遂饮人参酒一盅，当晚即觉脘腹痞闷，喉痒，恶心欲吐，翌日晨起呕吐鲜血数口，杂有食物残渣，即去医院急诊，诊断为上消化道出血，以止血药静滴，又服三黄泻心汤加地榆炭2剂。第3日胃脘愈感痞胀不适，午后又吐血2次，约200ml，色黯红。刻诊患者精神萎靡，面色少华，形瘦乏力，四肢不温，胃脘胀疼喜得温按，舌淡黯苔薄腻，脉虚芤而数。血红蛋白90g/L，血压94/60mmHg。此乃劳倦饮冷，大伤中阳，致脾不统血，亟当温中益气摄血，理中汤主之：红参6g（调入），炮姜、炙甘草各5g，制大黄3g。1剂血止，再服2剂，脘舒肢温，脉转虚缓，血压106/68mmHg，后以理中汤合黄芪建中汤化裁，连进旬余，纳振，胃和神爽，嘱节饮食，年余无复发。

按： 吐血一症，大抵多由热伤胃络致血上溢，治疗每以清胃凉血为大法，然因脾胃虚寒而血失所统者临床并不鲜见。本案患者久患胃病，长期劳累，过度冷饮，中阳大虚，加之劳后饮酒，损伤胃络，阳不摄阴，血溢于外，故见肢凉不温，脘痛喜温按，脉虚芤而数，血色偏黯。前医拘于酒后吐血，作热证论治，投诸苦寒更戕脾阳，愈致血无所统。温中益气摄血，乃是图本之治，方取理中，去干姜以避辛窜之弊，易炮姜入血分取温阳守阴之功，组方药少力专，使阳气振奋，自能摄血；佐少量大黄苦降，导瘀下行，使止血无留瘀之患，药证对的，故获速效。

3. 齿衄

张某，男，49岁。1986年3月17日初诊。右侧齿龈时时流血一月，治以维生素C、K等药罔效，后又连服清胃散、知柏地黄丸等中药9剂，齿衄依然。诊患者齿龈胀痛隐隐，咽干面热，渴不思饮，纳呆腹胀，夜寐足冷，舌正少苔，脉数，两寸独大，按之豁然。此乃元阳衰乏，浮火上炎，损伤齿络。治当温补肾阳以摄纳浮焰，以金匮肾气丸主之，处方：熟地15g，怀山药12g，萸肉、附子各8g，泽泻、骨碎补、怀牛膝各10g，丹皮6g，炮姜、肉桂各2g。服3剂齿龈出血大减，纳增腹舒，再服4剂血止，诸症如扫。

按：《景岳全书·血证·齿衄舌血论》言："血从齿缝牙龈中出者，名为齿衄。此手足阳明经及足少阴肾家之病。"细参脉证，本案齿衄，非由胃火上冲、阴虚火旺，而系肾阳虚衰，火不归原，上浮搏激，损伤齿络，故齿龈胀痛而势不甚，咽干面热，但不欲饮，寸脉虽大，不任重按。故进寒凉，元阳受损，齿衄不愈，反致纳减腹胀。更以温补治之，取金匮肾气丸加炮姜、骨碎补、怀牛膝以阴中求阳，引火归原，则齿衄自止。

4. 鼻衄

潘某，男，18岁。1979年1月13日初诊。鼻衄时作时止半年。1周前受凉后感头痛鼻塞，鼻孔出血，咽痒咳嗽，经中西药治疗，头痛咳嗽虽减，鼻衄仍然，每日1~2次。刻诊：头昏，恶风，咳吐白痰，口不渴，纳呆，晨起泛恶，舌苔薄白，脉浮紧。追溯病史：近半年多汗易感，每受凉则头痛，鼻塞流清涕，甚则鼻衄。此乃气虚卫弱，风寒束表，当辛温解之，拟桂枝汤合荆防败毒散加减：荆芥、防风、桂枝、白芍、桔梗、茜草、羌活、太子参、藿香、生姜、大枣、甘草，嘱温服取汗。2剂后，诸症悉解，鼻衄亦止，继予桂枝汤合玉屏风散加减调治，追访半年未复发。

按： 仲景有"衄家，不可发汗"之训，何以治衄以辛温发汗？盖夺血者无汗，夺汗者无血，汗与血同源也。《伤寒论》46条言"太阳病……此当发其汗，服药已微除，其人发烦目瞑，剧者必衄，衄乃解，所以然者，阳气重故也"。柯琴谓："血之与汗，异名同类，不得汗，必得血，"衄乃红汗，故得衄则表解。本例外感风寒，表气壅遏，不得汗，故作衄，欲解而未解，然患者表阳虚弱易感，故用桂枝汤配合败毒散，全剂辛温，冀其表疏寒除，鼻衄自止。如执于"衄多阳盛"，不敢越雷池一步，何能取得捷效。

5. 崩漏

妇女经行崩漏（功能失调性子宫出血），西医药治疗无效，使用附子理中汤加减治愈，见"医案精选"。

6. 体会

血证虽以火热扰络、阴虚火旺居多，但是因寒、因虚亦非鲜见。唐容川《血证论》中言："寒证者，阳不摄阴，阴血因而走溢"。即所谓"阳虚者阴必走"。虚寒血证不独见于慢性出血，急性出血亦常见之。特别是大出血的患者，病势急重，常出现阳气虚弱，摄血无力，非以大剂温补，不能力挽狂澜。

大抵因实热或虚火而迫血妄行所致出血者，诊断与治疗较为直观，易

诊余悟一得集

于操作。如由气虚中寒，不能固摄所致出血，治以温阳摄血，运用要慎重，如果稍有疏漏，则火上加油，祸不旋踵。特别是使用大热之剂，必须胆大心细，辨证须准确，才能安然中的，因为大出血患者属气虚失统者，大都病症重危，常会出现寒热错杂及虚实真假现象，带来辨证困难。虚寒出血，症状表现面色苍白，神疲乏力，心悸气短等，偶有心烦口干之象，此时需要细辨脉象，其中脉微细弱是关键。宁波名医范文虎，凡遇吐血不止，面色苍白，脉迟而弱者，恒予附子理中汤取效。临床所见虚寒血证患者脉迟不多，反而多见脉数，但必是微细而弱。临证凡遇消化道大出血、妇女功能失调性子宫出血不止，出现虚寒之证者，每重用参附，附子可用至 20～30g（必须先煎），其止血效果极佳。临床诊治还须注意，有些患者由于用了大量输液及西药，症状与体征表现并不典型，给辨证施治带来一定困难，需要追溯病史，全面分析，尤其要仔细审察脾胃反应症状（见本书《论辨识证候的真假应注重脾胃症状》一文），必要时使用探病法"投石问路"。血证使用寒凉之剂止血，使血得寒而凝结，血虽止而脉络不畅行，愈后易于复发。使用温法止血，使阳气恢复则阴血受其所摄，血循常道则出血止，且病愈血得温畅行，血脉无阻滞，血循经不外溢，故愈后不易复发，这是温阳止血不留瘀的妙处。

（本文发表于《辽宁中医》，1987，11（12）：29-30.）

高热证治偶拾

高热根据发病原因分外感与内伤两大类，临床表现比较复杂，加上体质差异及兼夹证的不同，常出现错综的症候，治疗必须辨清病本，当机立断，用药应随证变通，才能获得理想效果。

1. 治疗外感高热应迅猛

外感高热，发病急，病程短，大都表现邪正俱实，此时祛邪退热宜速，不可瞻前顾后，姑息养奸。吴又可说："大凡客邪，贵乎早逐。乘人气血未乱，肌肉未消，津液未耗，病人不至危殆，投剂不至掣肘，愈后亦易平复"。姜春华提出"截断扭转"治则，在高热治疗中颇有实际意义。外感高热是邪正相搏剧烈的表现，病势较急，剂量宜重，选药须精，单刀直入，一举中鹄，所谓"治外感如将"，用药贵乎迅猛。特别是急性传染病，常须大剂进剿，力挫其势，方能取效。如余师愚治疫每施重剂，力挽危证，别开生面，深为后世医家赞赏。即使病在表卫，亦不可拘于轻剂。病始即见高热，表里同病居多，内外邪热相煽，其焰斯张。施今墨说："表证不可只知发汗，切应注意清里"。确为经验之谈，若单用解表，偶或热势稍挫，旋即如故，只有表里双解，才能彻底除热。

【例1】池某，女，47岁。1983年5月4日初诊。昨日不慎感寒，入夜恶寒发热，头目胀痛。刻诊恶寒颇甚，增衣不减，头痛无汗，体温40.5℃，口不渴，右目赤痛，多眵流泪，黑睛云翳隐约可见。苔薄白，脉浮数。于1个月前曾类似发作，就诊于内、眼科，迭用中西药治疗10余日才得缓解。此证由外寒引动内热，病起急骤，邪气壅盛，亟拟清除，投双解法，以柴葛解肌汤加减：柴胡、桑叶、杭菊、黄芩各10g，板蓝根、葛根各15g，生石膏30g，荆芥、防风、羌活、蝉衣各6g，甘草4g。服1剂，翌日热退至37.4℃，目赤痛减，素有胃疾，昨夜腹泻2次，上方去柴、荆、桑、膏，加苍术、茯苓、车前子各10g，陈皮5g，续进1剂痊愈。

2. 辨别内伤高热须细审

高热以外感实证居多，然而内伤虚证亦不乏见之，其中以气虚发热多见，且易产生误诊。外感与内伤之辨，东垣论之颇详。一般认为内伤气虚发热缓慢，病程较长，但临床亦有高热骤发者，特别是小儿、年老体衰、失血产后等尤易发生。此类患者虽见高热，却无实象表现，而呈一派脾虚气弱之象。《脾胃论》说："脾胃之气下流……无阳以护其荣卫，则不任风寒，乃生寒热"。临床常见气虚夹表邪之证，更须细辨。周学海在《虚劳损极有内因外因两大纲》中说得明白："凡劳疲忧思内因而起者，亦必兼夹外邪，以正气内陷，外邪即相随而入"。临床须四诊合参，综合分析，方能做出正确诊断。

【例2】黄某，女，46岁。1978年11月3日初诊。子宫全切术后14天，发热12天，屡易抗生素不能控制，且渐趋升高，晨起稍低，午后体温则在39℃以上，微恶风寒，头昏而痛，投解表方无效。诊患者少腹有压痛，深触似有包块，阴道渗血，以瘀热互结论治亦无效，热象反增。细审患者面黄，唇舌淡白，神疲懒言，纳少肢凉，起坐则恍惚头晕，有2次大便时昏仆，渴喜热饮，舌淡少津，脉浮数，重按无力。病起术后，气血亏虚显见，证属内伤发热，用甘温除热法，少佐化瘀，以补中益气汤加减：黄芪24g，当归15g，党参12g，升麻、柴胡、三棱、莪术各6g，甘草4.5g。2剂后热势略降，上方进退续服5剂，体温正常，精神大觉好转，再以上方加减调治1周，痊愈出院。

3. 须重视兼夹证候的处理

高热常伴见其他各种症候，有些虽然在病变过程中属于兼夹症，但如处理不妥，却会影响疗效，甚至达不到退热的目的。尤在泾说："无形之邪，入结于脏，必有所据，水、血、痰、食，皆邪薮也"。无形之邪易除，如夹痰浊、夹瘀血、夹水气、夹积滞，导致邪气胶结难解，助长热势燔灼，致使邪热不易清除。有些内伤发热夹时邪、夹秽毒、夹湿热、夹瘀浊等，虚实错杂，给诊治带来一定困难。临床最多见的兼夹证与脾胃功能失调相关，辨治时尤不可轻视。脾胃为后天之本，气机升降之枢纽，一旦失调，就不利于其他脏腑功能恢复。如脾胃功能健全，则卫气壮旺，邪气无从内恋，易于拔除。因此辨治时应注意饮食、大便以及舌诊、腹诊，及时做出相应处理，对退热很有裨益。

【例3】童某，女，3岁。1981年6月23日初诊。患儿高热反复5天，始由露卧受凉，鼻塞无汗，咽喉充血，咳嗽，喉有痰声，纳食呆滞，肠鸣便溏，舌苔薄腻。西药用过多种抗生素、激素及退热剂，中药用过辛凉解表、清肺化痰等剂，俱罔效。证属邪犯肺卫显然，而治却难瘳。复诊患儿口臭腹胀，便下矢气，体温39.5℃（肛门），此胃肠有积滞，致肺卫难以宣肃。谷气为汗之本，今中州阻滞，敷布无力，怎能汗解？治宜轻清宣泄，辅以和胃导滞，薄荷、苏梗、连翘、桔梗、枳壳、朴花、神曲、前胡、杏仁各3g，1剂热衰，2剂热清，纳进而愈。

4. 小柴胡汤的灵活运用

临床常遇表现症状不典型之疑难高热，热型表现不规则，似表非表，似里非里，或有表有里，或三阳证候并见；有时久治不愈，正难托邪，导致虚实夹杂；或枢机不利，形成寒热错杂。诸此病候治疗可用和法，以小柴胡汤化裁治之，常能收到满意效果。小柴胡汤退热作用确切，适用范围较广，仲景明示："但见一证便是"，不必少阳证候悉具。《伤寒论》谓：太阳病外已解，胸满胁痛者，用此方（37条）；阳明病潮热呕吐、胸胁硬满、舌上白苔者，可与此方（229，230条）；厥阴病呕而发热者，亦与此方（379条）。本方为疏达少阳，和解表里之总方，因此高热如见寒热往来，或口苦、咽干、目眩，或胸胁苦满，或心烦喜呕等，咸可使用。本方对外感高热见表里不和，或疑似于表里之间，及内伤似外感者均有效。高鼓峰《医家心法》中说："有内伤似外感者，此火不可发散也，散之则亡阳；不可霜雪以压之，压之则火灭。初起，以小柴胡汤加减调之可也。"在高热的辨证中，往往半表半里之象不典型，无明显异常症状可辨证，可使用排除法，如患者没有明显表证（无头痛恶寒），又无里证（饮食、二便改变）可据，即可投小柴胡汤。方中柴胡配参、草，不独和里解表，且可疏肝调脾，又能升举中气，故对于肝胆失疏、肝脾不调及脾胃亏虚、中气下陷所致之发热，亦能奏功。

【例4】解某，男，35岁。1983年3月26日初诊。37天前因劳后汗出当风，翌日恶寒发热，头胀而痛，服发散药，汗出较多，热仍不解，口渴，纳入脘胀。实验室检查：血常规无异常，肝功能正常，肥达反应阴性。X线胸片示两肺下感染。更用多种抗生素及激素治疗，发热仍反复不退；中药用过荆防败毒散、银翘散、麻杏石甘汤、蒿芩清胆汤、白虎加人参汤等，俱无效。诊患者神疲消瘦，体温高达40.3℃，入夜最低37.5℃，但无明显恶寒、烦热感觉，间有微汗，颈项强，纳少，脘痞泛恶，渴不欲饮，苔厚腻,脉弦数小滑。以为湿热中阻不解,投甘露消毒丹化裁,不应,推敲其证,无二便改变等里证,又无明显表证,可见病在表里之间,而颈项强,《伤寒论》小柴胡汤证中亦有之,遂以小柴胡汤加减:柴胡、黄芩、太子参各10g,葛根、地骨皮各15g,法半夏6g,甘草3g。服2剂,热退至37.2℃,精神大爽,唯感口干乏力,上方去葛根、地骨皮,加北沙参、生地各10g,再进2剂而愈。

5. 按照辨证的思路论治组方

中医退高热,并非是"热者寒之",如明病因病机,或汗,或下,或温,或清,或补,或消,均能奏效,关键在于辨证。比如肺结核病人,通常认为属于中医的虚劳、肺痨之类,但其发热并非多属于阴虚火旺;如有些发热患者,血常规检查白细胞升高,也并非均宜于清热消炎药。诊治应当从中医理论的角度出发,不可为西医理论观念所左右,着重在辨证论治,因人、因时、因地制宜,才能得心应手。

【例5】徐某,男,72岁。1985年7月8日初诊。发热1个半月,时值盛夏暑热之季,体温波动在39.5～37.6℃之间,检查血常规:白细胞12.8×10^9/L,中性0.80。X线胸片提示:右上肺结核伴中下播散。当地医院予以抗感染、抗结核、激素等,以及中药清热解暑、清肺化痰、清退虚热等法,皆罔效。细审患者发热虽高,恶寒尚存,面黧少华,咳吐白痰,右胁胀痛,纳呆泛恶,气促便结,舌淡苔白腻,脉弦数而右关濡。证属高年胃气衰弱,邪陷少阳,无力外解,且迭进寒凉,中阳困顿,痰湿内生,更致邪郁不除,拟以疏透少阳,燥湿和胃,遂以柴平汤加减,处方:柴胡10g,黄芩10g,制半夏10g,苍术10g,陈皮5g,厚朴10g,槟榔10g,茯苓15g,草豆蔻6g。服3剂后恶寒除,体温降至37.8~37.2℃。再进上方服1周,便畅纳进,痰湿渐化,热象显露,证见口渴喜饮,痰转黄稠,日晡低热,舌红,脉滑,改投竹叶石膏汤加减调治1周,热清身和而愈。

(本文前4节发表于《浙江中医杂志》,1984,19(6):255-256,第5节为节录于:高热证治讨论会纪要. 浙江中医杂志,1986,19(8):363-365。)

从脏腑论治顽固性咳嗽体会

顽固性咳嗽的治疗，往往常法无效，须知常达变，另辟蹊径。《素问·咳论》言："五脏六腑皆令人咳，非独肺也"，并以脏腑命名，分为肺咳、心咳、肝咳、脾咳、肾咳等。各脏腑咳嗽表现不同，如肺咳："咳而喘息有音，甚则唾血。"心咳："咳则心痛，喉中介介如梗状，甚则咽肿，喉痹"。肝咳："咳则两胁下痛，甚则不可以转，转则两胁下满"。脾咳："咳则右胠下痛，阴阳引肩背，甚则不可以动，动则咳甚。"肾咳："咳则腰背相引而痛，甚则咳涎。"六腑咳证："五脏之久咳，乃移于六腑"。顽固性咳嗽，可由其他脏腑病变，影响肺脏致咳，治疗应从其他脏腑入手，才能获效，今介绍常用治法如下。

1. 平肝法

【病例 1】蒋某，女，41 岁。2012 年 4 月 13 日初诊。咳嗽反复 5 个月。患者于 5 个月前汗出受凉发热头痛、咳嗽，自服退烧药热退而咳嗽不止，经多种中西药治疗，未见明显效果。肺部 X 片两肺纹理增粗。刻诊：患者咳嗽气逆，少痰，胸胁胀痛，口渴不欲饮，口苦纳呆，大便干燥，烦躁寐差；舌红苔薄白，脉弦细。证属肝火犯肺；治以丹栀逍遥散合小柴胡汤加减，处方：柴胡 6g，当归 12g，生白芍 15g，黄芩 12g，炒山栀 8g，太子参 12g，丹皮 10g，茯苓 20g，杏仁 10g，生牡蛎 30g，甘草 4g。服 5 剂后，咳嗽基本控制，效不更方，再上方加减，服用 1 周，咳嗽消失，诸症亦除，追访 5 个月未复发。

按：五脏六腑所致咳嗽者，除肺病之外，以肝病致咳较为多见。有些干咳无痰，久咳不已，宣肺、润肺皆无效，须用平肝。肝左肺右共同协调完成升降功能，如肺受邪而致肃降功能失调，气逆咳嗽不已，会导致肝气上逆，使咳嗽增剧而不易痊愈。亦有因情志异常，肝郁化热而上逆，影响肺之肃降而致咳嗽。尤在泾语：干咳无痰，久久不愈，非肺本病，乃肝木撞肺，治以制木安金法。肝病犯肺致咳嗽者，有肝郁化火，肝气犯肺，肝阴不足之不同，可以辨证选用加味逍遥散、小柴胡汤、一贯煎等治疗。

2. 化饮法

【**病例 2**】程某，男，63 岁。2012 年 3 月 12 日初诊。咳嗽反复半年。患者于去年发现肺部肿块，诊为肺癌，因肿块接近纵隔，手术无法切除，经放疗后，出现放射性肺炎，久咳不止，西医药治疗效果不明显，转中医治疗，用过多种宣肺止咳，润肺降气药亦无大效果。刻诊：患者咳嗽频频，动则喘气，入夜平卧尤甚，无痰，纳食不佳，口渴不欲饮，舌淡苔薄白，脉弦小滑。咳虽无痰，但动则气喘明显，从仲景之论，证属脾虚运化无权，水饮凌肺，当以温化痰饮法，用苓桂术甘汤加味治疗。处方：茯苓 20g，白术 15g，桂枝 10g，甘草 6g，杏仁 10g，当归 15g，乌梅 10g，百合 20g，米仁 30g。每天 1 剂，服药 1 周，咳嗽基本消除，再以上方加入养肺之味，巩固治疗 2 周。

按： 患者咳嗽虽然没有咳吐痰涎现象，但宗《金匮要略·痰饮咳嗽病脉证并治篇》："咳逆倚喘"，是为痰饮所致。临床所见，动则气喘，大都兼有痰饮。痰饮有无形与有形之别，临床上所谓"痰饮"病，大都属于无形之痰饮。所以对痰饮的诊断，必须从其证候表现特点去认识，灵活掌握，不可拘泥"有形"现象，主要结合四诊，如口不渴，纳呆，恶心呕吐，动则气喘，舌淡白，脉象见滑等症象即可诊断。《金匮要略》言："病痰饮者，当以温药和之"，方用苓桂术甘汤，健脾利湿，温化痰饮，不治咳而咳自愈。

3. 祛瘀法

【**病例 3**】杨某，女，54 岁。2011 年 9 月 12 日初诊。咳嗽反复 1 个月。患者 2 年前因风湿性心脏病，瓣膜损害，作心脏人工瓣膜手术，一直服用抗凝药，1 月前因外感而咳嗽，咳痰不利，入夜尤甚。选用各种西药抗生素、化痰止咳药，以及中药宣肺化痰，润肺止咳等，咳嗽始终不能缓解。

刻诊：患者胸闷不适，咳嗽阵发，大便干燥，纳食尚可，夜寐不宁，舌淡红苔薄白，脉弦数。前以诸法无效，试以化瘀法，用血府逐瘀汤加减，处方：当归 10g，白芍 10g，熟地 15g，桔梗 6g，枳壳 6g，柴胡 6g，怀膝 8g，桃仁 10g，红花 6g，瓜蒌实 15g，甘草 5g。服用 1 周咳止，以上方加减调理 2 周诸症已。

按：瘀血致咳，极为少见。从本例的症候表现来看，并无瘀血症象，分析其久咳，常法治疗不愈，为何考虑属于"瘀血"论治？一是从"久病入络"思考；二是从手术伤及血络启示。该患者的旧病是风湿性心脏病，因心脏瓣膜严重损坏，经心脏瓣膜置换手术后，长期服用抗凝药，可见血脉瘀滞是其基础病理，所以从直觉思维，即以血瘀论治，使用活血化瘀法，颇在医理之中。此乃以西医之病理，移用于中医的辨证思维，亦可谓类比法运用的一种思路，也是中医对"心咳"诊治之旁通。

4. 滋肾法

【病例 4】张某，男，43 岁。2009 年 4 月 9 日初诊。咳嗽反复 3 个月。患者始于感冒咳嗽，初用止咳有少效，近 2 个月来感冒频繁，咳嗽不已，素有糖尿病及肺结核病史，在服西药降糖药，今自行使用养阴润肺，止咳化痰等中成药不愈。刻诊：患者咳嗽频频，口渴，耳鸣、腰酸无力，夜寐潮热，舌红少苔，脉象细数。证属肺肾阴虚，以六味地黄汤加味，处方：山茱肉 10g，生熟地各 15g，丹皮 10g，茯苓 15g，怀山药 30g，泽泻 10g，桑皮 12g，地骨皮 15g，川贝母 5g，百合 20g，甘草 5g，每天 1 剂。服 1 周，咳嗽大减，诸症好转。再用上法加减调理 2 周而愈。继服六味地黄丸巩固，追访半年无恙。

按：患者久罹糖尿病又得过肺结核病，素体为阴液虚亏，久必及肾，肾水不足，致肺阴亏损，肺失润养，故易感而咳作，是属"子盗母气"，故采用滋肾水以养肺阴，治用金水相生法，以六味地黄丸滋补肾阴为主，辅以百合地黄汤养肺润燥，佐以泻白散清泻肺热，重在图本，兼顾标症，故获理想效果。

5. 通腑法

【病例5】屠某，男，59 岁。2012 年 10 月 12 日初诊。咳嗽反复 4 个月，用过多次止咳化痰之类中药，均无明显效果。刻诊：咳嗽少痰，甚则气喘，食欲不振，口苦腹胀，大便干结，三五天一行，舌苔黄腻，脉象滑数。证属肺气失降，肠腑阻滞，治拟降肺通腑法，处方：杏仁 10g，桃仁 10g，瓜蒌实 15g，制军 6g，紫菀 10g，当归 15g，前胡 10g，枳壳 10g，莱菔子 10g，甘草 5g，每天 1 剂。服用 3 天后，大便通畅，咳嗽明显减轻，再以上方加减服用 1 周，咳嗽消除，追访半年未复发。

按：五脏病变可至咳嗽，六腑有病亦会致咳嗽。肺与大肠相表里，肠腑不通，会导致肺气失降，气逆咳嗽。许多通降肺气，止咳平喘方药，如葶苈大枣泻肺汤、三子养亲汤、射干麻黄汤等，都能通大便。今以吴鞠通的宣白承气汤（生石膏、瓜蒌、杏仁、大黄）加减，乃治肺肠同病之咳嗽。治咳还常考虑肺与膀胱的关系。肺主通调水道，下输膀胱，故通利膀胱有助于降肺止咳，特别对大便溏薄者不可用通泄药，可用通调水道药以降肺气，且能实大便。叶天士治咳嗽方中常加米仁，就是借通利水道以肃降肺气。一般在治咳嗽方中随证加石韦、车前子、地龙、桑皮、茯苓等利水药，亦能增加效果。

6. 体会

顽固性咳嗽如果按常规从肺治疗效果不佳，应考虑从其他脏腑入手，采用异治法，从肝（侮金）、从脾（痰饮）、从心（瘀血）、从肾（虚亏）或从大肠（腑实）论治，则能获得较好效果。所谓"见咳休止咳"，有些咳嗽，须寻求发病本因，审因论治，往往不用止咳药而咳嗽自止，是谓"治病求本"。咳嗽的病因病机复杂，临床须辨证与辨病结合，如痰湿咳嗽，发于不同疾病治法就不同，如因慢阻肺者应重温阳化饮，降肺平喘；由肺癌所致要顾肺气阴津，配消痰散结。治咳还须博采众方，学会触类旁通，如《金匮要略》治肠痈的薏苡附子败酱散可治肺痈咳嗽；《伤寒论》治痞满的半夏泻心汤可治痰逆咳嗽；《温病条辨》治湿温方三仁汤可治湿热咳嗽；《外科全生集》阳和汤可治虚寒咳嗽等。

（本文发表于《浙江中医杂志》，2014，49（11）：785-786.）

外科内托法治疗支气管扩张临床观察

　　支气管扩张大多继发于反复发作的呼吸道感染，病程较长，由于支气管壁被破坏，局部组织纤维化而形成管腔扩张，带来了内科治疗的困难，病情容易反复，外科手术治疗的适应证有限。今采用外科内托法治疗获得一定效果，介绍如下。

1. 治疗方法

　　（1）**内服法**：根据病情缓急分两步，急性发作期用透托，慢性缓解期用补托。

　　1）透托法基本方：浙贝10g，花粉10g，白芷10g，桃仁10g，败酱草30g，蒲公英30g，野荞麦根30g，米仁30g，芦根20g，皂角刺20g，制没药6g，炮山甲6g。

　　2）补托法基本方：太子参30g，北沙参30g，米仁30g，野荞麦根30g，芦根20g，皂角刺20g，麦冬15g，浙贝母10g，花粉10g，桃仁10g，炮山甲6g，甘草6g。

　　加减法：发热口干加生石膏、黄芩、鱼腥草；痰黄质稠加瓜蒌实、冬瓜仁、桔梗；痰多清稀加制半夏、茯苓、陈皮；胸闷咳喘合三拗汤；痰盛便秘合三子养亲汤；伴咯血加三七、仙鹤草、云南白药；舌红血热加丹皮、生地、炒山栀；血瘀胸痛加茜草、制军、丹参；纳呆加白术、陈皮、焦三仙；阴亏口渴加生玉竹、石斛、百合；气虚乏力加黄芪、生晒参、或党参；畏寒阳虚合薏苡附子败酱散；肾虚腰酸加熟地、当归、巴戟天。

　　（2）**外治法**

　　1）将煎好的汤液先趁热放鼻孔下熏，让鼻孔多吸入汤药蒸气，稍凉再口服。

2）用两手掌或热毛巾擦背（足太阳经）每次上下 60 ~ 80 下，每天 2 次，以发烫为度。

2. 典型病例

杨某，女，42 岁。2005 年 3 月 23 日初诊。患者反复咳嗽，咳吐黄痰，间见咯血近 10 年，每遇感冒咳痰症状加重，用抗生素症状暂时缓解。近日咳嗽频作，咳吐绿色痰液，使用抗生素效果不佳。刻诊咳嗽带喘，吐脓性痰，痰中带血，血色鲜红，胸闷胸痛，口干气短，便干溲黄，舌红苔黄，脉弦滑。胸部 CT 示；两肺底部感染，支气管扩张。患者气阴两伤，痰热壅肺。治以清肺益气，托毒排痰。处方：瓜蒌实 20g，黄芩 10g，浙贝 10g，冬瓜仁 30g，败酱草 30g，皂角刺 20g，炮山甲 6g，桃仁 10g，米仁 30g，丹皮 10g，花粉 10g，芦根 30g，太子参 30g，甘草 6g。每天 1 剂，分 2 次服用。每天用热毛巾擦背以发烫为度。半个月后临床症状明显减轻，尚有咳吐脓痰，口干乏力。复上方去黄芩、芦根，加黄芪 20g，麦冬 15g，继续调治半月，诸恙基本解除，胸部 CT 示病灶较前有改善。嘱间服上方巩固，半年后追访，未见复发。

3. 讨论

支气管扩张大都分期治疗，急性期清肺祛痰止血为主，慢性期则用养肺滋阴消痰，然而常法治疗有时效果不理想。本病治疗关键在难以清除脓性积痰与抗复发，由于支气管壁纤维化，形成蓄痰死腔，一般药物很难起效。外科内托法主要用于疮疡中期脓毒不能外泄之候，能使脓毒移深居浅或趋限局化而促使外泄或消散。支气管扩张的管腔脓痰积蓄与疮疡的脓腔脓液形成病机相似，都是气血与邪毒抗争的产物。临床上祛除痰液与排除脓液的治法相通，排脓的药有祛痰作用，许多祛痰药具排脓作用。本法就是借用外科疮疡成脓期的托毒排脓法，以清除支气管扩张的脓性痰液，促使病灶修复。

内托法并非适用于所有支气管扩张，要掌握好适应证。支气管扩张患者大都病程长，反复发作而正气虚亏，致脓性痰液不除；本病又存在邪恋，即热毒、痰浊久潴不祛。托法根据病情分透托与补托，在急性发作期邪热痰浊壅盛者，宜透托法，以清泄消痰，托毒排脓为主；慢性缓解期因气血虚弱无力托毒排脓，宜用补托法，以扶正祛邪并施；至痰浊将尽之时，渐进补法以杜复发，图补宜缓，注意除邪务尽，不可蛮补。

托毒排脓要药是炮山甲、皂角刺等，还有桔梗、浙贝、花粉、米仁、桃仁、白芷、冬瓜仁、芦根、葶苈子、败酱草等。炮山甲、皂角刺、桃仁等托毒排脓，还能祛瘀散结，能改善支气管纤维化，减轻支气管阻塞，恢复支气管壁弹性，从根本治疗支气管扩张。中医注重整体辨证，所谓“病在局部，根在脏腑”，如气血不足配合补益气血药，能促使病灶修复；久病多瘀加当归、制乳没等增强托毒效果。本病发作，多见热毒、痰浊、血瘀等象，托法须与清热解毒，化痰散结，活血通络药等配伍。妊娠妇女忌用山甲、皂角刺等散瘀走窜较强药，可用桔梗、浙贝、白芷、芦根等平和药物。炮山甲价高，可研细末冲服，每次 2～3 克。支气管扩张治疗要在清除痰液，痰属阴邪，多与阳气失运有关，用药宜温化，不可见黄稠痰，就大肆投以苦寒清肺之味，如过用寒凉损伤阳气，反不利痰液消除。如痰量较多可配桂枝、干姜、细辛等温化药物，但用量宜轻，配合清润药物。如见肢冷自汗，舌淡胖，脉沉细等阳虚症状，可配附子，也可合《金匮要略》薏苡附子败酱散，此方亦属托法，对消除肺部脓痰亦有效。慢性支气管扩张根治不易，应采用综合措施，如使用药物蒸气熏吸，热水擦背，注意饮食起居，调适寒温，增强体质等。

托法是中医外科独特的内治法，其组方是集抗菌消炎、祛痰、扩张血管、抗纤维化、增强机体免疫功能等综合作用，并因人而异作辨证加减，紧扣病机，临床还可以用于妇科盆腔炎、前列腺炎、鼻窦炎等许多炎症性疾病，处于邪正交争，邪毒不能外泄者。

（本文发表于《浙江中医杂志》，2008，43（12）：696.）

虚喘证治一得

虚喘多见于慢性虚损性疾病，治疗颇为困难，如《医宗必读·喘》言："治实者攻之即效，无所难也；治虚者补之未必即效，须悠久成功，其间转折进退，良非易也。"今就虚喘证治，谈些体会。

1. 病证宜合参

引起虚喘的疾病颇多，用药要切中肯綮，必须结合辨病。各病之病机各有特点：肺心病多见气虚阳衰夹痰，本在脾肾；风心病多见气弱血虚夹瘀，病发心肾；肺痨以阴虚居多；哮喘以阳虚为本。临证须辨病与辨证合参，治疗用药才能丝丝入扣，恰中病情。

【例1】牟某，男，36岁。1982年4月20日初诊。劳则气喘、心悸4年，西医诊断风湿性心脏病，二尖瓣狭窄伴闭锁不全。近月来劳后症状加剧，左胸胀痛，不能左侧卧，至夜半常胸闷，呼吸困难，须起坐方得缓解，咳吐黄稠痰，间杂粉红色血液。诊面色黧黑，唇黯，消瘦，左胸虚里筑筑大动，舌淡欠润苔薄白，脉弦数。听诊心尖区收缩期吹风样杂音及舒张期雷鸣样杂音4级。以益气生脉及清肺化痰等法治之不应。《内经》云："出于左乳下，其动应手，脉宗气也。"根据宗气"贯心脉，而行呼吸"之理，拟升补宗气，养心通脉之法，虽见咯血，不避活血。处方：党参、当归、桃仁、花粉、枣仁各10g，柴胡8g，桔梗、川芎、桂枝、红花各6g，丹参、太子参各12g，6剂咯血除，黄稠痰减，胸胀气喘亦稍轻。继以上方加减服1个月，精神转爽，胸闷消失，夜能安寐，间断服药2个月善后。半年后症状稳定，听诊心尖区杂音Ⅱ级，能从事一般劳作。

2. 补纳应分明

补气与纳气为虚喘的重要治法。补气主要指补肺益气，纳气谓培肾纳气，两者升降不同，临床当细辨脉证，区别运用。肺为气之主，肺虚则气失所主，必少气不足以息而作喘，伴见语言无力，自汗畏风，咳声低弱，脉虚弱等。治当益气，宜参、芪、术、升、桔、草等；偏阳虚合保元汤，偏阴虚合生脉散。至于肾喘，《医贯·喘》说："真元损耗，喘出于肾气之上奔……乃气不归原也。"肾为气之根，司气之摄纳，肾气不固，摄纳无权，上逆于肺而为喘，则呼多吸少，动则喘剧，甚则额汗出，病位在肾，且见腰酸耳鸣，形瘦神惫，脉沉细或浮大无根等症。治当纳气，宜熟地、萸肉、杞子、菟丝子、紫石英、磁石等；肾阳亏予肾气丸，肾阴亏选七味都气丸。若肺虚之喘反投厚味重镇，药皆下趋归肾，则肺气愈无所主而喘益甚；肾虚之喘径进参、芪、术、升、桔，药皆升浮，则肾气愈无所摄而喘更剧，甚则有上脱之危。

【例2】陈某，女，42岁。1984年3月13日初诊。肺结核史12年，病灶稳定，体质屡弱，常作咳嗽，近年并发肺气肿，逢天寒及劳累即气喘咳逆。3天前天气骤冷，喘逆又作，前医以肾不纳气治，投金水六君煎合肾气丸，一剂下咽，遂觉胸闷，喘咳益甚，咳吐白痰，语声低微，自汗畏风，舌淡苔薄腻，六脉虚软，寸部细弱。此肺虚气失所主而作喘，病位在肺而非在肾，亟当补益肺气，少佐化痰。处方：黄芪18g，党参、鱼腥草各15g，当归、白术、法半夏各8g，茯苓10g，紫菀6g，防风、陈皮各5g，肉桂、甘草各3g。服3剂喘咳大平，诸恙悉减，寸脉渐起，继以补中益气汤合生脉散调理而瘥。

3. 平喘别五脏

喻嘉言谓："呼出，心肺主之；吸入，肝肾主之；呼吸之中，脾胃主之。"故五脏亏损，皆可致虚喘。如因肝虚以成虚喘者，其喘每由肝阴虚极，木失涵养，疏泄有余，以致肾失闭藏，张锡纯说："其逆气可由肝系直透膈上，亦能迫肺气上逆，此喘之所来也。"此喘可用一贯煎，重加萸肉收功。张锡纯谓萸肉"既能敛汗，又善补肝，是肝虚极而元气将脱者服之最效"；又言其"大能收敛元气，振作精神，固涩滑脱。收涩之中兼具条畅之性……且敛正气而不敛邪气"，称其"救脱第一要药"。

【例3】张某，女，38岁。1983年4月2日初诊。1年前产后出血过多，营阴亏耗，常心悸心烦，入夜少寐，梦扰惊惕，右胁不时隐痛，情绪波动其症益甚，近两月因事劳心，且增气喘，咳吐黏痰，用苏子降气汤、泻白散等气喘益甚。舌淡红少苔，六脉弦细，独左关虚大无力。前因失血大伤肝阴，近添劳心更耗营血，肝之疏泄有余，无以济肾闭藏，气逆迫肺作喘，亟当大剂滋阴敛肝，以防脱变。处方：皮尾参（质次生晒参）、茯苓各10g，麦冬、杞子各12g，当归、杏仁各8g，萸肉15g，生地18g，法半夏6g，川楝子5g。进3剂，喘逆大平，肝脉已敛，胁舒悸宁，夜能安眠，调理半月，诸证悉已。

4. 重视兼夹证

虚喘多由内伤，发作常有兼夹证候，如夹痰、夹饮、夹瘀，或伴见便秘，水停，表现虚中夹实，给临床辨证与治疗带来一定困难。往往正愈虚而兼夹标实之候亦愈明显，所谓"至虚之处，便是容邪之地"。如肺心、风心等发展致心衰时，正气虚损愈甚，则喘促，喉头痰鸣，肢体浮肿，唇指青紫，咯血等痰、水、瘀之候也愈显著。虚喘纯虚者不多，所以治疗虚喘，必须同时处理好兼夹证，扶正祛邪兼顾，使邪去正安。

【例4】胡某，男，76岁。1982年1月16日初诊。咳喘多痰10余年，入冬以来，喘咳增剧，不得平卧，晨起黏痰盈盂。去岁X线、心电图检查提示肺源性心脏病。近10余天来，面浮足肿，动则喘甚，眩晕心悸，张口怒目，喘促抬肩，咳痰量多，色黄白带红，二便失禁，唇绀，舌紫少苔，脉寸关弦滑两尺弱。初投化痰降气则息促，易以益气摄纳又胸闷，证乃下元大亏，肾不纳气，脾土虚惫，痰浊上壅，心阳趋衰，本虚标实，病属难治，拟固本为主，兼治标症。处方：党参、黄芪、鱼腥草、茯苓各12g，法半夏8g，桂枝、五味子各4.5g，瓜蒌皮、萸肉、车前子各10g。2剂无效，见肢冷，寸脉浮，以为元气将脱，加服红参4.5g，是夜息促胸闷，翌日于原方加葶苈、赭石各10g，服后气息稍缓，上方去瓜蒌皮、赭石，加杞子10g、紫石英15g。服3剂病有转机，调治月余，诸症向平。可见补虚不可过急，当时时顾及痰、水兼夹之邪。

（本文发表于《浙江中医杂志》，2008，43（12）：696.）

湿热盗汗的辨证治疗

盗汗，通常责之阴虚，但临床所见，由阳虚、血瘀、湿热所致者亦不在少数。疾病的病因、病机特点，往往带有地域差异，如叶天士说："吾吴湿邪害人最广……在阳旺之躯，胃湿恒多，在阴盛之体，脾湿亦不少，然其化热则一。"本地处于浙江沿海，盗汗属于湿热者不乏见之，因其表现有"状若阴虚，病难速已"的特点，易于误诊，务须明辨，兹做临床辨治小结，并举案以资印证。

1. 上焦湿热

多由外感湿热，加之太阴内伤，水湿内停，内外合邪；或由湿热内郁，误用辛散，或过用苦寒，致肺气失宣，卫阳失固，湿热交蒸，腠理开合失司，遂致盗汗。此型多伴恶寒，身热不扬，午后热象较重，头重如裹，身重肢倦，胸闷脘痞，苔白腻，脉濡缓。治疗切忌温散、凉遏，宜施清轻宣泄，辅以芳化，法宗《时病论》之清宣温化法，药用连翘、豆卷、竹叶、佩兰、桑叶、杏仁、蒌皮、茯苓、半夏、荷叶、朴花、扁豆衣等。

【病例1】刘某，女，58岁。1985年10月24日初诊。罹肺结核已10多年，去岁春咳嗽咯血，间作盗汗，经抗结核治疗，症状基本控制。今年入秋以来，常感头昏而胀，寐则汗出涔涔，心烦，午后低热，咳嗽神疲，服抗结核药后，反添胸脘痞闷，口苦纳减，转诊中医。初投清骨散不应，更予当归六黄汤、百合固金汤等加减亦罔效。细斟其证，面㿠带灰，两颧不红，心烦潮热，傍晚恶寒，咳嗽带喘，咳痰后胸闷稍减，嗳气泛恶，嗳气后脘痞稍舒，舌淡苔微黄腻，脉濡数。证属湿热郁遏肺卫，津液被迫外泄，治以清宣芳化。药用桑叶、佩兰、杏仁、茯苓、连翘各10g，法半夏、瓜蒌皮、扁豆衣、竹叶、荷叶各6g，蔻仁2g。2剂后盗汗即止，胸脘转舒，再以上方加减调治2旬，诸症悉平。

诊余恩悟一得集

2. 中焦湿热

多由饮食不节，嗜酒厚味，湿热内生，或夏秋之交，恣饮食冷，湿郁化热，以致中焦气机阻滞，热蒸湿动，腠开汗泄而致盗汗，多见于胸脘部。此型多伴脘痞呕恶，口苦糊黏，心中懊侬，便溏不爽，尿短而赤，苔黄滑腻，脉濡数或滑数。治当辛开苦降，清热化湿。方取连朴饮、三仁汤、甘露消毒丹之类加减，药用黄连、厚朴、法半夏、葛花、神曲、山栀、石菖蒲、茵陈、芦根、茯苓、木瓜、六一散等味。

【病例2】陈某，男，44岁。1987年4月9日初诊。嗜酒成癖，寐即盗汗，胸脘部恒汗出如洗，前医曾用益气固表、滋阴敛汗之剂，盗汗有增无减。诊见脘痞呕恶，纳减肢楚，夜寐盗汗，心烦懊侬，口苦糊黏，便溏不爽，尿短而赤，苔黄滑腻，脉濡数。证属湿热久郁中焦，脾胃升降失司，热蒸湿动，腠开汗泄，治以苦辛开泄，清热化湿。处方：黄连4g，石菖蒲5g，蔻仁3g，厚朴、焦山栀各8g，法半夏、葛花、茯苓、神曲、竹叶各10g，芦根、六一散各15g，嘱控烟酒。服7剂后盗汗减其大半，上方出入再服7剂，盗汗止，诸症悉减，时感脘痞不适，更以半夏泻心汤化裁调治旬余，诸恙悉平。

3. 下焦湿热

多由大肠传导阻滞，或膀胱气化失司，湿热蕴结，或寒湿、湿浊下注，久郁化热，下焦气机不利，邪无出路，内迫阴津，而作盗汗。此型多伴大便溏滞不爽，小便赤涩不利，口渴不欲饮水，少腹微痛，腰胀足酸，苔根白腻或黄腻，脉滑数。治宜清热利湿，俾膀胱气化复常，水道通调，邪有去路，则病得瘳。若湿重于热者，用茵陈五苓散；湿热并重者，以茯苓渗湿汤；热重于湿者，宜龙胆泻肝汤。药用茯苓、滑石、泽泻、猪苓、茵陈、龙胆草、黄柏、黄连、炒山栀、蒲公英、米仁、通草、车前子等。

【病例3】陈某，女，38岁。1986年4月12日初诊。有慢性肾盂肾炎病史，2年来发作数次。5天前因劳后沐浴感风，旧疾举发，尿频尿急，且盗汗湿衣，经西药治疗后，膀胱刺激症状改善，而盗汗依然。诊其腰及少腹不适，尿后稍舒，大便不畅，苔黄腻，脉濡小数。证属湿热蕴结下焦，治以清热利湿通淋。药用车前子12g，黄柏、乌梅、白芍各10g，瞿麦、滑石、白茅根各15g，知母、木通各6g，甘草8g。3剂后盗汗及余症均减，唯入夜口干，上方去木通，加生地12克。服10剂，诸症悉已。

4. 湿热伤阳

阳虚之体，湿热留恋，更伤阳气，所谓"湿胜则阳微"，脾阳衰惫，影响卫阳，腠理不固，则为盗汗。此型多伴有畏寒肢凉，神疲头晕，脘痞腹胀，纳呆便溏，小便短少，舌淡苔腻，脉濡无力。治以清热祛湿，扶阳固表，法取桂枝汤、附子泻心汤合藿朴夏苓汤化裁，药用附子、黄芩、黄连、白芍、桂枝、厚朴、法半夏、茯苓、白术、白蔻仁等。

【病例4】张某，男，56岁。1982年11月4日初诊。盗汗反复不已近5年，累用中西药物治疗，效果不显。平素常感头昏畏寒，神疲肢困，自以为体质虚弱，服红参而盗汗愈甚。诊见面色少华，体丰腹隆，食后胃脘不适，口苦肢楚，大便溏软，盗汗后反觉舒适，而旋觉身寒，苔白腻中部灰黄，脉寸关小滑。素嗜烟酒，湿热内生，脾运久困，伤及脾阳，治宜标本兼顾，扶阳与清热祛湿并施。处方：附子、厚朴各5g，生白芍、桂枝、黄芩各6g，法半夏8g，白术10g，茯苓12g，黄连、白蔻仁各3g。3剂后盗汗减轻，纳食欠佳，上方加木瓜、神曲各10g。5剂后盗汗基本控制，纳增而便成形。续以上方加减治疗，匝月而愈。随访半年，未见复发。

5. 湿热伤阴

湿热久羁，伤阴耗液，致营不内守，津从外泄而为盗汗。此型多伴面色少华，脘痞泛恶，口苦而干，嘈杂烦闷，纳减肢倦，尿黄短少，手足心热，舌红苔腻中剥，脉濡细。证与阴虚盗汗相似，务须辨明施治，庶不致误。治宜益阴生津，清热化湿，药取活泼灵动之品，清轻芳化，切忌香燥，酸甘益阴，不用滋腻。药用藿香、佩兰、绿梅花、茯苓、稽豆衣、厚朴花、法半夏、芦根、川石斛、沙参、木瓜、白薇等味。

【**病例 5**】张某，女，28 岁。1985 年 10 月 25 日初诊。产后 2 旬，恶露已尽，寐即盗汗，延医诊治，均按阴血不足图治，药后汗出反甚。诊见面色少华，肢体困倦，脘痞泛恶，烦闷嘈杂，两掌心热，纳减少乳，舌红苔黄腻而中剥，脉濡细。此湿热蒸扰，久而伤阴，营失内守，遂致此病。治当清热化湿，甘酸益阴，处方：藿香、佛手、稆豆衣、木瓜各 6g，佩兰、法半夏各 8g，沙参、白薇、茯苓、川石斛各 10g，芦根 15g，厚朴花 5g。连服 6 剂，汗止而诸症大减。后以清运中州，甘酸化阴之剂调治周余，遂收全功。

6. 体会

　　湿热盗汗临床所见主要有上述五种证型，但在病情变化时，各证型之间又会夹杂出现，治法亦应灵活配合。湿热伤阴、伤阳，属虚实夹杂，治须权衡标本缓急，扶正防止恋邪，祛邪切忌伤正。湿邪易困脾胃，而伤中和之气，故治疗须时时顾护脾胃。本病用药不宜"见汗止汗"而一味收敛，如桑叶、仙鹤草、木瓜、乌梅、白芍、稆豆衣、葛根、茯苓等既能止汗而又不妨碍清热利湿之品，最宜选用。此外，盗汗如存在有原发病，必须追本穷源，图本而治。

（本文发表于《浙江中医杂志》，1989，24（1）：10-11.）

慢性肾衰竭的治疗体会

　　慢性肾衰竭（CRF）是肾脏疾患的终末期，病情严重，病机复杂，逆转不易，死亡率高。今以补脾气，益肾阳，祛湿毒，逐瘀浊法配合擦背疗法治疗本病，参实验室检验指标对照，获得一定效果，现将体会小结如下。

1. 治疗方法

（1）**内服中药，基本用方**：黄芪 30g，党参 20g，白术 15g，土茯苓 30g，积雪草 30g，当归 10g，红花 10g，丹参 15g，菟丝子 15g，楮实子 15g，炒杜仲 12g，巴戟天 10g，炙甘草 5g，冬虫夏草（研粉送服）2g（或用百令胶囊、至灵胶囊等虫草菌丝制剂）。每天 1 剂，水煎 2 次，须温服，取微汗为佳。

随证加减：恶风无汗加荆芥、防风、苏叶，舌紫夹瘀加泽兰、赤芍、刘寄奴，腰膝酸软加山萸肉、淫羊藿、怀牛膝，畏寒肢凉加附子、桂枝、胡芦巴，排尿不畅加茯苓、萹蓄、王不留行子，纳呆加焦三仙、陈皮，恶心呕吐加制半夏、竹茹、黄连，尿酸高加萆薢、金钱草、车前子，大便不畅加枳壳、川朴、大黄，夜尿频多加山药、芡实、潼蒺藜，血压高加夏枯草、桑寄生、杭菊，蛋白尿加白术用量，加金樱子、石韦，尿检红细胞加小蓟、旱莲草、白茅根，尿路感染加蛇舌草、半枝莲、地丁，贫血加熟地、杞子、黄精。

（2）**外治辅助，擦背疗法**：在腰背部脊椎两侧以肾区为中心，用手掌或热毛巾沿足太阳膀胱经上下均匀地轻揉搓擦，以局部发烫为度，注意不要搓伤皮肤，每天 1～2 次，每次 8～10 分钟。如果在腰背部触摸及明显压痛点，可用手指在该点做按揉 3～5 分钟。每天 1～2 次，7 天为 1 疗程，间隔 3 天再继续。

对于血肌酐超过 450μmol/L 者，同时采用药物保留灌肠。处方：大黄、蒲公英、淫羊藿、生牡蛎各 30g，每天 1 剂，煎汁作保留灌肠，15 天为 1 疗程。

2. 典型病例

卢某，女，62 岁。2011 年 10 月 12 日。患者有慢性肾炎病史，一个月前因发热，纳呆住院，检查发现肾功能不全，诊断慢性肾衰竭，经西医药治疗热退，肾功能改善不明显，食欲不振，转中医。刻诊面苍足肿，纳差恶心，腰酸乏力，舌淡苔薄白，脉沉细。尿检：蛋白 ++；肾功能：尿素氮 13.6mmol/L，肌酐 287μmol/L，血红蛋白：102g/L。证属脾肾阳虚，水停瘀阻，治以益肾温阳，活血利水。处方：黄芪 30g，生晒参 6g，白术 20g，茯苓 20g，怀山药 20g，附子 10g，白芍 10g，菟丝子 10g，巴戟天 10g，楮实子 15g，杜仲 10g，当归 15g，红花 6g，土茯苓 30g，生姜 3 片。每天 1 剂，煎汁分 2 次温服；百令胶囊 3 粒，每天 2 次。嘱每天擦背（膀胱经）10 分钟。服药 1 个月余，复检：蛋白 ±；肾功能：尿素氮 7.3mmol/L，肌酐 122μmol/L。继续以上方加减服用半年后，复查血常规、尿常规及肾功能均正常，无不适主诉。

3. 讨论

中医认为慢性肾衰竭病机是本虚标实，本虚为脾肾衰败，标实为湿浊毒瘀。本病由于脾肾阳气衰弱，阳不化阴，以致湿浊内生，阻碍气化与血运，至脾肾功能愈加衰弱，如此恶性循环加剧了病情。本病必须标本并治，以益脾气、补肾阳与利湿浊、清热毒、消瘀血配合。基本方用黄芪、党参、白术、甘草健脾益气，菟丝子、巴戟天、杜仲、楮实子、冬虫夏草补肾温阳，积雪草、土茯苓解热解毒、利水泄浊，当归、红花、丹参活血化瘀。本方诸药配合，通补兼施，标本并治，振奋脾肾阳气，清除湿毒瘀浊，使肾功能逐渐得以恢复。慢性肾衰大都伴有贫血，方中重用黄芪配当归为当归补血汤；本病常伴血压增高，方中杜仲配利水之味能降压；本病多见尿酸增高，土茯苓、萆薢能排泄尿酸。慢肾衰病机复杂，治疗须权衡标本缓急，把握好扶正祛邪之用药配合。

现代研究表明，补脾益肾，解毒泄浊，活血祛瘀等药，可降低 CRF 患者体内血尿素氮、肌酐含量，提高肌酐清除率，改善肾功能，纠正贫血，调节免疫，提高机体抗病力，控制 CRF 进展。如黄芪对肾脏损伤有保护作用，能扩张血管，增加蛋白质合成，减少尿素氮和血肌酐等，减轻肾脏病理损害。冬虫夏草及虫草制剂可使 CRF 患者肾功能明显改善，减轻并发症，延缓 CRF 进程。白术、杜仲、巴戟天等具有提高机体免疫功能，清除自由基，改善肾功能的作用。红花、丹参、当归扩张血管，改善肾内微循环，防护蛋白变性，保护红细胞的作用。米仁、蒲公英、楮实子等能增加肾小球滤过率等作用。

肾衰是代谢产物从水道排泄障碍，中医认为水邪可从尿排，亦可从表汗出。国内外不乏报道配合解表发汗药治疗肾功能不全及水肿病。水饮属阴邪，消水化饮当以温通助阳，发汗能通阳助阳，有助水湿排泄。根据"汗尿相关"的道理，对慢性肾功能不全者，发汗法有助于水道排泄功能改善。出汗与排尿，不仅是在水液代谢上起代偿而已，更重要的能改善病理现象，促使病变功能恢复。发汗既开表之腠理，还能开肾之腠理，促膀胱之气化，故治方须温服，能得汗出效果更佳，故在治疗组方尽量加入发表药，能增强治疗效果。慢肾衰病机复杂，须采用综合措施，如配合肾区周围按摩，促使局部的血液循环，有利于肾功能改善；且按摩部位为足太阳膀胱经，主表发汗，又通利膀胱。金元张从正将按摩、导引、熨烙、熏蒸等归于汗法，颇有实际意义，此法操作简便，有利无弊。肾功能损害，逆转不容易，治疗用药，须避免肾毒性药使用。

脾肾同补法治疗虚损病证的体会

　　脾肾两脏为阳气、阴精之大源，关系人体之盛衰存亡，故称脾为"后天之本"，肾为"先天之本"。虚损病证表现复杂，然日久无不损及脾肾，故治疗常从脾肾入手。前人虽有补脾不若补肾，补肾不若补脾之争，然脾肾皆人身根本，互相资生，不可偏废。张景岳谓："人之始生，本乎精血之源；人之既生，由乎水谷之养。非精血无以立形体之基，非水谷无以成形体之壮。精血之司在命门，水谷之司在脾胃。故命门得先天之气，脾胃得后天之气。是以水谷之海，本赖先天为主；而精血之海，又必赖后天之资。"虚损病证的变化过程中，脾虚与肾虚常互相影响、互为因果，治疗用药，亦恒兼顾。补脾与补肾相互配合，相得益彰，比较单纯的补肾、补脾更为有效。补脾肾之组方：补脾以黄芪、四君子汤为主，补肾取杞子、潼蒺藜、仙灵脾、菟丝子、蒸首乌等，配用当归、芍药、香附理气和血，随证加减。虚损病证多属慢性病，宜缓图功效，用方补力宏而性能和平，温而不燥，滋而不腻，对各科虚损病证均能适用。兹举数案，以窥其一斑。

1. 慢性粒细胞性白血病

钱某，男，27岁。1982年9月28日初诊。养蜂为业，操持太过，年来常眩晕腰酸，纳减肢倦，形瘦面㿠，午后低热，颇易感冒，近3月发现腹内癥块日益增大，今已抵及盆腔，触诊脾脏肿硬，巨大，舌黯苔微黄腻，脉弦细而数。经某医院血液科血象和骨髓检查，诊断为慢性粒细胞性白血病，行化疗后症状无改善。此脾气肾精大亏，邪毒内陷，搏结成癥，诚为危笃，非大剂补脾益肾，不能托毒去邪。处方：黄芪30g，太子参20g，丹参15g，制首乌12g，杞子12g，白术10g，香附10g，当归10g，白芍10g，莪术10g，赤芍10g，山楂10g，浙贝10g，蒲公英10g，生牡蛎30g，酥鳖甲15g。连服50余剂，癥块显著缩小，质转软，白细胞由31.7万降为3.1万，午后热退，纳增晕减。继以原方加减，连服120剂，脾脏回缩至肋下，质软，检查白细胞在1万以下，骨髓象亦明显改善，诸症悉已。2年后追访未复发，又外出养蜂。

按：此例正气内匮，邪陷毒结，堪称险恶之证。血液生化于脾肾，脾肾虚损则生化失度，血衰气惫，卫外无力，邪毒侵陷，搏结成癥。证虽虚实夹杂，然以正虚为本，治非单以祛邪攻毒可效。洁古云："养正则积自除"，养正要在补脾气益肾精，采用本方，佐以解毒软坚、化痰消瘀，寓祛邪于扶正之中，使正气内振，邪毒痰瘀徐消默化，由于积虚成损，毒陷又深，故服药贵在恒守。

2. 肝硬化腹水

林某，男，57岁。1981年5月6日初诊。乙型肝炎症刚平复，又因丧子悲郁，半年来渐觉肝区胀满，食减形瘦，腹膨畏寒，便溏日2~3行，尿黄而短，胸颈部蜘蛛痣散发，面黯，舌质淡紫苔灰薄而腻，舌下紫筋怒张，脉象两关弦虚尺寸俱弱。肝肿肋下3cm，剑突下5cm，质硬，腹膨隆，叩有移动性浊音，肝功能：麝浊18，锌浊24。某医院诊断为肝硬化腹水，经治匝月罔效。此病后悲郁过度，肝失疏泄，脾失健运，肾失温煦，致三焦气化失司，瘀浊互结成臌，治当健脾温肾以化气，疏肝通络以软坚。处方：黄芪 30g，党参 15g，丹参 15g，杞子 12g，白术 10g，制香附 10g，白芍 10g，茯苓 10g，潼蒺藜 10g，马鞭草 10g，莪术 10g，赤芍 10g，大腹皮 10g，附子 10g，生牡蛎 30g。服 10 剂后，纳谷渐增，畏寒已除，大便转实，小便畅利，腹膨减退，原方去附子，加当归、仙灵脾、苁蓉各 10g。续服 30 余剂，肝区渐舒，精神日爽，面色转华，舌下紫筋及蜘蛛痣明显减退，尺寸脉起。继按上方出入，服 60 余剂，诸证悉已，检肝肋下 0.5cm，剑突下 3cm，质转软，腹移动性浊音消失，肝功能正常。追访 2 年健在，能做家务。

按：肝硬化腹水多由脾失健运，肝失疏泄，肾失开合，以致水湿瘀血留著。此疾虽苦胀急，然不可以利药图快，盖逐水破瘀最伤正气，用之不当反致病深，当扶助脾肾，使之功能恢复，则邪无所留而胀消。本案即本此旨，重在补脾温肾，佐以疏肝消瘀，使脾气斡旋，肾气来复，肝得疏泄，三焦通调，则湿瘀郁滞徐为蠲化，不利水道而腹水自消，不图近效而远功自建。丹溪疗臌胀主王道之治，其义实深可玩味。

3. 泌尿系结石

谢某，男，46 岁。1983 年 10 月 14 日初诊。左腰酸楚已半年，月来加甚，小便短涩，尿检蛋白 ±，红细胞 ++，白细胞少量，X 线示左肾盂有数粒绿豆大阳性结石。半月来每日服大剂通淋排石止血中药，腰腹酸胀更甚，伴下坠感，小便短涩，且见血色，尿检蛋白 +，红细胞 ++++，头晕目眩，纳减肢倦，舌质淡苔薄腻，脉沉软小滑两寸俱弱。此过服利药，脾肾气夺，无力排石摄血，亟当固补脾肾为要，处方：黄芪 30g，党参 15g，杞子 12g，白术 10g，香附 10g，当归 10g，白芍 10g，潼蒺藜 10g，北沙参 10g，炒生地 15g，丹皮 10g，升麻 10g，石韦 10g，海金沙 20g，白茅根 20g，鸡内金 10g，甘草 4g。连服 10 剂，陆续排出小粒结石 10 余颗，眩晕、腰腹酸胀大减，纳增，尿检蛋白消失，红细胞少量，原方去丹皮、升麻、海金沙，加制首乌 10g，郁金 10g，山药 30g。服 30 余剂，诸证悉已，X 线摄片结石消失，尿检正常，经年未发。

按：脾肾虚亏，兼膀胱湿热蕴久而成结石者，临床并不少见，此以虚损为本，湿热为标，如单纯追求排石，概施冲利大剂，一而再，再而三，甚至长期连服，必致脾气大伤，肾精益惫，不仅无力排除结石，更致腰愈酸楚，尿愈涩痛，尿血益甚。治以固本为主，兼以治标。本案在培补脾肾之中，兼用通淋止血之药，切合病机，故收佳效。

（本文发表于《浙江中医杂志》，1988，23（1）：14-15.）

头痛的六经辨证治疗

引起头痛的原因较为复杂，临床治疗历代医家大都采用时方。临床上对许多顽固性头痛有时以常规治方效果不佳者，径按伤寒六经辨证，使用经方治疗，单刀直截，常能获得良好效果，兹总结如下。

1. 太阳头痛

太阳头痛，连后项强痛，甚或胀痛及肩背。《伤寒论》言："太阳之为病，脉浮，头项强痛而恶寒"，太阳头痛表现特点，痛连项背，恶寒，遇风凉加剧，口不渴，苔薄白，脉浮。临床所见太阳头痛应辨病之新久，新病以风寒居多，久病多夹痰、夹郁热。主要治方为麻黄汤、桂枝汤、葛根汤及大小青龙汤等，最为常用的是葛根汤与小青龙加石膏汤。太阳头痛一般使用时方川芎茶调散、羌活胜湿汤也有效果，但对顽固性头痛，不如使用经方，直切病机，获效迅速。顽固性太阳头痛，以客寒包火为多见，以细辛与石膏配合为主，临床对偏头痛、五官疾病所致头痛、带状疱疹后遗症等均有效果。临床还有一种太阳头痛，无明显表证，头胀痛如裹伴昏晕，痛甚则恶心、呕吐，或吐清水痰涎，或尿频量少，属湿浊上泛，与水饮内停有关，可用五苓散加减治疗。

（病例均略）

2. 少阳头痛

少阳头痛不一定发于少阳经所经位置，主要从表现症状辨证。少阳头痛有外感，也有内伤，外感者多因邪袭半表半里之间，常伴见寒热往来，口苦咽干，邪正交争，宜和解之法；内伤者多因肝胆气郁，每遇情绪波动则头痛加剧，伴见眩晕寐差，胸胁胀闷，纳呆嗳气，治宜调畅少阳枢机，均可用小柴胡汤加减治疗。此类病证临床较多见，易反复发作，处于亚健康状态者，大都表现此类证候。小柴胡汤的临床应用较广泛，可用于多系统疾病，通常以感染性疾病为多见，其实本方用于神经系统疾病也很有效，如失眠、头痛、眩晕、癫痫等。临床上对精神、神经性头痛，每因情志刺激诱发，或妇女经期发作，或呈定时发作，以小柴胡汤加减治疗均有效果。

3. 阳明头痛

阳明病属里实热证，表现阳热亢盛，由于火性急迫，头痛一般较为剧烈。张景岳言："各经皆有火证，而独唯阳明为最，正以阳明胃火，盛于头面而直达头维，故其痛必胜"。阳明头痛分经证与腑证。阳明经证头痛，烦渴引饮，有汗，喜风凉，面赤气粗，脉来洪大，用白虎汤加白芷、蔓荆子，夹痰浊泛恶加胆星、半夏，舌红少津加生地、白芍。阳明腑证头痛，见烦躁口臭，夜寐不宁，脐腹胀痛，便秘尿赤，舌苔黄厚，脉象滑数，治用承气汤加羌活、防风、赤芍等。急性脑血管意外（中风）、精神分裂症（狂证）所致头痛大都表现此类症候，可配凉血泻火、平肝化痰之味，甚则加入虫类药物。若见阳明郁火上蒸，前额剧痛，经证、腑证并存，可用承气汤与白虎汤合方治疗。

4. 太阴头痛

太阴头痛，以内伤居多，亦有兼夹外感者，多由素体虚寒，感受风寒所致。其表现头痛绵绵，泛吐清水，纳食不佳，大便溏薄，乏力肢楚，气短懒言，渴喜热饮，或伴腹痛，喜得温按，舌淡苔薄白，脉虚无力，属脾胃虚寒。《张氏医通·头痛》言："凡头痛必吐清水，不拘冬夏，食姜即止者，此中气虚寒。"这种头痛是属太阴病证，用理中汤类加风药治疗，风药既能祛风止痛，又能升中气助脾阳。加减法：头痛较剧加白芷、川芎，气血虚亏加黄芪、当归，畏寒足冷加附子、细辛，恶心多痰合二陈汤，泛吐清水加桂枝、茯苓，伴腹痛加炒白芍。理中汤能够治疗神经性头痛、眩晕症，主要对神经功能起调节作用，临床上对脾胃虚寒所致的嗜睡症和失眠症均有效果。

5. 少阴头痛

少阴头痛，当见"脉微细，但欲寐"之少阴病证。《证治准绳·头痛》言："少阴经头痛，三阴三阳经不流行而足寒气逆，为寒厥，其脉沉细，麻黄附子细辛汤主之。"少阴头痛多由素体阳虚，致阴盛于内，经气泣而不行，寒气伏经，上逆于脑，故头痛有紧箍感，畏寒神疲，口淡不渴，舌淡苔薄白，脉微细无力。少阴病阳虚较太阴病为甚，故治疗须用大热之附子为主药。附子为补火助阳、散寒止痛之首选药，凡阳虚日久，头痛剧烈者，可重剂投之。少阴头痛成因多由命火虚衰，为阴寒所直中，临床所见房劳受寒之证，大都属于此，以麻黄附子细辛汤加减，效果极佳，表证明显加羌独活、生姜、白英，伴阴血虚亏加萸肉、熟地等。

6. 厥阴头痛

厥阴头痛，表现以头巅顶痛为主，常伴干呕，吐清痰涎沫，食欲不振，脘痛喜温，四肢感凉，舌淡苔白滑，脉沉细或弦细。《伤寒论·辨厥阴病》："干呕，吐涎沫，头痛者，吴茱萸汤主之。"吴茱萸汤治疗厥阴头痛最为常用，方中吴茱萸宜重用，一般为6~10g，寒重证可用15~20g，须用汤洗2~3遍再入煎，但不可久用。本方随证加减：头痛甚者加藁本、川芎，呕吐者加半夏、陈皮，阳虚畏寒加附子、干姜，夹痰饮者合苓桂术甘汤，见四肢厥冷、脉微细者合当归四逆汤。厥阴证的临床表现较复杂，若见寒热错杂，虚实互见之偏头痛、神经性头痛及血管性头痛等，则用乌梅丸加减治疗。

7. 体会

通常对头痛的辨六经，主要是辨发生部位，如《冷庐医话·头痛》说："头痛属太阳者，自脑后上至巅顶，其病连项；属阳明者，上连目珠，痛在额前；属少阳者，上至两角，痛在头角；厥阴之脉，会于巅顶，故头痛在巅顶……"临床上常用于选用引经药，如《丹溪心法·头痛》言："太阳川芎，阳明白芷，少阳柴胡，太阴苍术，少阴细辛，厥阴吴茱萸。"其实对头痛的六经辨证，着重在伤寒六经病的证候表现，头痛部位仅作参考。引起头痛的病因很多，特别是顽固性头痛，病机复杂，辨证要细致，特别要辨清标本缓急与兼夹症候。使用经方，一般用药简单，药量宜重，加减不宜过于庞杂。

《丹溪心法·头痛》言："属痰者多，有热有风有血虚。有左属风，属血虚，在右属痰"，临床上顽固性头痛，往往夹杂痰瘀，痰火，可加用一些化痰、祛瘀药。"久痛入络"，顽固久病可配用虫类药通络止痛，提高临床治效。对头痛的辨证要灵活，不可拘泥于"新病属实，久病多虚"。张景岳言："亦有暂痛而虚，久痛而实者。"

（本文发表于《中医杂志》，2010，51（增刊1）：79-80.）

引火归原法治疗头部疾病

头部病患属风、属热居多。许多顽固性头部疾病，由于久病成虚，虚证有阴虚火旺，亦有阳虚而虚阳上浮。后者多见于肾阳严重虚亏而"阴盛格阳"，出现"真寒假热"之危象。临床亦有些病患，未致危重，由于素体肾阳不足，或因误治失治，也会出现火不归原的证候，在头面部表现出貌似火热，实则由于下元阳虚，虚阳浮越所致的疾患，临诊须仔细辨识，治宜引火归原法，又称导龙入海法。今就临床应用引火归原法治疗头部疾病举隅如下。

1. 眩晕

眩晕，临床大都从"风、火、虚、痰"论治，然以虚者居多，论虚证，有气、血、阴、阳之分，以肝肾阴虚致肝阳上亢，肝风上扰为多见，故《内经》云："诸风掉眩，皆属于肝。"但是眩晕亦有肾阳虚亏者，表现眩晕阵作，潮热面赤，头面多汗，口渴喜热饮，腰膝酸软，下肢畏寒，入夜尤甚，须加护暖，此属肾阳亏虚，虚阳上浮，扰动清窍。临证须细析患者症状、舌象及脉象，尤其是体丰肢肿者，不可轻易为表象所惑，须辨清病本。程钟龄《医学心悟·论清法》说："更有命门火衰，浮阳上泛，有似于火者。"治宜温补肾阳，引火归原。方用桂附八味加怀膝、杜仲、菟丝子等。

【案1】王某，女，66岁。2009年11月12日初诊。眩晕反复半年，心烦寐差，潮热多汗，时作耳鸣。曾多方求医，以补肾养肝，滋阴降火等法治疗，感恶心纳呆。患者有高血压、高血脂史，2年前患子宫内膜癌，作手术治疗。诊患者体丰，面色浮红，口干不欲饮，下肢凉夜甚，舌红苔薄白，脉无力尺弱。证属肾阳虚亏，虚阳上浮，拟引火归原法。处方：附子10g，肉桂2g，萸肉15g，熟地30g，丹皮10g，怀膝6g，茯苓20g，泽泻10g，山药30g，杜仲10g。服3剂后眩晕减轻，纳食增加，夜寐少安。再以上方加减服用2周，自觉症状基本消除，血压平稳。翌年眩晕复作，再拟上方服用，亦效。

2. 牙痛

牙痛大多由火热所致，临床分虚实与虚实夹杂。肾主骨，齿为骨之余，牙痛病久，大都责之肾虚。陈士铎说："牙齿疼痛，至夜而重，呻吟不卧，此肾火上冲。然虚火，非实火。"然虚火须分清肾阴虚还是肾阳虚，治方大相径庭，前者用知柏地黄丸、左归丸；后者以肾气丸加减。后者临床辨治应把握：一是辨证要点，牙痛夜甚，痛无定处，牙齿浮动，牙龈萎缩，夜寐不宁，腰酸畏寒，口不渴，舌质淡白，脉微细；二是药物配伍，陈士铎提出："大补肾水，兼补火，火有水养，自不上越。"使用温补肾阳药须以较大剂量的滋阴药相配，酌加沉降药，如牛膝、龙牡等，使龙雷之火下沉入海；并可酌情配入补肾药骨碎补，安神药酸枣仁，以增强疗效。

【案2】尤某，男，57岁。2011年1月3日初诊。下颌牙痛反复2个月，牙科门诊用过多种消炎止痛药仍反复不已，牙痛夜甚，有时彻夜不眠，甚为痛苦。转诊中医，以滋阴降火法，投玉女煎加减，有少效，未几又复。诊患者牙龈萎缩，右侧为甚，叩之疼痛不甚，素腰膝酸冷，容易乏力，纳可喜热饮，舌淡苔薄白，脉沉细。证属肾阳虚亏，虚火上浮，宜引火归原法，处方：萸肉 15g，丹皮 10g，熟地 30g，茯苓 20g，泽泻 10g，怀山 30g，附子 10g，肉桂 2g，怀膝 6g，骨碎补 15g，枣仁 15g。服 2 剂即牙痛消除，眠安。

3. 口疮

临床所诊口疮大都为反复发作，以虚实夹杂与虚证居多。虚证临床表现有阴虚、阳虚不同。清代冯楚瞻言："龙雷之火，亦能焚焦草木，岂必实热方使口舌生疮乎……温补中、下二焦，使火有所接引而退舍矣"。阳虚者，多因禀赋不足，或过用寒凉之品，损伤阳气。表现肾阳亏损，虚阳上浮，口舌糜烂，口渴喜热饮，腰膝酸软，畏寒肢冷，夜流口涎，舌淡，脉细弱。治宜温肾潜摄，引火归原，《冯氏锦囊秘录》的全真一气汤（熟地、麦冬、白术、牛膝、五味子、附子、人参），临床用之效果颇佳。由于口舌与心脾关系密切，治方中加入补脾气、养心血可增强功效。另用吴茱萸 2g，碾末加醋调贴两足涌泉穴，增强引火归原效果。

【案3】黄某，男，43 岁。2009 年 4 月 21 日初诊。口疮反复发作 2 年，发则口舌灼痛难忍，饮食不下，入夜难寐。使用诸清凉解毒、滋阴降火、清心安神等方药，偶有少效，久服仍然复作。诊患者口唇及舌边溃疡如黄豆大小，苦不堪言，口干不欲饮，便溏纳呆，入夜膝凉，须穿厚袜，舌淡，脉细弱。证属肾阳虚而虚阳上扰，以引火归原法，处方：萸肉 15g，熟地 30g，丹皮 10g，茯苓 20g，山药 30g，附子 10g，麦冬 10g，生晒参 8g，当归 10g，怀膝 8g，五味子 10g，炙甘草 5g。服 3 剂，口疮明显好转，诸症悉减。继用上方调治 2 周而愈，追访 1 年未复。

4. 咽喉痛

咽喉痛反复发作，延成慢性，以虚证居多。咽喉痛之虚证，虽以肺肾阴虚，虚火上炎为多见，但亦有属气虚、阳虚。特别是有些顽固性咽痛，往往使用滋阴降火药无效，若细辨患者表现，发现此类咽喉痛看似虚火上炎，实为下元阳虚所致。《伤寒论》少阴病的咽痛证，有热化证，也有寒化证。少阴病多心肾虚寒证，治疗主方是四逆汤，严重者出现阴盛格阳，表现"身反不恶寒，其人面色赤"之虚阳上越，出现"咽痛"者，治用通脉四逆汤加桔梗。许多咽喉痛日久不愈，多由误治失治，迁延而成，表现咽喉痛而喜热饮，面苍畏寒，尿清便溏，舌淡脉弱者，可以扶阳温肾，引火归原，治用桂附八味丸。陈士铎认为本病用桂附过于燥热，以巴戟代之，立引火汤（熟地90g、巴戟、麦冬各30g、北五味6g、茯苓15g），加减使用亦验，为引火归原法又一良方。临床观察，对阳虚咽痛，肉桂较难用，但附子可放胆用之，若配甘草更无妨。

【案4】张某，女，51岁。2009年10月7日初诊。咽痛反复3年，每于劳累过度或熬夜则发作，遍用诸清咽降火、滋阴润喉等药，均乏效。刻诊患者：肢凉畏寒，腰酸乏力，口渴喜热饮，喜辛辣厚味食品，夜寐不佳，舌淡苔薄白，脉沉无力。证属下元虚亏，浮阳上扰，处方：当归10g，芍药10g，熟地25g，萸肉15g，丹皮10g，附子10g，生晒参8g，麦冬10g，怀膝6g，茯苓20g，炙甘草5g。服3剂咽痛大减，调治1周诸症若失。半年后由于劳累，咽喉疼痛复作，即以上方服1周而愈。

5. 体会

中医认为"火性上炎"，头部疾患属虚证者，大都为虚火。虚火有阴虚火旺之火，也有阳虚浮越之火。治疗法则，前者以滋阴降火，后者宜引火归原。但是有些中医文献对离原之火——虚火的概念，认识不明确，将虚火与火不归原两者混同。如《医宗金鉴·删补名医方论》说："不独阴盛阳衰，阳畏其阴而不敢附，即阴衰阳盛，阴难藏阳亦无可依，虽同为火不归原，而其为病则异也。故于肾药中加桂附，壮阳胜阴，使阳无所畏，而自归原矣。加知柏补阴秘阳，使阳有所贮，而自归藏矣。"这里将引火归原法的桂附地黄方证，与滋阴降火法的知柏地黄方证，同称为火不归原。将两种不同本质的虚火治疗，均称为引火归原法是不确切的，这样会增加中医概念的模糊性。阴虚之虚火本质是阴虚而相对阳火旺盛，阳虚之虚火本质是阳虚而虚阳浮越。清代罗东逸言："先天肾中得水火两具……故常以水为海，火为龙，水暖而龙潜，水寒而龙起"。可见肾阳虚衰到一定程度，才出现虚阳离位而上浮。

所以治疗上，阴虚之虚火是滋养肾阴而制抑阳火，即所谓"壮水之主，以制阳光"，这是常规的正治法；阳虚之虚火才是补肾阳而引火归原，是反治法，即"热因热用"是也。前者治方可加清火药，后者一般不宜用清火药，只在虚实夹杂时，方可用之。张景岳"论虚火"阐明了这个概念："阴虚火盛，则治当壮水，壮水之法，只宜甘凉，不宜辛热；若以阳虚发热，则治宜益火，益火之法，只宜温热，大忌清凉"。程钟龄更明确说："内伤之火，虚火也，龙雷之火也，无形之火，先天之火也，得水则炎，故不可以水折，譬如龙得水而愈奋飞，雷因雨而益震，动阴蒙沉晦之气，光焰烛天，必俟云收日出而龙雷各归其宅耳。是以虚火可补而不可泻也。"

中医认为肾含水火，其阴阳互根，孤阴不生，独阳不长。临床治疗肾阴虚与肾阳虚，要考虑阴阳相互依存，相互滋生的特点。温肾阳时，需要温阳药与滋阴药配合，使阳得阴助才能起到温养全身，生化无穷的作用。一般使用温阳药与滋肾阴药的用量配比是 1：10。程钟龄提出引火归原法的适应证与用方："肾气虚寒，逼其无根失守之火浮游于上，当于辛热杂于壮水药中，导之下行，所谓导龙入海，引火归原，如八味汤之类是也。"在引火归原法的用方中，可酌加怀牛膝、牡蛎等下达镇潜之品，以增强引火归原效果。

病情出现寒热虚实之假象，一旦误用，就会加重病情，甚至祸不旋踵。所以辨别寒热之真假非常重要。证候真假辨识虽有"舍症从脉"与"舍脉从症"之说，但主要求证于脾胃的症状反应。内容详参本书"理论探微"之《论辨识证候的真假应注重脾胃症状》中"辨寒热之真假"。

参考文献

[1] 清·程钟龄. 医学心悟 [M]. 西安：三秦出版社，2005.

[2] 清·陈士铎. 辨证奇闻·卷三 [M]. 太原：山西科学技术出版社，2011.

[3] 清·程杏轩. 医述·卷十一 [M]. 合肥：安徽科学技术出版社，1983.

[4] 汉·张仲景. 注解伤寒论 [M]. 金·成无己，注. 北京：人民卫生出版社，1963.

[5] 清·吴谦. 医宗金鉴·删补名医方论 [M]. 北京：人民卫生出版社，1963.

[6] 清·罗东逸. 内经博议·卷二 [M]. 北京：学苑出版社，2010.

[7] 明·张介宾. 景岳全书 [M]. 北京：人民卫生出版社，2007.

（本文发表于《江苏中医》，2013，45（9）：65-67.）

宗气虚陷辨治

宗气，又称胸中大气，能鼓动肺以司呼吸，推动心而行血脉。宗气虚陷之证，以心肺病症为多见，临床表现为短气不足以息，胸满憋闷，语颤声低，面色㿠白，小腹坠痛，脉迟微弱、关前尤甚或参伍不调等。然有时症候变异不一，病形颇似郁证、癫证、表证、痞证、痹证等，医者往往为之所惑。故临床须加详辨，寻求病因，明察病机；临证细参脉症，辨虚实、别真伪、识兼夹，使病无遁情。

1. 宗气虚陷误为郁证辨治

陈某，女，37岁。1972年8月2日初诊。时值暑季大忙，田间劳动归来，因事与家人口角，恼怒异常，片刻遂感头昏，胸膺郁闷，呼吸不利。切脉急缓而滞，舌正苔洁，拟诊肝气郁结，处柴胡疏肝汤。翌日病家匆匆来告，今反甚，且不能言。至其家，见患者倦怠倚坐，呼吸气短，四肢不温，默默不语，问其所苦，唯以手指胸部，意示郁闷难舒，脉象更显滞而无力、两寸竟然不起。询知平素性急善怒，饮食不振，容易疲倦。细辨脉证，乃悟证属宗气虚陷而非郁证，亟当升补，以防厥脱，取张锡纯升陷汤加味：红参、知母各6g，佛手5g，柴胡4.5g，黄芪18g，升麻、炙草各3g。1剂后，胸膺舒达，寸脉有起。连进3剂，胸舒息匀，纳谷增进，脉稍有力，头昏大减。以补中益气汤化裁，调治旬日，诸证悉已。

按： 郁怒可使肝气郁结，亦可致宗气虚陷，张锡纯谓："况大气原赖谷气养之，其人既常恼怒，纳谷必少，大气即暗受其伤，而易下陷。"患者平素善怒少食，宗气已伤，农忙过劳，又骤忿郁，遂致虚陷，则胸膺郁闷而息短，脑失其养而头昏，血乏推动而脉滞，卫失温煦而肢冷，与气郁实证迥异。初投行气解郁，虚以实治，愈促其陷。宗气本聚于膻中，虚陷则气海不足，《灵枢·海论》曰："膻中者，为气之海，气海不足，则气少不足以言。"故见默默不语，倚坐息微。先亟大力益气举陷，使宗气复位，继进补中益气，培其化源，以资巩固。

2. 宗气虚陷误作癃证辨治

方某，男，59岁。1981年3月19日初诊。患晚期血吸虫病（巨脾型）已3载，今春自觉胸腹胀满，纳减，疲乏，经护肝、利尿等处理，症状略有改善。患者素有慢性支气管炎，前因感受风寒，咳喘大作，入夜尤甚，晨起黏痰不绝，胸脘痞闷，更添小溲淋沥不畅，予西药治疗，咳痰减，尿仍不利。投利水通淋，温阳化气之剂罔效。细询其症，每临卧时有尿意，登厕欲解则不出，少腹胀坠，用力解之，仅见余沥，然头昏欲倾，须人扶持。视其面㿠，息短，心胸虽闷，但感空荡而喜扪，舌淡少苔，脉濡小滑。证属宗气不足，水道失于通调，法当补气升陷，佐以温阳益肾，处方：白人参、白术、白芍各6g，升麻、桔梗各4.5g，桂枝2g，黄芪12g，附子1.5g，六味地黄丸20g。2剂后，解尿颇利，诸症悉轻。前法增损调治10余天，自觉症状基本消失。

按： 张锡纯谓："小便不利者，往往因气化下陷，郁于下焦，滞其升降流行之机也。故用一切利小便之药不效，而投以升提之药恒多奇效。"此例久病气虚，更添新感，痰喘后胸中宗气愈损，气虚下陷，升降不利，则尿出滴沥成癃，稍用力解之则头晕，胸中空感，少腹重坠等，皆为明证。宜温而升之，主以升陷汤。花甲之年，肾气多亏，宗气须借助于肾气上养，故少佐温养肾气之品。

3. 宗气虚陷误为表证辨治

王某，男，20岁。1982年1月5日初诊。月来日夜加班劳动，困倦乏力，伴头昏鼻塞，发热畏寒，咳嗽胸闷，服解表退热及宣肺止咳药，诸症不减，肢倦腰酸益甚，每昼发热，暮夜而退。血沉120mm/1h，胸部X线片提示：两下肺炎。用多种抗生素和激素症状仍无大改善。细察患者面苍，气短懒言，胸闷喜卧，觉掌心发烫，畏寒而喜和衣被，腰酸有下坠感，脉浮重按若谷。又询得近数月饮食不振，大便常溏；知为宗气虚陷，致肺不主气，证候颇似表证，细析乃霄壤各别，法当益气举陷，略佐清肺化痰。处方：黄芪20g，党参15g，鱼腥草12g，当归8g，桂枝、甘草各5g，柴胡、知母，前胡各6g。2剂诸证见轻，再进5剂，热平咳间。更保元汤合补中益气汤化裁，调治周日，诸症消，血沉12mm/h，肺部X线片：两下肺阴影消失。

按：鼻塞、寒热、咳嗽、胸闷等，似属表邪外束，肺卫失司，然宗气下陷亦可见之。宗气既陷，则肺不能主气，表阳无以卫外，宣发肃降失其常度，综合病史、脉证和患者素质，细细推求，则泾渭自明。如鼻塞，非独外感，《灵枢·邪气脏腑病形》篇云："其宗气上出于鼻而为臭。"宗气下陷，亦可使然。内伤似外感之辨，东垣尤精，阅《内外伤辨惑论·卷上》之十三辨，其理昭然。

4. 宗气虚陷误作痞证辨治

张某，男，51岁。1983年3月4日初诊。车旅劳顿，饮食失调，脘痞腹胀，食减肢困，前医以食滞痞证治之，痞胀未减，更增便艰欲解不能，肢体愈倦，疾行即气短不续。诊脉象沉弱，两寸不及；舌正，苔中根薄腻；面色少华，脘腹坠胀，按之柔软。此乃劳倦过度，宗气虚陷，以致中运无权，治以益气举陷，补中运脾，拟升陷汤、补中益气汤化裁，处方：黄芪 20g，党参 15g，焦术、当归各 8g，柴胡、知母各 6g，升麻 4.5g，陈皮 5g，炒谷芽 12g。连进 3 剂，痞胀大减，纳增便畅，气息转和，再以香砂六君子汤加黄芪，佐升、柴，连服 5 剂而安。

按：张锡纯说："脾胃若因大气下陷，而运化之力减者，必然少食。"患者奔劳过度，致宗气不守，故见脘痞腹胀，纳减肢倦。先行导滞消痞，诛伐无过，使宗气愈陷，痞胀益甚，气短便难。后以益气举陷，补中运脾，直治其本，则中运得复，诸恙得瘳，不治其痞而痞自除，不通大便而便自行。

5. 宗气虚陷导致痹痛辨治

朱某，男，32 岁。1980 年 8 月 1 日初诊。腰及右下肢疼痛，活动不利反复 3 年，曾诊断为腰椎间盘突出、坐骨神经痛等病，中西医治疗时效时无效。近 2 月来，劳作过度，腰痛颇剧，伴有酸胀，行则右倾足跛，大腿内侧有抽掣感，步履无力，夜卧须保持一定体位，不意转侧，痛不可忍。血沉 24mm/1h。诊患者面苍消瘦，易罹感冒，右腿肌肉微萎，言多气短，立久腰坠。此宗气虚陷，无力运行于经脉，以致脉道失于通利，不通则痛。拟益气举陷法：党参 15g，桂枝、升麻各 6g，黄芪 30g，寄生、地鳖虫、当归、白术、仙灵脾、菟丝子各 10g，甘草 5g。服 7 剂，夜能安卧，行走痛减。连服月余而愈。

按：痹者，闭也，大都由风寒湿邪致病，但亦有因虚而经脉不利者。本案久病虚象显见，非肝肾不足，而在宗气下陷。宗气灌输百脉，润养筋肉，而令"通体节节皆灵"，喻嘉言云："五脏六腑，大经小络，昼夜循环不息，必赖胸中大气，斡旋其间。"今宗气虚陷，失其斡旋，则脉中之血凝而留止，肌肉经脉无得以荣，致腰腿经隧为下陷之气所迫，痹阻益甚，通痹诸药，性多走窜，更耗元气，愈致病深。强筋骨之味虽益肝肾，然性多降泄，于病无益。唯投益气升陷法，使宗气得充，少佐温肾通络，使下焦经脉得以荣养，病恙自除。

6. 结语

论气虚下陷，大都言中气，少及宗气。宗气发自心肺，中气出于脾胃，两者区分于《宗气论说》已做阐述。宗气与中气的功能有别，但互有关联；两者发病表现有所不同，然而相互影响。故临床论治气之虚陷，当明辨因出上焦"心肺"，还是中土"脾胃"，抑或两者兼之，下药才能紧扣病机。

（本文发表于《浙江中医杂志》，1984，19（5）：220-221.）

癌症从外科疮疡论治探讨

1. 缘起

癌症的临床症状较为复杂，按其不同的表现，散见于中医各科，如内科的"癥积""肠覃"，妇科的"癥瘕"，外科的"乳岩""马刀挟瘿"等。癌症的中医治疗，临床报道虽然很多，但大都采用经验方辨病用药，或辨病结合辨证以改善症状。由于缺乏整体的系统性理论指导，治用的处方与药物种类极为庞杂，难以使后学者继承与发展。近来不少文献提出辨证分型用药，用法也少有辨证与辨病的规律可循。

中医古代文献上，关于"癌"的记载，最早见于宋代《卫济宝书·痈疽五发篇》中说："一曰癌，二曰瘰，三曰疽，四曰瘤，五曰痈"。将癌症归属于外科痈疽。嗣后明代《外科正宗》、清代《疡科心得集》等对癌症均有详细论述。从长期临床观察，癌症治疗可以按照外科疮疡理论进行辨治。我国历代医家对癌症治疗积累了许多经验，传承下不少经验方，沿用至今仍然有效，如六神丸、玉枢丹、梅花点舌丹、小金丹、犀黄丸（西黄丸）等，都为外科疮疡肿毒的效验方。现今发现治疗癌症有效的中草药，大都具有清热解毒、消肿散结作用，与治疗外科疮疡肿毒等密切相关。

再从癌症的病因病机分析，与外科疮疡发病颇为相似，外科疮疡尚有感受特殊之毒的病因，这和癌症发病与遭受环境、食品污染之毒有关颇相一致。癌症的发病多由体内脏腑功能失调，蓄毒不化而成，故谓"瘤者，留滞不去也"。肿瘤形成的病机可概括为本虚标实，由于本元虚亏，气血不足，导致气滞血瘀，痰凝毒聚之标实。癌症病理变化过程：初起成形，中期扩散，后期正气耗损，这与外科疮疡发展变化过程较为相似。在治疗法则上，癌症亦可按外科疮疡（阴证）辨治规律分为三期，内治法以消、托、补三个大法：早期毒聚成形，病变肿块表现于局部，治用消法，运用清热攻毒、理气散结、化痰软坚、散寒消肿、活血祛瘀等法随证配合。中期毒瘤扩散，向四周组织蔓延，或沿淋巴、血液循环转移，属于正虚而邪毒内陷，采用托法，积极扶正围毒、解毒、减毒，以防止毒瘤扩散。晚期是癌毒广泛转移，正气衰败，易致不治，治疗以大补元气为主，扶持脏腑功能，控制癌症病灶发展。癌症的发生与变化有其自身的特殊性，在治疗上须结合各种癌症的特点、各期不同的具体表现及手术、化放疗后不同的反应而进行配伍组方，使之更贴近病机，更为有效地控制病情。

2. 临床运用

（1）癌症初期用消法：癌症初期刚成形，自觉症状不明显，正气尚健旺，应及早采取消法。有些患者诊断尚在疑似之间，需要临床密切观察，更应积极采用消法，不可束手待发。《疡科纲要》言："治之于早，虽有大证，而可以消散于无形"。具体用法要根据病位、病情不同，辨病辨证结合，如热毒为患或伴感染，用清热解毒法，许多清热解毒药有抗癌与抗感染双重作用；寒凝者以疼痛为主，用散寒止痛法，且有消散肿块作用，因为肿块初起不宜凉遏，得温易消；无痛之肿块大都属痰结，是肿瘤初期最为多见，如《丹溪心法》言："凡人身上中下有块者多是痰"，化痰散结法亦最常用，许多化痰散结药有抗肿瘤作用已获得药理研究证实；血瘀肿块者质坚痛处固定，活血化瘀法亦常用于治疗各种肿瘤。消法具体运用方法还有很多，如解表法、疏肝法、理气法、软坚法、通泻法、攻毒法、扶正祛邪法等，随证配用。由于气滞、毒凝、痰结、血瘀等常是互为因果，所以临床大都采用多法配合，增强效果。实验研究表明，消法中许多方药具有抗肿瘤作用，所以消法的方药也可在癌症的中、晚期配合使用。

【病例1】孙某，男性，63岁。2005年5月19日初诊。右颈部发现肿块逐渐增大半个月，于某市医院诊断为恶性淋巴瘤，采用化疗后，肿块有所缩小，但患者不能耐受其副反应，要求转用中药。诊患者右颈肿块约3cm×4cm，有压痛，精神不振，形体消瘦，纳食减退，大便干结，舌红苔薄白腻，脉弦数。本例癌瘤初起，属痰热郁结颈项，拟清热解毒，化痰散结法。处方：半夏、党参、白术各15g，浙贝、青陈皮各10g，天南星、茯苓、酥鳖甲各20g，夏枯草、海藻、生牡蛎各30g，全蝎4g（研吞），蜈蚣2条（研吞），每天1剂煎服，六神丸每天30粒（分3次送服）。服用3个月，自觉症状改善，右颈肿块明显缩小，再上方服用半年，自觉症状消，体力增强，继续间用上述方药加减治疗，1年后参加劳动如正常人，追访3年未复发。

（2）癌症中期用托法：癌症中期的表现症状较为明显，病情大多处于正邪相争剧烈阶段，出现癌毒壅盛，正气损伤，癌瘤毒邪有扩散（内陷）之势。治疗是使用"托"法，其目的是从速控制癌毒扩散，将之趋于局限化。治法根据病情分"透托"与"补托"两种：透托用于癌瘤毒势壅盛，正气尚未虚亏，属于实证，重在控制癌瘤毒势蔓延，以《疡科选粹》化毒内托散等随证加减。补托用于癌瘤毒势盛而正气已虚，属于正虚邪实，虚实夹杂，重在消补兼施，以《医宗金鉴》托里消毒散等随证加减，作用是箍围癌毒、收束肿瘤，使之趋于局限。托法的用方，《金匮要略》薏苡附子败酱散值得一提，对内脏肿瘤治疗可效法内痈用方，临床观察配用该方起一定效果。此期临床所见患者大都做过手术或化疗、放疗，而未彻底治愈，表现正虚邪实，治疗相当关键，须以消补同用，标本并施，需要中西医药结合。如病情控制，应密切观察继续调治，防止肿瘤卷土重来。

【病例2】张某，女，42岁。1996年3月15日初诊。2个月前，患者因"急腹症"于某市医院做剖腹探查中发现下腹腔有肿块，诊为右卵巢癌伴周围转移。关腹后予化疗及支持治疗，症状改善不明显，转中医治疗。诊患者面苍形瘦，少气乏力，食欲不振，大便干结，月事已绝，右下腹触及鸡蛋大肿块，舌淡苔薄白腻，脉弦细寸部小滑。证属元气虚亏，痰瘀互结，法补托方合消痰散结治之，处方：黄芪、党参、海藻、蛇舌草、米仁、石见穿各30g，半夏、鳖甲各20g，制乳香、制没药、当归、青皮、浙贝各10g，皂角刺15g，甘草5g，每天1剂，送服梅花点舌丹2粒，每天2次。1年后肿块消失，继续间隔服药1年，2年来生活如常人，遂停药。6年后下腹肿块复发，较前增大，至某医院手术治疗，术后肿块疯长，复予前方药加减，饮入即吐，出现恶病质，半年后去世。

（3）癌症后期用补法：后期癌症大都扩散、转移，气血虚亏，不能耐受手术、化放疗，或者屡经手术及化放疗致元气衰败，甚至表现正衰邪盛之危境，治疗重在补益气血，扶养脾肾，兼治标实。此类患者转入中医药治疗较多，有些是经济贫困，有些是多方求治无效，陷入穷途末路。张洁古："壮人无积，虚者有之"，可见肿瘤发病因，正虚是一个潜在主要因素，越至后期，这个矛盾越加突出。现代实验与临床观察均证明，补益方药，不仅能恢复元气，调节脏腑功能，还有抗肿瘤效果，能使肿块缩小，使扩散的疮面收敛。常用方剂，如百合固金汤、人参养荣汤、六味地黄丸、右归丸等。癌症晚期患者阴、阳、气、血的虚亏表现悬殊，须辨证选药，忌一味蛮补，亦忌盲进大队"抗癌"药物，尤须顾护脾胃。晚期癌症往往正气愈虚而邪气愈实，常见痰结、热毒、寒凝、瘀滞交织，须把握好补消配合，用药要精当，配合要灵巧。

【病例3】陈姓，男，76岁。2002年9月27日初诊。咳嗽，痰中带血2个月，CT胸片提示：患右肺癌伴胸膜转移，右胸腔积液，纵隔淋巴肿大；穿刺胸水中找到癌细胞。住院以化疗3次，体力不支，纳食减退，气喘无力，白细胞低下，转中医治疗。诊患者形瘦神怠，语声低微，咳吐稠痰，痰中带血，胸痛脘胀，汗多便结，舌红少津，脉弦细数。证属脾肺气阴两亏，痰热胶结胸胁，治拟益气养阴，佐以清化热痰。处方：黄芪、南北沙参各30g，天麦冬各15g，党参、半夏、浙贝、葶苈子各10g，仙鹤草、蛇舌草各 30g，百合、海浮石各 20g，甘草 5g，全蝎 4g（研吞），每天 1 剂，配合至灵胶囊口服，间以康莱特注射及对症处理。服药 1 年间以上方加减：乏力加生晒参，纳差加白术、陈皮，痰多加南星，气喘加萸肉，体力好转，病情稳定，CT 胸部复查病灶如前，胸水减少，能户外活动，继以上方间断服药 3 年。于第 4 年冬因感冒发热，痼疾复剧，咯血频频，血胸气喘，住院救治无效去世。本例很大程度上延长了存活时间。

3. 讨论

（1）古今许多治癌症有效方药为外科疮疡验方：控制癌症，中医药有确切的效果与优势，较有代表性的药物如人参、百合、白术、黄芪、蛇舌草、穿心莲、龙葵、冬凌草、石见穿、花粉、七叶一枝花、苦参、莪术、半夏、南星、山慈菇、马钱子、斑蝥、全蝎、砒石等，现代研究表明有明显抗癌作用。目前中医治疗癌症尚无系统理论指导，多数采用辨证施治加经验方，要提高中医治疗癌症的效果，需要摸索出其中规律，使之具有系统的指导思想。现今中医治疗癌症方药大都为扶正培本、清热解毒、活血化瘀、软坚化痰和以毒攻毒等种类，从这些药物的使用特点来看，与中医治疗外科疮疡十分相似。古今许多治疗肿瘤有效方药出于外科疮疡治方，治疗癌症有效的中成药，大都为历代外科名方：如治疗咽喉肿痛、痈疽疮疖的六神丸，《外科正宗》治疗疔疮疖肿、丹毒、喉痹的紫金锭；《外科全生集》主治疔疮、无名肿毒、喉痹的梅花点舌丹；治疗阴疽的小金丹、犀黄丸（西黄丸）；还有如消瘰丸、海藻玉壶丸等。癌症外治方药亦与疮疡外治相通用，如三品一条枪、蟾酥锭、如意金黄散等。这些抗肿瘤有效的中成药大都是辨病施用，适用于各种癌症的各期，亦可配合中草药辨证使用。如小金丹治疗甲状腺癌、乳房癌，梅花点舌丹治疗肝癌，紫金锭治疗食道癌，西黄丸治疗肺癌、胃癌均有一定效果。有一例晚期肝癌患者年事已高，居贫困山村，无力就医，嘱服六神丸，竟带病延年 3 年之久。

（2）癌症与外科疮疡演变规律较相似：从癌症的病因病机变化特点来看，与外科"疮疡"演变规律颇为相似，大致分早、中、晚三期，其总病机可概括为：热毒内壅，湿聚痰凝，气滞血瘀，经络阻塞，正气虚亏。

各种病机又彼此交互影响，互为因果。癌症初期表现以邪实为主，治法应根据其病机特点而定，但总以消法为主。初期肿瘤形成的病机是气郁、血瘀、痰凝、毒结，关键在"气郁"，所谓"百病皆生于气"，而气郁形成主要在肝失疏泄，郁结则致诸气机不利。临床观察，肝气郁结是癌症发病的重要因素，如乳岩、积聚、癥瘕、失荣、石瘿等，均与之有关，即现今所谓主要与精神因素有关。再是"痰"与"瘀"互结，《丹溪心法》提出"痰挟瘀血，遂成窠囊"；认为"块乃有形之物也，痰与食积死血而形成也"，积块治法"当降火消食，食积即痰也，行死血块，块去须大补"。丹溪的见解，颇有临床价值，许多消痰软坚、活血化瘀方药有抗肿瘤效果。癌症治方可从疡科用方结构获得启示，如治疗疮疡"阳证""阴证"初起代表方"仙方活命饮""阳和汤"组方，除了针对病原性质"热""寒"而采用"清热毒"与"解寒凝"外，均重在祛瘀通络、消痰理气散结等方面的药物组合。当然癌症的治法远比外科疮疡复杂，除了气郁、血瘀、痰凝、毒结的交织，还常见寒热互结与虚实错杂，施治时须详辨。

（3）治疗癌症重在顾护正气：癌症的发生存在正气虚损的内在因素，明《医宗必读·积聚》言："积之成者，正气不足，而后邪气居之"。中医治病是"以人为本"，治疗癌症更以顾护正气为本，抗癌为标。扶持正气对癌症的治疗十分重要，尤其是中晚期患者。大多数中晚期患者，经手术或化放疗后，正虚表现较突出，正如疮疡后期，治疗采用方药大都是扶正。研究表明，扶正益气药能促进肿瘤细胞分化，使肿瘤细胞逆转。对放疗、化疗及手术治疗不彻底的病人，或者发现有转移病灶，应积极进行扶正固本，特别是老年及晚期患者，带癌生存，反而能延长存活时间。

（4）"见癌休治癌"：通常认为发现癌症就要治癌，中医认为癌症是局部病变，根在人体内部功能失调，是逐渐形成的慢性病变。治疗癌症，主要通过全身整体的调节，使局部病变得到根本改善。中医治疗癌症方法很多，如清热解毒法，活血化瘀法，化痰软坚法，温通散寒法，扶正益气法等，临床须辨证立法，联合运用，才能有较好效果。选用抗癌药物要适合患者病"证"表现，才能显示较好的效果，如气虚的癌症患者，选用人参、白术、黄芪等补气药；对表现热毒壅盛的癌症，则选用蛇舌草、龙葵、七叶一枝花等清热解毒药物。同样对化痰散结、祛瘀通络药物的选择也是如此。中医治疗癌症要在辨证与辨病有机结合。有许多中药的药理研究没有显示出抗癌作用，但经辨证施用，有效地改善患者症状与体征，同样能够促使患者的康复。

（5）时时顾及胃气：癌症是慢性疾病，治疗是个持久战，所以保养好脾胃很重要，以维护好营养之源，保证元气旺盛。癌症的治疗用药或饮食调养都要时时顾护脾胃，许多抗癌药，如蛇舌草、山慈菇、龙葵、穿心莲、苦参等性质寒凉，对癌症表现热毒者效果较好，但久用易伤脾胃，不可大队过量使用。有些人喜以集诸"抗癌药"于一方投之，专注抗癌，容易伐伤脾胃，这不是真正的中医治癌方法。饮食调理也同样，切忌荤腥厚味大肆滋补。中医治疗癌症是个细心的活，"养胃法"最为重要，因为"人以胃气为本"，水谷之气是气血生化之源，胃气的存亡，关系到治疗的成败。有些癌症患者，几经化疗，反应严重，转诊中医往往是食欲全无，形瘦气弱，生化乏源，焉能生还，亟须从调养脾胃入手，若保得一分胃气，便有一分生机。

（本文发表于《浙江中医杂志》，2009，44（12）：859-861.）

从脾虚夹痰瘀毒论治中晚期肝癌

原发性肝癌的病机比较复杂，涉及"积聚""黄疸""臌胀"等范围，但万变不离其宗，离不开脾胃为中心的变化。肝癌的恶性程度高，进展快，自然生存期短，中晚期肝癌大都不宜手术治疗，采用化疗及介入疗法容易复发。本病的形成关键在脾虚失运，导致痰聚、瘀积与毒蕴，论治主要从补脾入手，再根据患者表现症状不同而配合祛痰软坚，理气消瘀及解毒散结等法，获得一定效果，兹小结如下。

1. 补脾健胃化痰软坚法

中医认为肝癌发生多由内伤劳倦，饮食不节及寒温失宜所致，积聚形

临证拾得

149

成主要与脾虚有关。从肝脏功能来看，属中医的脾。中晚期肝癌多数表现虚实夹杂，但是核心在于脾气虚亏，脾虚则湿滞，湿阻成痰，痰聚成积。朱丹溪言："凡人身上中下有块者多是痰"，此类积聚表现脾虚失运，痰聚成积，大都无明显疼痛表现。中晚期肝癌患者大都不宜手术，使用介入化疗与射频治疗有效果，但术后复发者不少，特别是肝硬化、肝脏有多发结节者。中药能改善患者症状，还能有效地控制肝脏结节的进展，一般使用益气补脾配合化痰散积，本法与介入疗法有互补作用。基本方：党参、黄芪、当归、莪术、白术、茯苓、桂枝、青皮、酥鳖甲、制南星、半夏、米仁、海藻、炙甘草。随证加减：气虚乏力加生晒参、五味子，肝脏结节加石见穿、片姜黄，黄疸明显加茵陈、赤芍，食欲不振加焦三仙、鸡内金，痰多胁胀加苏子、茜草，足肿或腹水合五苓散、重用白术。

2. 补脾益气消瘀散积法

脾胃为升降枢纽，司左右升降。许多中晚期肝癌患者多伴心情忧郁，肝气郁结，日久犯脾，致脾虚失运，气滞血瘀，痰瘀互结，形成正虚邪实，遂致痼疾。本病临床常见脾虚，神疲乏力、食欲不振、腹胀腹泻等，又见气滞血瘀，瘀血积聚，面色灰黯、癥瘕包块、胁痛衄血、肌肤甲错、舌紫脉涩。现代研究表明，许多活血化瘀药具有抗肝纤维化，抗肿瘤的效果。但肝癌患者使用化瘀药应注意，不宜过于使用峻猛的逐瘀药，如水蛭、虻虫等，用之失当易造成出血。一般采用八月札、郁金、石见穿、合欢皮、红花、当归、赤芍、茜草、三七等，用量无须重，如贾九如《药品化义》谓红花用少量有"疏肝气、补血虚"效果，临床使用有助改善肝纤维化。化瘀药配合补气血药有协同效果，特别是莪术、三棱、地鳖虫等破瘀药与补气养血药配合，能增强消瘀散积作用而不致伤正。化瘀药须配合理气消滞药，使气行则血行，且理气导滞药，能使大便通畅，促使胃气通降与肝气疏达。所谓"痰瘀同源"，使用化瘀药与化痰药配合，能增强消积软坚，控制肝脏结节效果。对瘀痛症状明显，用穴位敷贴，以马钱子、吴萸、制乳没等为末，贴肝俞、期门、阳陵泉等穴位（如有压痛点，贴之效更好）。使用补脾益气与消瘀散积配合治疗中晚期肝癌，能改善临床症状，还能控制瘤体发展。

3. 补脾温阳消积解毒法

肝癌至晚期，形体瘦羸，腹部胀满，重度黄疸，正气极度虚衰，痰瘀与湿毒交结不解，治疗往往攻补两难，病家常常束手待毙，此时使用中药，虽回天乏术，但可改善一些患者症状与体征，提高一些生活质量。李东垣《脾胃论》引《难经》云："脾病，当脐有动气，按之牢若痛。动气，筑筑然坚牢，如有积而硬，若似痛也，甚则亦大痛，有是则脾虚病也，无则非也。"晚期肝癌虽呈上腹部积硬而牢痛之邪实表现，但治疗仍从固本补脾为主。肝癌晚期大都由脾气虚衰演变成脾阳虚亏，黄疸呈晦黯如烟熏，纳少腹胀，便溏畏寒，形瘦神疲，上腹坚积疼痛，一派阳气衰败之象，痰瘀蕴结成毒不解。须用补气温阳，消瘀解毒，消补并进。处方：茵陈、生晒参、黄芪、白术、茯苓、赤芍、酥鳖甲、半夏、附子、石见穿、蜂房、蛇舌草、败酱草、鸡内金、片姜黄、甘草。同时配合穴位敷贴治疗，方法如前述，可以改善患者症状。

4. 病案举例

梁某，男，65 岁。2009 年 9 月 21 日初诊。半年前体检发现肝右叶肿块，经手术切除，病理报告：原发性肝癌。术后 3 个月右肋下疼痛逐渐加剧，B 超提示肝后叶占位病灶 2.1cm×1.3cm 低回声区，2009 年 6 月做肝癌栓塞手术后，手术顺利，术后 3 个月肝脏占位病灶复发，患者不愿再做介入疗法，转诊中医。刻诊患者面色灰黯，动则汗出，右胁阵痛，腹部胀满，入夜更甚，纳差便溏，舌质瘀斑苔薄白，脉弦涩，查血常规、AFP 正常，肝功能轻度异常。证属脾气亏虚，气滞血瘀，湿毒成积。处方：党参30g，炒白术 20g，黄芪 30g，茯苓 20g，制半夏 10g，化橘红 3g，木香10g，砂仁 5g，三棱 10g，郁金 15g，地鳖虫 20g，红花 8g，当归 10g，赤芍 15g，蛇舌草 30g，八月札 20g。服西黄丸 6g，每天 2 次。服 3 月后，复查 B 超提示肿块较前缩小。上方随证加减，间断服用 3 年，病情稳定，无明显症状，生活自理。

5. 体会

从肝脏的功能来看是属中医的脾，肝癌的发生与变化主要是脾胃功能失调。肝癌是属内伤疾病，李杲云："内伤脾胃，百病由生"。肝癌病机虽较复杂，主要表现离不开脾胃病症状，如上腹部不适，腹胀，食欲不振，乏力肢倦，时有腹痛。到了晚期，出现上腹部疼痛，腹胀，腹部积块，黄疸，恶心，消瘦，发热，衄血，甚者腹水，饮食不下，恶病质，致中气衰败，陷入不治。肝癌在古文献有类似描述，如《圣济总录》言："积气在腹中，久不差，牢固推之不移者症也，此由寒温失宜，饮食不节，致脏气虚弱，饮食不消，按之其状如杯盘牢结，久不已，令人身瘦而腹大，至死不消。"肝癌是个虚实夹杂的重病痼疾，目前没有任何药物可以杀灭癌细胞，中医治癌特色在求本与辨证，改善患者症状与体质，使患者带癌生存，延长生存时间。

治疗肝癌要分清肝与脾的概念。临床经常有人将肝癌之肝与中医所谓"肝"相混淆，这个概念必须认识清楚，否则有碍于辨证用药的准确性。肝癌的病本在脾，肝癌发病过程中，虽然会出现肝的失调，治疗上使用疏肝、平肝、养肝，但大都作为辅佐与配合理脾治疗，并非主流。肝癌到了中晚期，脾虚症状尤为突出，甚至出现各种变证，如黄疸，水肿，消瘦等，常牵涉五脏功能失调，临床从辨证入手，进行组方，但病之本必须抓住脾胃这个核心。本病以益气健脾为主，配合化痰祛瘀、解毒消积，根据病变不同表现及个体差异，进行加减变化。现代药理研究表明，数多益气健脾药、化痰软坚药、活血祛瘀药及清热解毒药具有抗肿瘤效果，临床通过合理配伍增强了治效。

（本文发表于《浙江中医杂志》，2012，47（12）：859-860.）

腑气不通治验三则

造成腑气不通的病因很多，临床表现亦多样。治疗在于恢复腑气以通为用的功能，但采用的治法用方却随病证而异，兹举三案，以窥一斑。

1. 以塞启闭

周某，男，70岁，手工业。1974年11月5日初诊。主诉：腹胀，纳减，大便艰难20余天。7天前腹胀加剧，不能进食，少进米粥则胀甚，偶得矢气则稍舒，终日倦卧不知饥。发病以来选用中药润下、消导、攻下之法服10余剂及西药导泻灌肠皆不效。家属恐其不起，转来门诊。余细审其症，腹虽胀如鼓，按之无所苦，年高形瘦，头晕懒言，小便艰涩，口不渴，舌苔厚腻带灰，脉重按之无力，两尺若失。综观病症，属肾虚气弱，致血虚肠枯，腑失传导，幸舌苔未剥，土气尚支，未至不治。拟温肾培本，益气养血。处方：党参9g，当归9g，芍药9g，蒸首乌12g，肉苁蓉9g，熟地9g，杞子9g，乌药4.5g，沉香片3g，杏、桃仁各9g。1剂服后觉肠鸣，得矢气，2剂便行，腹胀减。3剂便下漆黑甚多，尿亦畅，舌苔转薄，已能进食。继上方加减调治半月而起。

按：造成腑气不通有寒热虚实之异，有些表现在腑，而本因在脏。本例年高体衰，肾气亏损，肾司二便，传送无力，故大便艰难；肾虚不能温运脾胃，致清阳不升，头晕懒言，浊阴不降，腑气不通，腹满不食。先前之治拘于标象，初观舌苔，腹征，似属可消可下，屡屡施之，非但不应，更耗损正气，致病日深。所谓"至虚有盛候"，治当培本扶虚为要，施"塞因塞用"反治法，以塞启闭。法景岳两仪、济川，参四物、四磨之意，以补肾益气为主，辅温润养血，少佐理气，使肾气得养，脾气得运，升降复常，即不下而便自下，诸症因此得解。

2. 补攻分施

冯某，男，71岁，农民。1977年12月3日初诊。1个月前患粘连性肠梗阻，经非手术治疗（中药攻下为主）愈而出院。2天前饮食不慎，腹痛又作，恶心呕吐，无排气，当地医生给予"泻药"，家属来门诊索前住院治方（复方大承气汤加减）服1剂无效，于是复入院。诊患者神疲气急，双目塌陷，全腹膨隆，有压痛、反跳痛，肠鸣亢进，体温37.8℃，口干唇燥，舌红无苔光莹无津，脉细数。此胃阴将涸，无水以行舟，液枯在釜下之例，然腑气阻闭，甚为煎迫，标本俱急，拟两顾之法。以益胃汤合芍药甘草汤加减益胃养阴以固本，处方：北沙参12g，麦冬8g，生地12g，归身6g，川楝子6g，丹皮6g，制首乌9g，赤、白芍各9g，甘草4.5g，煎汁少少频服。另用复方大承气汤去川朴，加蒲公英煎汁保留灌肠，日2次，配合针刺。次日解下少量水样便，腹痛减，胀满依然，舌润有津，病获转机，继续再进，当夜解下稀便伴排气，腹胀减。第3天再之，大便3次量多，矢气频传，腹胀消退，调治周余出院。

按：肠梗阻发作两次，治法不同，初次用峻剂通下后，胃气尚未复原，饮食不慎又复发，攻下无效，徒耗气阴，阻闭益甚。患者舌苔光剥，中土生气将绝，再妄攻下，必致不治，但腑闭邪实，不下亦危，"无粮之师，利于速战"，以益胃汤合芍药甘草汤养胃益阴，和营止痛，给通腑创造条件。另用攻下剂灌肠直通腑气，解除梗阻不致伤正。因梗阻肠管上部明显扩张，管壁变薄，血循受阻，水肿，致吸收、蠕动功能障碍，病程愈长，功能愈差，更不利攻下药发挥作用。而梗阻部以下肠管呈瘪塌，功能亦多正常，故用泻下药物灌肠，尚能发挥泻下药效，增强肠蠕动，促使排气排便。中医认为，疾病的进退取决于阴阳失调过程中的正邪斗争，治疗应灵活运用攻补方法，巧妙实施，本例以补攻上下分施，共奏扶正祛邪之效。

3. 通结杜瘘

邱某，男，20岁，农民。1974年5月23日初诊。患阑尾炎穿孔伴腹膜炎，经阑尾切除加腹腔引流，术后3天排气，便秘不解。第7天切口感染化脓。患者觉少腹胀满，时作绞痛，呈阵发性加剧，稀便样肠内容物从腹壁切口溢出，日益增多，创口愈合困难。诊断粘连性肠梗阻并发肠瘘，拟作保守治疗一段时间，择期手术治疗。值余在外科病房，即做会诊。诊患者体尚壮实，阵痛发后，尚能进食，腹胀拒按，少腹尤甚，口苦而干，苔厚灰黄，脉沉有力。显然腑气通降受阻，旁决切口，并发肠瘘，冀地道得通，再图合瘘。治疗以攻下通结，活血祛瘀，用桃核承气汤加减：桃仁9g，大黄12g，元明粉9g，枳壳6g，红藤15g，赤、白芍各9g，当归9g，丹皮6g，蒲公英15g，2剂便解痛止，瘘口溢液减少。继以上方加生肌之品，5剂后基本愈合，遂出院。2年后追访无恙。

按：肠瘘形成后，由于耗损津液，使患者营养状况低下，气血不充，造成愈合困难。治疗常以补益气血，生肌收口，不愈者大都需要手术治疗。本例病史不长，形成原因是由于腹腔手术与炎症，造成粘连而肠道梗阻，腑气失于通降，肠道内容物决溢于薄弱处——感染化脓之切口，致成肠瘘。肠道下行不通，瘘口溢液不减，焉能愈合？治疗求其病原，急当通腑为要，配以活血祛瘀、清热解毒之品，不仅有助于腹腔粘连缓解，且能减轻炎症反应，促使瘘道的愈合。

（本文发表于《辽宁中医杂志》，1981，5（1）：36.）

粘连性肠梗阻治疗体会

腹腔粘连成因较多，大部分为腹腔内炎症及手术后并发症，可因饮食失调或肠道炎症病变等因素诱发而引起急性梗阻。粘连性肠梗阻在外科处理上尚缺理想方法，今从辨证施用各种不同的通腑法，结合针刺治疗，获得一定效果，现举例如下。

1. 和解通腑法

陈某，女，60岁。1974年5月13日初诊。右上腹持续性疼痛，阵发性加剧3天，痛处放射至右背，伴发热呕吐。患者于6年前曾行两次胆道手术，近5年来经常出现阵发性腹痛，此次发作较前剧烈，经西医处理2天无明显效果。诊患者痛苦貌，恶寒发热交作，口苦干渴，大便5日未解，小便短赤，巩膜无黄染，腹肌稍紧张，右上腹有压痛，肠鸣音亢进，舌苔黄厚，脉象弦数，体温38.6℃，血象：白细胞增高。诊断为粘连性肠梗阻，胆道感染。证属邪陷少阳，胃腑失降，用和解通腑法，以大柴胡汤治之，处方：柴胡、元明粉、枳壳、延胡索、川楝子各6g，黄芩、大黄（后入）、赤白芍各9g，蒲公英、金钱草各30g，甘草4.5g。服药后腹内鸣响，当夜排气排便，次日去元明粉、川楝子，加郁金、炒山栀各6g，再服3剂，症状消失。间以利胆通腑之剂调治，半年后追访未见发作。

按：本病表现右上腹痛，寒热往来、呕吐口苦，属少阳病；便秘、腹满痛属阳明病，是为少阳、阳明合病，故采用大柴胡汤，热重加蒲公英、山栀，痛剧加金铃子散。方药对证，故一举中的。

2. 逐瘀泻下法

王某，男，46岁。1973年8月3日初诊。右下腹阵痛10余天，一个月前急性阑尾炎手术治疗，并作下腹腔引流，术后经常右下腹作痛，痛甚则感下腹有"肿块"，得矢气则舒，近2天腹痛阵发性加剧，痛引右腹股沟，咳嗽和直立时则痛甚，四日未大便，恶心。检查：体温37.2℃，腹部胀隆，右下腹有压痛，肠型明显，未及包块，肠鸣音亢进，舌苔白微黄，脉沉数。诊断为粘连性肠梗阻。证属气阻血瘀，腑气失降，以膈下逐瘀汤合复元活血汤加减：当归、赤白芍、莪术、桃仁、槟榔各9g，大黄（后入）、丹参各12g，枳壳、延胡索各6g，柴胡4.5g，红藤18g。同时配合针刺治疗。服2剂便通痛减，再服3剂基本痊愈。半个月后腹痛复作，未待加剧，即予上方3剂而愈。第二年追访无恙。

按：本例表现重在瘀结，肠道手术加引流重创肠腑血络，气滞瘀阻，导致传导功能障碍。用膈下逐瘀汤善消肚腹"积块"，合复元活血汤逐瘀通下，对术后不久的腹腔粘连松解有一定效果。

3. 润养通腑法

何某，女，67岁。1973年4月28日初诊。右下腹疼痛反复发作4年余，近半年发作较频，疼痛常波及全腹，痛时觉有"气块"，入夜尤甚，常须服止痛药，大便艰涩，导泻则舒，未几益甚。五年前有嵌顿疝手术

诊余恩悟一得集

史，多次住院均诊断为粘连性肠梗阻，考虑待症状加剧再手术，转中药调治。诊患者慢性病容，形瘦懒言，腰酸乏力，腹部稍胀隆，下腹为著，按之无所苦未及异常肿块，痛喜热敷，未见肠型，无移动性浊音，肠鸣音亢进，舌淡苔薄白少津，脉沉弱。证属阴血虚亏，腑失通降，致气滞血瘀。处方：当归、酥鳖甲各12g，赤白芍、肉苁蓉、火麻仁、桃仁、怀牛膝各9g，生首乌15g，乌药、制大黄各6g，炙甘草4.5g。服2剂解下燥屎，疼痛减轻，以蒸首乌易生首乌，再服3剂。复诊：诸症俱减，去麻仁，加杞子、锁阳各9g，服10余剂善后。半年后追访，唯偶因饮食失调，腹胀不适，然腹痛未曾发作。

按：本病属虚证者较少，见于病情反复，"久病多虚"，本例年高久病，肾亏血虚，阴耗肠燥，传送无能致腑气不通，故用寓通于补，治以滋肾养血、润燥通下，仿景岳济川煎法，配合仲景麻子仁丸之方，共成润养通腑。

4. 益气通腑法

见本书"理论发微"之《论辨识证候的真假应注重脾胃症状》，所载病例3，因子宫颈癌手术治疗后，患肠粘连肠梗阻，见一派中气下陷，腑气不通之象，治疗单以通腑法效果不理想，用补中益气汤加导滞祛瘀药等获效。

5. 体会

粘连性肠梗阻为腑气失其通降，不通则痛而形成，故治以通里降腑为主。但本病与其他肠梗阻不同，大都有腹腔手术或炎症病史，易致气滞血瘀，引起肠腑通降失司，病情多反复发作，治疗之要在祛瘀通腑。大黄能泻下通便、活血祛瘀，可谓两全之药，故常配用。《伤寒论》谓腹满时痛，桂枝加芍药，大实痛加大黄，可见芍药有苦泄通下导滞作用。赤芍亦有同样作用，且能活血祛瘀。临床上赤白芍同用能增强效用，配甘草即芍药甘草汤，《医学心语》谓其"止腹痛如神"。

从以上病例可见中医辨证施治之优势，本病发生的症状，可因诱发因素、病情变化、发生部位及体质不同而有所差异，即共性中存在特殊性，治疗方药也就因人、因证而异。在用方配伍上，对不同病变的手术后形成的腹腔粘连，应有所区别，如为阑尾炎术后或伴腹腔引流病史者配合红藤汤之类；胆道手术后者配合利胆排石药；恶性肿瘤手术后者配合三棱、莪术；疝气手术后者配入乌药、槟榔等，以增加疗效，这是否表明中药的组方对机体组织器官有特异靶向作用，尚需进一步探讨。

临床观察，本病中药治疗病程愈短效果愈佳，可见中药能促进肠道功能恢复，减轻早期粘连程度，因此腹腔手术后早期使用中药，对于预防和减轻粘连程度有一定好处。腹腔粘连是由于机体对手术，创伤及感染等因素刺激所起的炎性反应和组织修复而形成的，通过泻下通里、活血祛瘀及清热解毒等中药综合作用，能加速肠蠕动恢复，减轻和制止炎症反应及组织纤维化，从而减轻了梗阻程度。如粘连已形成，由于中药加强了肠的蠕动功能，可减少和防止肠襻的锐角形成，使肠腔获得最大程度的通畅。

治疗粘连性肠梗阻，有时需要禁食，给药困难，可以将药汁作保留灌肠。同时可配合针刺治疗：取足三里、内关、天枢，上腹部加中脘、胃俞，下腹部加气海、大肠俞，妇产科术后配三阴交、八髎穴。每日 1 ~ 2次，宜留针 15 ~ 30 分钟，用电针保持刺激。本病配合针刺治疗，不仅在镇痛作用，主要在激发机体抗病和修复功能，对胃肠运动及分泌起调整作用，促进渗出吸收及炎症消退，解除肠管痉挛，使肠蠕动增快，排空加速，有利于梗阻解除，肠管运动功能的恢复。针药并施，能够提高本病治疗效果。

（本文以"腹腔粘连中医治疗的体会"为题发表于《浙江中医药》，1975，1（2）：38-39. 今做修改）

复发性小腿溃疡的内外合治法

小腿慢性溃疡中医称为"臁疮"，反复发作不愈者，需要手术治疗，但术后复发者，治疗较困难，今采用自拟益气化瘀生肌方配合外治法治疗获得效果，介绍如下。

1. 治疗方法

（1）**内治法**：益气化瘀生肌方：黄芪30g，党参30g，白术20g，当归10g，赤芍15g，牛膝10g，米仁30g，炮山甲6g（或用3g研细末送服），皂角刺20g，红花5g，制乳香10g，制没药10g，甘草5g。每天1剂，水煎汁分2次服用，能饮酒者加少量酒煎，可提高效果。2周为1疗程，常规治疗2～4疗程。

加减法：久病疮面大者加重黄芪至60g～80g，患肢肿胀加玄参、银花、泽兰，加重白术剂量；患处皮肤发黑加丹皮、川芎、丹参；溃疡感染加地丁草、虎杖、黄柏；疮面渗出液多加车前子、茯苓、泽泻；皮肤发痒加苦参、白鲜皮、地肤子；静脉结节多发加浙贝母、花粉、制南星；大便秘结加桃仁、大黄、蒲公英；食欲不振加陈皮、焦三仙。

（2）**外治法**：采用绷带缠缚疗法：将疮面用稀碘酊消毒，除去脓液、腐肉，外涂一层红霉素软膏，如果疮口瘙痒，调入少量地塞米松软膏；外盖消毒油纱条，压上8cm×8cm大小有弹性的硬纸板（视疮面大小而定，要超过疮面2cm），外用消毒纱布固定。再用干净的阔绷带，从患肢的足踝部开始，由下而上缠绑至膝下。白天缠绑至晚上睡觉时松开。疮口每天清洁换药后，再作绷带缠绑如前法。平时多抬高患肢，以改善患肢血液循环。

2. 典型病例

陈某，女，65岁。2011年6月17日初诊。左小腿内侧溃疡6年反复不愈。3年前作过两下肢大隐静脉高位结扎手术后，溃疡基本愈合。去年秋连日涉水后左小腿溃疡复发，多处求医无效，转来门诊，诊患者左小腿内侧溃疡如鸽蛋大，脓液淋漓，四周皮肤发黑，伴有湿疹瘙痒，行走作痛，食欲不振，大便溏薄，舌淡苔薄白，脉细弱。拟以益气化瘀，生肌收口法，处方：黄芪50g，党参30g，炒白术20g，当归10g，赤芍10g，川牛膝10g，米仁30g，地鳖虫10g，皂角刺15g，红花3g，制乳香6g，制没药6g，苦参15g，陈皮3g，炙甘草5g。每天1剂。嘱如上法做左小腿绷带缠绑。2 周后，左小腿溃疡明显好转，再上法治疗 2 周，疮面完全愈合，湿疹亦除。半年后追访未见复发。

3. 体会

慢性小腿溃疡大都伴下肢静脉曲张，好发于中老年人及久站劳作者，常反复发作，严重的需手术治疗。但对术后复发的小腿溃疡，治疗就较困难。今采用内服益气化瘀生肌汤结合绷带缠绑外治能提高效果。本病形成多由气血虚亏，久立劳作下肢脉络瘀阻，久瘀化热，湿热瘀结，缠绵不去，至疮面难愈，特别是术后复发者，主要责之气虚血瘀。故治疗重在益气养血，辅以化瘀通络，佐以清热利湿，生肌收口，促使疮面愈合。治方重用黄芪、党参、白术、当归大补气血；配炮山甲、皂角刺通络托毒；伍赤芍清热凉血，祛瘀消肿；入少量红花助消瘀化滞；合乳香、没药活血消瘀，去腐生肌；佐米仁利湿通络，清热排脓；加牛膝活血利湿，引药下行，甘草益气解毒，调和诸药。方中穿山甲物稀价高，研末吞服以减少用量，亦可以地鳖虫代之。地鳖虫与穿山甲皆活血祛瘀动物药，前者甲壳与后者鳞甲亦同能通乳，药效相近，故可代用。

本病配合外治，也非常重要。对患处小腿用绷带缠绑，能有效地改善局部血液循环，有利溃疡愈合；使用外治操作要认真，不可轻视。本病治疗好转，疮面愈合后，不可大意，要时时注意防止复发，包括改变生活习惯，减少久立，多作抬高下肢等活动，保持疮面清洁、干燥，防止抓擦或碰伤，如发现皮肤破损或感染，要及时治疗，防微杜渐。

中药加运动关节法治疗腰椎间盘突出

腰椎间盘突出症的治疗方法很多，如手术、中药、推拿、卧床牵引、手法复位、椎管内注射药物及功能锻炼等，各有所长，笔者采用自拟强腰复椎汤结合运动关节法治疗，获得效果，介绍如下。

1. 治疗方法

（1）**中药治疗**：强腰复椎汤处方：川断 15g，杜仲 12g，巴戟天 10g，骨碎补 15g，狗脊 12g，白术 15g，黄芪 20g，独活 10g，当归 10g，蜈蚣 3 条，千年健 15g。每天 1 剂，水煎分 2 次服用。连续服用 3～4 周，见效后，间段服用，以巩固效果。

随证加减：如腰部冷痛，寒湿偏盛加威灵仙、附子、桂枝。腰痛如刺，痛处固定加刘寄奴、制没药、苏木。腰膝酸软，不耐久立加熟地、补骨脂、鹿衔草。腰部胀坠，气短乏力加党参、升麻，加重黄芪、白术用量。尿浊短赤，兼有湿热加川牛膝、黄柏、萆薢。脘腹胀满，大便干结加枳壳、肉苁蓉、生白芍。

（2）**运动锻炼**

1）爬行疗法：两手、两膝着地，扒在地面，略抬头，放松肌肉，尽量使躯干挺直，作直线爬行，中等速度，匀速向前。爬行一段距离后，再后退爬行。如此反复，每次 10 分钟，每天 2 次。连续 1 周后，休息 2～3 天再继续进行，一般做 3～4 周。见效后，则间隔进行，以巩固疗效。爬行时，膝部套上护膝，减少膝盖疼痛。

2）反背法：令医者（或家属）和患者背靠着背，两手肘弯相互勾挽，令医者将患者反背起，使之两足离地，先将患者左右晃动几下，再以臀部着力上下颤动五六下后轻轻放下。施行时要沉稳有力，不可粗暴，对年老体弱患者，应酌情施行，以能承受为度。

治疗期间，避免负重及弯腰活动，睡硬板床，指导做些有益的功能锻炼，比如配合俯卧撑法，俯卧飞燕法等。平时多食新鲜的蔬菜、水果，保持大便通畅。

2. 典型病例

赵某，女，55 岁。2009 年 10 月 6 日初诊。3 年前负重行走不慎致腰部扭伤作痛，近年来，每因天气变化或劳累后则腰痛发作，有加重趋势。近 2 个月连日奔忙腰痛加剧，稍作活动则腰骶痛甚，两下肢沉重迈步困难，卧床后稍能缓解。经西药及牵引治疗，效果不明显，坐轮椅车至门诊就诊。检查：腰椎 2~5 压痛明显，下肢感觉迟钝，直腿抬高试验阳性。MRI 片示：腰椎 3~4，4~5 椎间盘突出。纳食可，二便调，舌淡苔薄白，脉弦细。治以补肝肾，强筋骨，通经络，拟本方加减：川断 15g，杜仲 12g，巴戟天 10g，骨碎补 15g，狗脊 12g，黄芪 20g，独活 10g，当归 10g，蜈蚣 3 条，千年健 15g，鹿衔草 15g，威灵仙 12g，鸡血藤 30g。每日 1 剂，煎汁分 2 次服，指导自行做爬行法，并令亲属给做反背法每天 2 次。治疗 2 周后，腰酸痛症状明显好转，能单独步行来诊。以上方去蜈蚣，加熟地、白术各 15g，再服 2 周，腰腿痛症状基本消失，能活动，嘱少劳作，坚持如法锻炼。随访半年，腰痛未犯。

3. 体会

腰椎间盘突出引起原因有多种，除外伤直接因素外，腰椎间盘退变是重要基本因素。本病属中医的腰腿痛、痿证、痹证范畴，其病因主要有标本两方面，本因多由体弱肾虚，加之劳伤，重损肝肾，筋骨失荣，脏气空虚，致风寒湿邪乘虚侵袭，痹阻经络；或由跌仆闪挫，损伤筋脉，血郁络阻，损及肝肾，表现本虚标实。因此，治以补肝肾，强筋骨，通络除痹。本方为此病机而设，主药杜仲、川断、狗脊、骨碎补、巴戟天具补肝肾、强筋骨作用，且通络止痛，补而不滞。辅以黄芪、白术补气益脾，以后天补先天。佐以独活祛风胜湿，善除下肢寒湿痹痛；千年健除腰膝冷痹，强健筋骨；当归补血活血，祛瘀止痛；蜈蚣虫类搜剔，善通顽痹。上述组方，颇切病机，辨证加减得法，改善症状显著。

人类有些疾病发生与进化有关。人类由爬行进化成直立，行为上改变了性质，也带来了生理变化，产生了一些人类特有的疾病，腰椎间盘突出就是其中之一。所以治疗这类疾病，须采用"回归自然"方法，即是以爬行法治疗腰椎间盘突出的原理。本法经多年的实践，简单且有远期疗效，易为病人接受。反背法对本病治疗也有效果，临床使用得法改善症状立见，有些患者操作后当即就觉疼痛及压迫症状缓解。本法适应证广，禁忌证少，对急性发作患者，配合针灸；对病程较久者，坚持时间要长，减少复发。

扶正祛邪治疗小儿泄泻心得

小儿泄泻的辨治有其特点，小儿"稚阴未充，稚阳未长"，调节功能差，发病则邪气易实，正气易虚，临床易出现虚实并见，寒热错杂。由于小儿"脏气清灵，随拨随应"，用药"稍呆则滞，稍重则伤"，处方切忌呆泥、偏颇，治应重视扶正祛邪配合，随证采用补消并用，温清兼施，润燥相济等方法，贴切病机，提高效果。

1. 补消并用

泄泻因脾胃虚弱和湿食积滞居多，表现面苍神疲，纳呆腹胀，稍不谨食则泄泻加重，口臭嗳腐，便下不化食物及黏液，舌淡苔腻。病情反复发作，多见虚实夹杂，治疗不能以久病为虚，一味补脾，或单治积滞，纯用消导，应顾及虚实两端。脾伤多积滞，不待化热，当配消积导滞；泄泻易伤脾，不待脾气衰弱，应早顾护脾气。所以治宜健补脾胃与消导积滞配伍，如健脾丸、枳实消痞丸、肥儿丸之类化裁使用。用药应轻灵，补脾忌用滋填之品，四君之类较为平和，虚多加黄芪、炒扁豆、山药等；消积不宜过于克伐，保和丸颇为稳妥。泄泻为脾胃病变，张洁古谓"治脾胃之法，莫精于升降"，创枳术丸意在升清运脾，降浊和胃，临床加味治疗脾胃虚弱，饮食停滞之小儿泄泻颇有效验。升清为扶正以健脾，降浊为祛邪以调胃，调节升降即扶正祛邪之法；可效东垣法，升清阳选用羌活、防风、葛根，配合补脾气党参、黄芪、白术等；降浊阴而导积滞择以槟榔、川朴、楂肉、枳壳，兼湿热配以黄连、制军、马齿苋等。

【例1】王某，男，3岁。泄泻反复1年，稍不慎食则发，近3天泄泻又作，日4～5次，面苍形瘦，睡眠露睛，便下不爽，肛门发红，便时脱肛，舌淡苔黄腻。证由久泻伤脾，中气虚陷，运化无力，食滞化热，致湿热下注。治宜补中升陷，清热导滞：党参3g，黄芪4.5g，升麻、甘草各1g，葛根、枳壳、炒山楂各2.4g，川连、制大黄各1.5g，木香1.2g。3剂泻止，2 旬后伤食复发，再进上方加减 5 剂而愈，继调治半个月，经年未发。

2. 温清兼施

小儿为"纯阳之体"，受邪易于化热，且脏腑稚嫩，又易损伤阳气，故邪实以湿阻化热居多，正虚以阳弱内寒多见。小儿泄泻不乏为寒热夹杂，有由湿热泻利日久或误治失治致脾阳虚衰，或由虚寒之体复感湿热之邪所致等。治用温运中阳与清泄邪热配伍，治疗常以干姜与黄连配合为主，意取理中与泻心，能苦辛开泄、温阳泄热，既开泄邪结，又扶助阳气；温运药如木香、吴萸、附子、厚朴、肉蔻，清泄药如黄芩、黄柏、马齿苋、凤尾草、赤芍等，皆可随证组合。该法对湿热泄泻，见有湿遏热伏，中阳不伸者，亦可使用；如见寒泻或者热泻，以正治法发生格拒呕吐者，则用"反佐"法，配合少量"从治"之味，能获得效果。本法用药辛辣大苦，气味皆厚，小儿服用困难者，可取少剂量，配合脐疗：取黄连与吴萸 4：1，共研细末，取适量开水调糊状，贴脐孔，亦效。

【例 2】雪某，男，1 岁 8 个月。由感受外邪致发热呕吐，经治疗热退而泄泻不止 1 周，日 7～8 次，大便如蛋花汤，气秽。经输液及抗感染治疗，泄泻未明显减轻。诊患儿神疲尿少，肠鸣呕吐，腹软肛红，苔薄黄。证属湿热内壅，中阳失运，拟以两顾之法，标本并治。处方：葛根 4.5g，干姜、木香各 1.5g，黄芩、焦山楂、茯苓各 3g，藿香 2.1g。服 1 剂症状见轻，再 2 剂而愈。

3. 发表调中

表里同病的泄泻亦常见之。因"小儿脾常不足"，感受暑热、风寒等外邪，易损伤脾胃而致泄泻；或由久泻不愈致中气虚弱，卫外不固，感受外感，表现外有表证，内伤脾胃之中虚表实症候。本证治疗若单扶脾土，则表邪恋着，郁结不除；纯解其表，则中气不支，邪难透达。治当表里兼顾，培元托邪，且解表风药又能升阳助脾。法宗钱乙的败毒散，夹湿热加车前子、黄芩，夹暑热加藿香、六一散，卫表不固加黄芪，阳衰加附子。

该方原为小儿感冒而设，小儿元气未充，用小量人参"培其正气，败其邪毒"。喻昌用之治疗外邪陷里而成泻痢，使陷里之邪，还从表出而愈，称为"逆流挽舟"法，临床用于小儿外感高热伴见腹泻，随证加减，效果非凡。

【例3】张某，男，1岁3个月。素体虚弱，经常腹泻。3天前受寒发热，鼻塞，咳喘，面色苍白，精神不振，便下稀水如鸭粪，日四五次，口不渴，苔薄白，指纹黯淡。拟解表散寒，温阳益脾：麻黄、桂枝、橘红、甘草各0.9g，芍药、前胡各2.1g，葛根、茯苓各2.4g，党参3g，附子1.5g。2剂热退咳间，去麻黄、前胡，加白术、姜、枣，再服2剂泻止而愈。

4. 润燥相济

泄泻易于伤阳，亦易耗阴，如过用苦寒药或误治失治，不仅损伤脾气，亦易耗胃津，造成胃阴不足，脾弱湿滞之候。表现纳食减少，干呕不饥，气馁口渴，便泄不爽，舌红苔腻或白屑满布。治当甘润清养胃阴与芳香化湿醒脾并施，润燥合用，刚柔相济。叶氏《临证指南医案》善用沙参、麦冬、石斛、怀山药、白芍、乌梅、甘草与佩兰、橘白、扁豆衣、荷叶、川朴花等配合，既益胃顾阴，又能化湿启脾。叶氏创养胃阴之法，与化湿醒脾相行而不悖，且用药轻灵，颇适宜小儿病患。

【例4】朱某，男，2岁3个月。泄泻反复1个月，日2～3次，甚则7～8次，形瘦，啼哭不安，纳食减少，腹微胀，口渴干呕，舌红苔薄腻。属久泻耗伤胃阴，脾运失职，湿浊不化。拟清养胃阴合芳化益脾法，润燥相配，处方：党参、石斛、怀山药、麦芽各3g，扁豆衣2.1g，乌梅1.8g，荷叶、佩兰、藿梗、木瓜各1.5g。调治周余，泻止而愈。

5. 结语

小儿科又称"哑科"，医者应充分利用望、闻二诊，问清家长患儿的细小变化，把握病情真相。如见面苍肢凉、小便清长者多阳气不足，虽有郁热，不可过用苦寒，防止伤阳；如久泻伴肛门发红，多夹郁热，益脾须兼清泄。扶正药与祛邪药的配比，当随证而定，灵活应用，或者采用内服、外用分施：如湿热内阻兼中阳不运，内服清热利湿之味，辅以温中运脾之剂外用，用苍术、吴萸、川椒等研细末作脐疗。有些脾虚兼湿热阻滞，泻利不爽，如配苦寒清泄之剂患儿服药困难且易伤脾阳，可另用黄连、大黄共研细末，取适量做脐疗。小儿泄泻发生与发展即为邪正斗争的过程，邪实会导致正虚，而正虚又易使邪气内侵，因果交替，使病情变为复杂，致泄泻迁延难愈。故扶正祛邪并施，采用综合办法，促使本病获愈。本文写作时间较早，病例处方用量，由旧制"钱"换算。

（本文发表于《浙江中医杂志》，1982，17（4）：175-176.）

治疗小儿慢性咳嗽体会

导致小儿咳嗽反复不愈，主要与气候环境、体质和喂养等因素有关，其中以体质因素尤为重要。治疗小儿慢性咳嗽要抓住病变的特征，辨证用药，如慢性咳嗽急发以热证居多，咳声重浊多伴痰饮内伏，咳嗽反复不已要辨清虚实夹杂，调理好脾胃功能，兹将治疗体会整理如下。

1. 小儿慢性咳嗽急发以热证居多

小儿咳嗽缠绵不愈，多数由外邪反复犯肺所致。由于小儿为"纯阳之体"，常表现"阳常有余，阴常不足"。导致小儿咳嗽的外邪，虽有"六淫"之异，但侵入体内容易化热，且肺为阳脏主表，故咳嗽表现以热证、实证居多。临床常见小儿咳嗽不已，多为外邪反复引发，表现咳痰不爽、恶热口渴、大便干结、唇赤舌红等肺热之候。但用清肺之剂不可过于苦寒，一般采用辛凉、甘凉轻清之剂，以桑菊饮、麻杏石甘汤、泻白散等为主；最为常用有效的是麻杏石甘汤加减，可用于肺系多种疾病所致咳嗽，如咽喉炎、上呼吸道感染、急慢性支气管炎、肺炎、支气管哮喘、百日咳等；鼻塞加白芷、辛夷，咽痒加荆芥、蝉衣，咽喉痛加牛蒡子、连翘，咽燥干咳加乌梅、罗汉果，痰多清稀加半夏、细辛，痰多黄稠加浙贝、金荞麦，身热烦躁加黄芩、桑白皮，喉头痰鸣加射干、僵蚕，哮喘加地龙、白果，口渴阴伤加北沙参、麦冬，多汗加黄芪、五味子，大便干结加瓜蒌实、莱菔子，便溏尿少加车前子、米仁。方中生石膏是味好药，用时配入米仁或山药能顾护脾胃又能增加效果。顽固久咳有些由肝火犯肺，风痰交阻，表现咳嗽阵作，剧则作呕或鼻衄，宜配清肝平逆药：僵蚕、钩藤、白芍、黛蛤散、炒山栀。

【病例1】患者某，男，6岁。2009年11月3日初诊。咳嗽反复10个月，加剧7天。患儿素体虚弱，今年1月至今咳嗽反复，每外感则增剧。1周前着凉，咳嗽频作，胸片示两肺纹理增粗。连续用抗生素4天，服用中药宣肺止咳化痰之剂3天，咳嗽依然。刻诊咳痰不爽，入夜痰鸣，口干烦躁，大便干结，夜寐有汗，舌红苔薄白腻。证属痰热咳嗽，肺胃失降。处方：麻黄4g，杏仁6g，生石膏20g，瓜蒌实8g，前胡6g，半夏6g，僵蚕6g，莱菔子6g，桑叶6g，甘草3g。服3剂后大便通畅，咳嗽大减，口干纳果，上方去莱菔子、僵蚕，加橘红3g，北沙参8g，调治1周而愈。1个月后受凉复作，继以前方加减，服5剂而愈，追访3个月未复发。

2. 咳声重浊多有痰浊内停

小儿咳嗽反复不已，还与痰浊内停有关。常言："无痰不成嗽"，在咳嗽病变过程中均有痰邪作祟。由于小儿脾常不足，脾失健运，湿停成痰，上贮于肺，易为外邪引动，痰浊阻肺，引起咳嗽。小儿咳嗽起始，表现邪热壅肺，治疗常因选用抗生素，或过用苦寒清凉之剂，损伤了患儿脾肺阳气，至水液不化，停饮成痰，缠绵不解，以致咳嗽不愈。有些小儿咳嗽反复与过敏体质有关，其病候多见痰浊内停，如痰浊不除，则咳嗽难愈。患儿大都不能自主咳出痰液，表现咳声重浊，入夜痰鸣，呕吐痰涎，夜寐不宁，苔腻脉滑。根据"脾为生痰之源，肺为贮痰之器"之理，治疗须标本兼顾，才能根除痰浊。痰饮为阴邪，故谓"病痰饮者，当以温药和之"。病处急性期，大都由于外感之邪或内伤饮食所诱发，急则治其标，有表证者可用小青龙加石膏汤，表证已除可使用二陈汤、苓桂术甘汤，待症状控制后，转以扶脾运中，祛痰化饮，以六君子汤合导痰汤加减。祛痰之要在于辨清寒热，如痰声辘辘、痰液清稀多为寒痰，用苓甘五味加姜辛半夏杏仁汤；咳痰不爽、痰稠口渴多为热痰，加浙贝、竹茹合用小陷胸汤。肺为"娇脏"，使用化痰药，要注意保护肺阴，切勿过燥伤肺。

【病例2】 患者某，男，10岁。2011年7月28日初诊。咳嗽时发时休近2年，近伤于生冷，咳嗽频作5天，用过抗生素效果不佳。诊患儿咳声重浊，入夜喉头痰鸣，纳呆便溏，恶心有汗，舌苔薄白腻，脉濡。西医诊断变异性咳嗽，中医诊断为湿痰咳嗽，治以二陈汤合苓桂术甘汤。处方：桂枝6g，茯苓15g，白术8g，白前8g，干姜3g，半夏8g，陈皮6g，制南星8g，炙甘草3g。服5剂，痰消食进，咳嗽基本控制，于上方合四君子汤再调理治愈。2个月后受凉咳复，但症状较轻，以上方加减治疗1周而咳止，再于方中加防风5g，黄芪10g，巩固1周，追访3个月未复。

3. 慢性咳嗽不乏虚实夹杂须辨清

由于小儿"脏腑柔弱，易虚易实"，一旦发病，则邪气易实而正气易虚。慢性咳嗽患儿，大都禀赋不足，肺卫虚弱，外邪恋肺，或外感咳嗽，调治失宜，肺气受损致咳嗽不愈，临床容易出现正虚邪恋，虚实夹杂证候。正虚大都为肺脾虚弱，邪实以外邪、痰浊、食积为多见。本病固本在益肺扶脾，祛邪以理气化痰，消积通腑。因为小儿"脏气清灵，随拨随应"，方药对证，效如桴鼓，若二三剂不应，要分析原因，即须更方。处理虚实夹杂之证，要分清虚实孰轻孰重。以实为主患儿，多由伤风饮食，如外邪袭肺，肺气不宣，水凝成痰，造成食滞与痰饮互结，临床表现：晨咳为甚，喉头痰鸣，食欲不振，腹胀便滞，口臭苔腻。治以宣肺和胃，导滞消痰为主，邪去正自安。用保和丸合枳术丸、二陈汤为主方，随证加减：咳喘甚加杏仁、苏叶，腹胀痛加厚朴、槟榔，大便秘结加瓜蒌实、莱菔子等。如虚实夹杂，以虚为主，多由肺虚卫弱，表现咳嗽缠绵不愈，每遇风凉则甚，纳呆便溏，神疲有汗，面苍肢凉，舌淡苔薄，脉濡。治以益气补脾，宣肺化痰，用六君子汤加白前、佛耳草。遇凉则喷嚏连连加荆芥、防风，口干阴虚加沙参、麦冬，多汗易感加黄芪、太子参，咳频无痰配入乌梅、当归、五味子等。

【病例3】患者某，男，6岁。2011年5月6日初诊。咳嗽反复6月余，用过各种中西药治疗，或小效或不效。诊患儿咳痰不爽，每于早晚则咳甚，纳差便溏，口臭口干，舌红苔腻，脉小滑。胸片提示肺纹理增粗，西医诊断为支气管炎，中医辨证属脾虚食滞，肺热胃寒，拟标本兼治。处方：党参8g，白术8g，茯苓10g，半夏6g，橘红3g，桑皮8g，桔梗4g，前胡6g，炒麦芽10g，焦山楂10g，炒神曲10g，生甘草3g。5剂后咳平痰消，食纳增加，口干多汗，继以上方加黄芪8g，乌梅5g。调治2周症状消失，追访3个月无恙。

4. 久咳不愈更要顾及脾胃

小儿正处生长发育时期，脾胃负荷较重，故小儿"脾常不足"。小儿病变治疗过用寒凉，脾胃最易受损。"卫气受养于中焦"，脾胃损伤，会导致肺卫不足，易感外邪。近代儿科名医王伯岳说："如系久咳不愈，更应注意到脾"。小儿咳嗽反复不愈常与脾胃虚弱，或脾胃失运，饮食积滞有密切关系，所以对久咳不愈的患儿必须问清脾胃症状。南京汪受传教授认为小儿反复呼吸道感染（咳嗽）病变虽在肺，但与脾有密切关系。小儿饮食不能自节，易致饮食积滞，造成食痰互结，使咳嗽缠绵不愈，表现咳嗽阵作，口臭纳差，腹胀便结，苔厚腻。治用消积降气法，使用杏仁、苏叶、枳壳、莱菔子、焦三仙等，使肠腑通降，食滞得消，肺气得宣，咳嗽自然缓解。患儿早上咳频，食纳不振，多数夹食积，当辅和胃消食。如见脾弱大便溏薄，宜补脾利湿法，以四君子汤加米仁、石韦、车前子等，使脾运水行，肺气宣畅，则咳嗽自止。"子病及母"，久咳肺虚会导致脾气虚弱，中虚失运则痰湿内生，又加重肺的病变，治疗重在调理脾胃。脾虚久咳，兼外感伤食，治以参苏饮加减，待病情缓解，用六君子汤合宣肺止咳之味。"脾旺四季不受邪"，以四君子汤、补中益气汤等虚则补其母，遵培土生金法，可减少本病复发。

【病例4】患者某，男，9岁。2009年11月23日初诊。咳嗽反复发作1

年余。患儿于去年底发热咳嗽，经检查，诊断为支气管肺炎。住院治疗 2 周，热退而各项检查基本正常，然出院后咳嗽一直反复不已，每于季节替换则咳喘发作。刻诊咳嗽有痰，纳呆便溏，恶心有汗，面苍形瘦，舌苔白腻，脉弱无力。西医诊断为过敏性咳嗽，中医诊断为肺虚痰阻，拟培土生金法，以六君子汤合玉屏风加减。处方：太子参 10g，黄芪 10g，茯苓 12g，白术 10g，化橘红 3g，半夏 6g，鸡内金 5g，防风 3g，川贝 3g，炙甘草 3g。服 3 剂后咳嗽明显改善，食纳增加。再以上方加减调治 2 周而愈，追访半年未复。

参考文献

[1] 朱世增. 王伯岳论儿科 [M]. 上海：上海中医药大学出版社，2009.

[2] 乔振纲，韩冠先. 实用中医痰病证治 [M]. 北京：人民卫生出版社，2001.

[3] 宋·钱乙. 小儿药证直诀 [M]. 北京：人民卫生出版社，2006.

[4] 王伯岳. 中医儿科临床浅解 [M]. 北京：人民卫生出版社，1976.

[5] 王明明. 汪受传教授治疗小儿肺系疾病经验 [J]. 中华中医药杂志，2011，26(11):2602.

（本文发表于《中华中医药杂志》，2013，28（4）：976-978.）

小儿疾病从痰证论治临床一得

小儿疾病多因主诉不清，而影响辨证诊断，故辨治尽量从发生病机特点入手，提高诊治准确性。"脾常不足"为小儿特点，《景岳全书》言："脾主湿，湿动则为痰"。许多小儿疾病发生，容易出现脾胃失调，滞湿生痰，形成痰证，导致病证缠绵不愈。儿科许多疾病的发生、变化与痰证相关，治疗从祛痰入手，或配合祛痰治疗，容易切中病情，获得效果，兹将临床体会举隅如下。

1. 鼻炎

鼻炎为小儿多见疾患，反复发作不愈者，大都与痰浊郁积有关，表现鼻塞，涕黏稠而量多，早上咳吐多痰，每次感冒后症状加剧，伴见头痛头胀，嗅觉减退，夜寐打鼾。鼻为肺之窍，通鼻窍宜配合宣肺，除鼻涕须配合化痰。鼻涕形成病机如同痰液，鼻涕黄浊，宜清肺化痰；鼻涕清稀，宜温肺化痰。鼻炎反复不愈，本为气虚，标为痰浊，治在辨虚实。实证以通窍宣肺，清热化痰为主，方用白芷、辛夷、黄芩、桔梗、浙贝、枇杷叶、葶苈子、胆星、制半夏。伤于风寒用川芎茶调散加减。《金匮要略·肺痿肺痈咳嗽上气》言："鼻塞清涕出，不闻香臭酸辛。"以葶苈大枣泻肺汤主之。肺通鼻窍，葶苈子能泻肺除痰，亦能通利鼻窍，急慢性鼻炎均可配用。本病虚证多由肺气不足，脾虚生痰，方用黄芪、党参、白术、白芷、苍耳子、桔梗、半夏、皂角刺、茯苓。口渴舌燥加北沙参、麦冬，头痛加川芎、蔓荆子，鼻涕稠黄加胆星、鸭跖草，涕清纳呆加细辛、藿香。

【病例1】黄某，男，11岁。2009年12月3日初诊。鼻塞流黄浊涕半个月，入睡鼾声，西药治效不明显，转诊中医。诊患儿鼻涕黄浊，早上咳嗽多痰，头痛，讲话鼻音，鼻涕有异味，舌红苔黄腻，脉弦滑。证属痰热阻窍，拟清肺化痰，通窍泄浊。处方：白芷8g，辛夷8g，胆星6g，黄芩10g，麻黄5g，生石膏20g，皂角刺10g，桔梗8g，浙贝8g，枇杷叶10g，葶苈子10g，甘草3g。嘱每天2次按摩迎香穴，每次3分钟。服5剂后咳嗽痰涕明显减轻，入睡鼾声亦减，鼻窍欠畅，涕黏黄稠。复上方去麻黄、生石膏，加苍耳子8g，路路通8g。再服5天，诸症除，继以上方加黄芪、北沙参等固本，调理2周。追访半年无恙。

2. 小儿肺炎

小儿肺炎，有些反复使用抗生素无效，表现咳喘不已，痰多而咳吐不利，单纯宣肺清热效果常不佳，多数因邪热蕴肺，灼液成痰，痰滞不解。

痰为阴邪，容易伤阳，以致缠绵不愈。张山雷言小儿："稚阴未充，其阳偏盛"，故小儿呼吸道感染表现以热证居多，用药大都偏重清凉，但过用苦寒之味易伤阳气，至痰液不化，反致咳喘不解，特别是体胖多湿患儿，更应注意。刘弼臣提出治疗小儿肺炎"除热、祛痰、定喘"三要，祛痰为其重要一法。临床表现：咳嗽多痰，气喘痰鸣，咳痰不爽，胸闷纳呆，苔腻脉滑。治疗用方：麻黄、杏仁、制半夏、茯苓、橘红、桑皮、苏子、葶苈子、前胡、甘草。随证加减：发热烦躁加生石膏、黄芩，痰多清稀加干姜、细辛，痰多黄稠加浙贝、鱼腥草，喉头痰鸣加射干、僵蚕，口干舌红加北沙参、麦冬，面苍多汗加黄芪、太子参，大便干结加瓜蒌实、莱菔子，便溏尿少加车前子、米仁。

【病例2】陈某，女，4岁。2011年10月5日初诊。发热咳嗽7天，入夜喉头痰鸣，用过抗生素治疗症状改善不明显，胸部X片示支气管肺炎，住院治疗1周，发热反复，咳嗽频频，喉头痰鸣，中医会诊。诊患儿咳嗽多痰，纳食不振，夜寐不宁，腹胀便结，烦躁作呕，下午低热，体温37.7～38.2℃，舌红苔薄白腻，脉小滑数。证属痰热阻滞，肺胃不和，以三拗、泻白、二陈、三子合方，处方：炙麻黄4g，半夏5g，茯苓8g，化橘红3g，莱菔子6g，白芥子5g，苏子5g，杏仁5g，桑皮6g，地骨皮8g，甘草2g。服3剂，热除便通，痰咳大减，纳食欠佳，继以上方去桑皮、地骨皮、白芥子，加神曲8g，厚朴4g。3天后症除而出院，追访半个月无恙。

3. 哮喘

哮喘常反复发作，多与患儿脾肺气虚，痰饮内伏有关，故言"无痰不作哮"。《症因脉治·哮病论》言："哮病之因，痰饮留伏，结成窠臼，潜伏于内，偶有七情之犯，饮食之伤，或外有时令之风寒，束其肌表，则哮喘之症作矣"。有些小儿属过敏体质，亦与宿痰有关。本病表现：咳嗽喘促，喉头哮鸣音，咳痰不畅，胸闷纳差，夜寐不宁，舌苔厚腻，脉滑，多见一派痰证之象。所以祛痰与杜绝生痰之源对哮喘的治疗相当重要。本病发作，大都由内伏"痰饮"为外因所引发，治疗须重视化痰逐饮。祛痰要辨寒热，属热者用麻杏石甘汤合小陷胸汤加减，属寒者用小青龙合三子养亲汤加减，表虚者用桂枝加厚朴杏子汤合二陈汤。待症状控制，按"脾为生痰之源"原理，从根除痰，注重扶脾运中，祛痰化饮，以六君子汤合苓桂术甘汤主之，肺卫不固者合玉屏风散。肺为"娇脏"，小儿尤其娇嫩，使用祛痰药要注意配伍，慎勿伤肺。

【病例 3】何某，女，7 岁。2011 年 12 月 9 日初诊。主诉：咳喘痰多 8 天，入夜加剧。患儿有过敏性哮喘史，此次伤食发作，初予麻黄剂效果不佳。诊患者面苍，肢凉汗出，咳吐白痰清稀，听诊闻及两肺哮鸣声，纳呆便溏，舌苔薄白腻，脉小滑。证属脾阳不足，痰浊内阻，用桂枝加厚朴杏子汤合二陈汤加减：桂枝 8g，酒芍 10g，半夏 8g，化橘红 8g，茯苓 20g，炙甘草 5g，杏仁 8g，厚朴 8g，苏子 6g，生姜 3 片，红枣 5 枚。服 5 剂喘平，痰涎减少，饮食少进。上方合入健脾固表之味，调理 1 周而愈。

4. 厌食症

小儿厌食症多数由于父母过于溺爱，任性偏食，或盲目补充营养，导致脾胃运化功能障碍。尤在泾《金匮要略心典》中说："谷入而胃不能散其精，则化而为痰。"厌食的患儿往往偏食，或嗜食肉类厚味，或喜吃冷饮，导致脾胃失运，脂浊内积，气滞湿阻，痰浊内生。患儿表现面色无华，脘腹胀饱，纳食呆滞，多食则恶心，甚则呕吐，大便溏滞不爽，舌苔薄白。临床厌食症表现脾运失司，痰湿内阻最为多见。健补脾胃，消除痰积，对治疗厌食症，有显著效果。治疗采用四君子汤合二陈汤加减，处方：党参、白术、茯苓、半夏、化橘红、藿香、砂仁、枳壳、焦三仙、炙甘草。久病多汗加黄芪、乌梅，胃寒呕吐清痰加生姜、桂枝，便溏加米仁、鸡内金，舌红郁热加连翘、胡黄连，口渴苔剥胃阴不足，去焦三仙、藿香，加麦冬、制玉竹。

【病例 4】马某，男，6 岁。2011 年 9 月 5 日初诊。患儿胃纳呆滞 2 个月，经常恶心呕吐。诊患儿面色淡白睑浮，口渴喜喝饮料，每食生冷则呕吐，吐出食物及痰涎，大便溏滞，舌淡苔白腻。钱乙《小儿药证直诀》谓小儿："吐沫及痰，或白、绿水，皆胃虚冷。"此证属脾胃虚寒，痰浊内生，拟以温脾阳，化痰饮，予苓桂术甘汤合二陈汤加减治之。处方：茯苓8g，白术5g，桂枝3g，化橘红3g，半夏5g，枳壳3g，焦三仙各6g，藿香4g，乌梅3g，炙甘草3g，生姜3片。服3剂后呕吐止，纳食改善，再以上方去焦三仙加入党参5g，调治2周，纳食如常，追访半年无恙。

5. 多发性抽动症

　　小儿多发性抽动症，临床发病率有增高趋势。中医文献无此病名，大都从"审症求因"去认识，从临床表现看，一是症状多变，主要表现头面、肢体或躯干肌肉抽动，属肝风内动之象；二是不自主发声，常伴一些行为异常，夜卧不宁，有些症状颇为怪异，所谓"怪病多为痰作祟"，发病与痰浊内阻有关。所以本病从风、从痰辨治较能贴近病机。风与痰在病理上关系密切，常互为因果，加重病变。临床对本病治疗用方较多，主要从风痰内扰辨治，采用平肝息风，化痰宁神法，用方：制半夏、茯苓、化橘红、制南星、远志、郁金、石菖蒲、石决明、生牡蛎、白芍、甘草。随证加减：眼鼻抽动加蝉衣、辛夷；摇头斜颈加天麻、钩藤；肢体抽动加木瓜、当归，严重者加全蝎、蜈蚣；脾气烦躁加柴胡、山栀；咽喉不利加僵蚕、玄参；寐差加枣仁、夜交藤；纳呆加焦三仙。

【病例5】赖某，男，8岁。2009年4月6日初诊。患儿头身不由自主动作3年，近半年来症状加剧。诊患儿面色㿠白，眨眼，吸鼻频繁，咽喉不利，食欲不振，恶心，吐涎沫，大便溏薄，坐卧不宁，舌苔薄白，脉弦小滑。证属脾虚生痰，风痰内扰，治拟健脾消痰，息风宁神。处方：白术8g，制半夏8g，茯苓10g，化橘红6g，制南星8g，远志8g，石菖蒲8g，白芍10g，天麻8g，钩藤10g，蝉衣5g，甘草3g。每天1剂，嘱配合生活起居与饮食调制。服7天后，症状有所控制，继上方加减治疗2个月，症状基本消失。翌年因伤于饮食，症状小有复发，再以上方加减治疗2周而愈。

6. 体会

小儿疾病从痰证论治，临床颇为常用。中医谓"痰"分有形、无形，临床表现多种多样，小儿许多疾病变化过程中，均会出现痰证表现，用方结合治痰能增加效果。如常见的感冒、咳嗽，有些患儿反复不愈，并非气虚，卫外不固，常与脾虚痰阻有关，往往一经健脾化痰治疗，患儿症状得到明显改善。痰证不但与消化、呼吸系疾患有密切相关，还与儿童发育期间的神经功能失调有相当关系。现代药理研究表明，祛痰的方药能调节小儿消化、呼吸、神经及心脑血管功能，所以对小儿许多病变颇为常用。

痰证形成与脏腑功能失调，水液代谢失常有关，所以治疗不可单纯祛痰法，应从产生根源辨治。《景岳全书》言："今举世医流，但知百计攻痰，便是治病，竟不知所以为痰，及何因而起，是何异引指使臂，灌汁以救根者乎，标本误从，主见失真，欲求愈病难也"；又言："怪病之为痰者，正以痰非病之本，乃病之标耳"。所谓"见痰休治痰"，由于痰证表现多端，真正治痰先要明确发生原因，从调理脏腑功能及气血津液代谢入手，既求其本源，又得标本兼顾，才能根除痰证。

参考文献

[1] 明·张景岳. 景岳全书 [M]. 北京：人民卫生出版社，2007.

[2] 李克光. 金匮要略讲义 [M]. 上海：上海科学技术出版社，1985.

[3] 吴大真，乔模. 现代名中医·儿科绝技 [M]. 北京：科学技术文献出版社，2000.

[4] 明·秦景明. 症因脉治 [M]. 上海：上海科学技术出版社，1958.

[5] 宋·钱乙. 小儿药证直诀 [M]. 北京：人民卫生出版社，2006.

（本文发表于《新中医》，2014，46（4）：228-230.）

外科内托法治疗慢性鼻窦炎

慢性鼻窦炎的治疗，西医大都采用抗炎、冲洗、穿刺及手术等，不易得到根治。本病容易反复，主要在于鼻窦内脓性鼻涕难以彻底清除，近年来运用中医外科的内治托法结合外治，取得一定效果，兹介绍如下。

1. 治疗方法

（1）**内服法**：基本方：白芷10g，苍耳子10g，桔梗10g，蒲公英30g，黄芩10，辛夷10g，党参15g，黄芪20g，赤芍15g，皂角刺15，炮山甲5g，浙贝10g，防风8g，甘草5g。每天1剂，水煎汁分2次服，15天为1疗程。

加减法：头昏眩晕加天麻、夏枯草、杭菊花；头痛恶风加防风、川芎、蔓荆子，后头痛加羌活，头顶痛加藁本，痛甚加细辛；鼻涕黄绿黏稠加鱼腥草、鸭跖草、金荞麦；咳喘多痰加炙麻黄、胆星、枇杷叶；耳孔塞气加石菖蒲、路路通、葛根；舌红口渴加花粉、芦根、玉竹；涕多头重加藿香、茯苓、泽泻；脘胀纳呆加陈皮、蔻仁、苏叶；衄血络伤加三七、丹皮、当归；伴发鼻息肉加僵蚕、石见穿、乌梅。

（2）**外治法**

1）将煎好的汤液先趁热放鼻孔下熏，让鼻孔多吸入药汁蒸气，稍凉再服用。

2）用热毛巾热敷并用手指搓擦印堂、鼻根、迎香穴，每次3~5分钟，每天2次。

3）鼻塞严重者，可用鲜鹅不食草或漆姑草[石竹科植物 Sagina japonica (Sw.) Ohwi 的全草，出《本草拾遗》，功能清热解毒、消疮排脓，民间常以治疗漆疮、痈肿、疮毒，塞鼻治鼻炎]适量捣烂，塞鼻；也可用干品适量研末调蜂蜜纳鼻孔内，每天2次。

2. 典型病例

李某，男，16岁。2004年12月23日初诊。鼻塞流浊涕，头痛反复2年。每遇感冒，则发作，用抗生素等暂时缓解，症状不能根除。头颅CT片示：两侧上颌窦炎。刻诊患者头痛，前额为甚，鼻塞流黄浊涕，嗅觉减退，早上喉头有痰，近来觉记忆力减退；舌淡苔薄白腻，脉弦小滑。治用补气托毒，清热通窍，处方：白芷10g，黄芩10g，辛夷10g，皂角刺15g，花粉10g，赤芍15g，浙贝10g，炮山甲5g，鱼腥草30g，黄芪20g，桔梗10g，防风8g，甘草5g。每天1剂，水煎分2次服用，嘱每天用手指按摩迎香穴2次，每次3分钟。半个月后临床症状消失，偶尔有鼻塞，复上方去炮山甲、花粉，加当归10g，党参15g，续调治半月余，诸恙悉平，半年后追随访未复发。

3. 体会

慢性鼻窦炎表现：鼻塞、鼻流脓性涕、头痛、嗅觉减退，有些伴头晕、失眠、困倦及记忆力减退等，易反复发作，缠绵难愈，经X线摄片和CT检查不难获得诊断。本病中医称之鼻渊，由于"浊涕下不止"，故又称"脑漏"，病机是肺脾气虚，痰热阻窍。本病之所难根治，主要是鼻窦腔内炎症，积涕蓄脓，不易彻底清除。所以鼻窦炎治疗关键在清除鼻窦内脓性分泌物。中医认为脓性鼻涕与脓性痰液一样，形成病机和疮疡脓液相同，都是气血与邪毒抗争的产物，所以施治也相通，可用外科疮疡的内托排脓法来治疗，冀以清除脓性鼻涕。

外科内托法主要用于化脓性疾病，脓已形成而脓毒不能外泄之证，托法能使脓毒移深居浅或趋于限局化而容易外排，以达到清除病灶的目的。鼻窦炎的脓性鼻涕不易清除，主要是鼻窦内炎症形成脓性死腔，排泄不畅；采用内托法，意在托毒排脓。托法采用的主要药物是活血祛瘀的炮山甲、皂角刺（走窜通经力强，孕妇忌用，可用其他托毒药），还有桔梗、浙贝、米仁、白芷、芦根、花粉等均有消痰排脓，内托作用。由于痰瘀同源，用方加入活血药当归、赤芍、丹皮、桃仁等可增强内托效果。内托主药炮山甲价格较贵，可减量用3g，研细末冲服。

外科托法的应用须重视局部症状与整体辨证结合。所谓"病在局部，根在脏腑"，治疗五官疾病应当有整体观念，内托法治疗慢性鼻窦炎，也要掌握好整体辨证。鼻窦炎一般分虚实论治，慢性鼻窦炎病程长，多数伴见头昏困倦、精神不振、健忘等肺脾气虚之象，所以多用补托法，内托方中以补益气血药物，扶正托邪外出。慢性鼻窦炎有时呈急性发作，出现湿毒、痰热阻滞，清窍不利等症象，则须用透托法，在内托方中配合清热解毒、活血消痰、通窍泄浊等药，待湿热痰浊除其大半，方可进补。慢性鼻窦炎难愈，治疗要采用综合措施，如局部热敷、穴位按摩、药汽熏吸、草药塞鼻等，以增强效果。

（本文发表于《中国中西医结合耳鼻咽喉科杂志》，2007，15（1）：61.）

方药
心悟

茯苓服用法小议

茯苓，味甘性平，药性缓和，功能健脾养心，淡渗利湿，为除湿治痰要药。但其质坚实，不易煎透。张锡纯《医学衷中参西录》中言："茯苓若入煎剂，其切作块者，终日煎之不透，必须切薄片，或捣为末，方能煎透"。现在市售茯苓以方块为多，入煎剂，就是煎一二个小时，切开看茯苓方块中心多数未煎透。无论单味或复方，要充分发挥出茯苓的药效，应当研细末送服。昔曾治周某，素嗜烟酒，多痰，舌苔腻，冬月感寒后痰咳尤甚，晨起呕恶咯痰不已，迭经多种化痰止咳药治疗月余，均无显效，予单味茯苓粉，每次6g，日2次，开水送服，连服5天，痰咳大减。又治一王叟，病咳喘已十余年，天寒则咳喘频作，痰涎壅盛，晨起咳吐不已，早上面浮，脉濡，迭进麻桂、二陈、三子之属，小效或不效，遂改方中茯苓研末送服，2剂见效，6剂痰减十之七、八。

茯苓健脾利湿，药虽平淡，能建奇功，由于脾虚湿停易于产生格饮，碍服汤剂，故取茯苓为末以粉散送服，留胃入脾，能除饮消痰，容易获效。古今不少成方、验方，用茯苓作为散剂吞服。《本草纲目》茯苓条下附方中服法多数采用食之或研末、为丸送服。本人主张茯苓研细末吞服效佳，用法：将茯苓方块，放蒸锅上蒸透，再晒干捣细备用，用量每次4～6g，每日2次。如有些患者不便送服，可以细末冲入煎剂。对于脾虚湿盛者，茯苓可以当作保健来使用，可将茯苓粉放入米粥中食用，每天6g，或者放入面粉制成茯苓饼食用。清朝慈禧常以茯苓饼赏赐给有功大臣。有些人服茯苓粉后感口干，是茯苓行水利湿的缘故，所以对阴虚津伤，应慎用或注意配伍。茯苓研细末服用，或研成粉末入煎剂，不仅增强效果，而且减少用量，节约药材，值得推荐。

《岳美中医案集》中载"一味茯苓饮治秃发"，治一青年秃发，用茯苓细末，每服6g，一日2次，服2月余即发已丛生。认为发秃的形成，多因水气上泛巅顶，侵蚀发根，使发根腐而枯落。茯苓能上行渗水湿，而导饮下降，湿去则发生。张山雷《籀簃医话》记载："见一老纳，病寒饮多年，三冬之月喘嗽不堪，黏涎遍地。适有旧友……有野生茯苓，赠以一枚，蒸而食之，有年宿恙，竟以告瘥。"山雷谓市售茯苓"恐是制造之品，赝鼎乱真，所以不能捷验"。故欲获茯苓治饮实效，还得先辨识饮片真伪。

（本文以《茯苓研细后煎才能发挥药效》刊，浙江中医药，1979，5（7）：265. 今做修改）

对半夏炮制的改革

半夏为天南星科植物的干燥块茎，具燥湿化痰，止呕安神，散结消瘤之功，临床应用广泛。由于半夏有毒，临床大都经炮制后使用。但是半夏经过炮制，有效成分受到一定影响。许多名老中医及临床医生，喜欢使用生半夏入煎剂，认为生半夏性味浑全，药效始宏，特别是用于治疗疑难重症，显示卓著疗效。生半夏毕竟属剧毒类药物，大多数医生怕出意外，不敢轻试。即使药房备有生半夏，管理制度严格，医生使用麻烦。如何改革半夏炮制办法，既能减少半夏毒副作用，又能保全半夏的药效，两全其美。十余年前笔者尝试过新的半夏炮制方法，应用于临床，获得良好效果。

1. 传统半夏炮制法之弊

目前半夏炮制的种类很多，主要有：仙半夏、姜半夏、清半夏、竹沥半夏、半夏曲、水半夏等。各种虽然炮制方法不一，但大都均经反复漂洗，要在水中浸渍一个月以上，并加明矾、生姜，有些还加入其他各种辅药。这样的炮制，半夏的毒性可能得以缓解，但有效成分走失不少，临床使用，药效就差得远。

半夏原来的炮制（规范）方法，浸渍时间较长，且生半夏的有毒成分不溶或难溶于水，而长时间的用水漂洗、浸泡，不但不能去除有毒成分，反会使有效成分大量丢失，显然是得不偿失。制半夏多数需要加入一定数量的明矾，故所制的半夏含有明矾。有人认为明矾能制半夏毒，且能增强化痰功效，殊不知在炮制过程中，半夏丧失的化痰有效成分更多。明矾的主要成分是硫酸铝钾，有毒，过量摄入对人体有害，甚至有人提出半夏可加重明矾的毒性。所以使用明矾来消除半夏毒性的方法不可取。近代名医张锡纯亦认为，药房中的矾制半夏，药效皆失。有些炮制方法，如仙半夏，所加的药物太多，几乎成了复方使用，有喧宾夺主之嫌，难以显示半夏的固有效果。

2. 半夏的卓越效果在于生用

真正要发挥半夏作用，必须生用，这是半夏最原始而有效的用法。当代名医朱良春认为："半夏为治疗痰核之要药，凡痰核症之顽缠者，恒非生半夏不为功。"确为经验之谈。追溯半夏传统用法，魏晋陶弘景言："半夏，用之皆先汤洗十许过，令滑尽"，实际上是生用。《伤寒论》中有42方用半夏，多数为洗后生用入煎。故现今有人主张半夏入煎剂，应恢复"汤洗涎尽"方法，有一定道理。但对生半夏毒性，大都医者心存畏惧。

3. 生半夏的毒性究竟如何

所谓生半夏的毒性，主要是它对口腔、咽喉和消化道黏膜有强烈的刺激性，造成口腔麻木、咽喉肿胀、疼痛、痉挛，重者可致病人呼吸困难，甚至窒息而死，生半夏出现中毒，大都为误服所致。半夏又名野芋头，和家常蔬菜芋艿同属天南星科。芋艿生用亦有毒，嚼之同样有麻舌刺喉的不适感，陶弘景言芋艿"生则有毒，性滑"，而经煮熟，则香甜可口，能健脾益身。生半夏经煎煮，这种毒性反应亦会得以消除，且生半夏的有毒物质不耐热、不溶或难溶于水，因此入煎剂是较安全的。现今不少学者认为：生半夏有毒，经煎煮后，毒性大减，大胆用之无妨，即使用于妊娠妇女亦无堕胎之虞。近代名医张锡纯使用半夏，喜欢自制，即使用煮沸法，临床效果颇佳。笔者在临床上使用生半夏入煎剂，有二十余年，剂量用到每剂30g以上，从未碰见有毒副反应者。不少实验亦证明，生半夏煎煮后无毒性。可见半夏的炮制解毒，关键在于煮熟。

4. 半夏的改革炮制法

取干生半夏，洗净，去杂质，放大缸中用温水漂洗后，捞出焖入竹箩内，用水喷洒使之湿润透（最好将大小分开湿润），切成厚约 0.2cm 的饮片，置蒸锅中蒸 2 小时左右，使之熟透（如加压蒸透则更佳），取出晒干即得。如果是新鲜的半夏，质地尚软，则不必晒干，去皮，清水洗净，经温水漂洗后切片，再放蒸锅内蒸致熟透，晒干即可。这样制得的半夏，处方名可称为熟半夏，饮片呈玉白色，质坚脆，无臭，嚼之稍有麻舌感。采用熟半夏的炮制方法，既能解除麻辣的"毒性"反应，又能保全半夏的药物性能。熟半夏的炮制比较简单，既省时间又省材料，比原来的炮制具有许多优点。

5. 半夏炮制改革的优点

经炮制改革制成的熟半夏，毒性低、安全度大、效果好。从临床使用效果观察，新法炮制的熟半夏较接近于生半夏，其化痰止呕、降气安神、散结消瘤的作用，比市售之各种炮制的半夏制品，如水半夏、姜半夏、清半夏等更胜一筹。临床常见一些顽固性疑难病症，中医常归咎于"痰"。半夏长于化痰散结，为治痰要药，临床对慢性支气管炎、神经官能症、顽固性失眠、癫痫、梅尼埃综合征、甲状腺瘤、慢性肺心病、心肌梗死及各类肿瘤等常见病或疑难重病属于痰凝气结，或顽痰胶固者，投以熟半夏，单用或复方使用的效果，具有相当优势。

（本文发表于《中国中医药报》，2001 年 3 月 1 日，第 4 版，总1516 期 .）

解表药的作用机制探讨

临证用药，解表药首当其冲。中医治疗八法，以"汗"法为第一法。通常认为解表药是用来发汗，使肌表之邪随汗而解的治法，但不能完善地解释其诸多的临床应用。其实解表药是以发汗解表为手段达到腠理开通，营卫调和，消除阳气郁滞的病理现象，以恢复阳气宣畅的正常生理功能，所以临床应用广泛，涉及各科许多疾病。

1. 从麻黄的功用谈起

麻黄列诸解表药之首，主要有发汗、平喘、利水三大功能。麻黄的平喘作用为古今医家所共识，也为现代药理所证实。但对麻黄的发汗与利水作用机制即值得探讨。通常认为麻黄解表发汗之力强，其解除表证的机制是什么？表证主要表现是恶寒，脉浮。恶寒是表阳被外邪郁遏而不通，脉浮是正气抗邪于皮表。麻黄的解表功用就在于宣通表阳以复其用，发汗不过是现象，本质在于解除"阳气郁遏"的病理现象，麻黄宣肺以平喘止咳，温通经络以除风寒湿痹，宣通寒结以消阴疽痰核，通阳化气以利水退肿等功用，都是这个作用机制所产生的效果。近年报道用大剂量麻黄治疗风湿性关节炎，传统方剂中治历节病的桂枝芍药知母汤，治湿痹的麻黄加术汤，治中风风痱的小续命汤等均用麻黄通阳宣闭；治阴疽的阳和汤也用麻黄辛散温通，治心下悸的半夏麻黄汤用麻黄通心阳。麻黄外能治寒热疟疾，麻疹瘾疹，黄疸水饮，内能助脾阳以止泻，促气化以治尿闭、淋证，助肾阳以缩尿，都是其宣通阳气所起的效果。

现今《中药学》谓麻黄"利水"，其实麻黄不能增加尿量，古本草中也没有言及麻黄能利水，倒是《伤寒论》小青龙汤加减法中说"若小便不利，少腹满者，去麻黄，加茯苓。"现代药理表明麻黄无利水作用，反而麻黄能治疗遗尿及尿失禁。但临床观察，服麻黄确有祛水退肿效果，如何解释？临床观察，麻黄治疗水肿、水气病，虽见肿退，但无尿量增加。《吴鞠通医案》治水肿，用大剂量麻黄，再用鲤鱼汤如啜热粥服法，一服汗稍出而肿稍退，再服汗再出，接连进服而继续出汗，迄肿退至股以下。曹颖甫《经方实验录》中言姜佐景治一妊妇水肿，连用麻黄汤二剂而水肿消退，既无汗出而小便亦无增多。可见麻黄祛水并非直接利小便，而是借发表以疏通阳气，促使气化功能，使水气祛除。《本草正义》解释得中肯："后人以麻黄治水肿气喘，小便不利诸法，虽曰皆取解表，然以开在内之闭塞，非以逐在外之感邪也。"近代名医冉雪峰评麻黄剂作用："方制麻黄，意旨原不重表，不过借表以通气云尔。如虫行皮肤，是将通未通；当汗出，则通矣，气通则水亦通矣，此项景象，值得深玩体会"。可见麻黄利水作用机制，是"通阳化气，启闭行水"，这在西医药理上难以说通，但在中药理论却解释合情合理。

《本经疏证》论麻黄言："栽此物之地，冬不积雪，为其能伸阳气于至阴中，不为盛寒所凝耳……能彻上彻下，彻内彻外，故在里则使精血津液流通，在表则使骨节肌肉毛窍不闭，在上则咳逆头痛皆除，在下则癥坚积聚悉破也"。这是从麻黄的生长特性解释其功用在伸阳气、通郁闭，可谓一语中的。

2. 解表药的助阳益脾效果

人体之表起藩篱作用，卫外而御邪，卫气滋养于中焦，卫表功能与脾胃功能的强弱相关，所以解表与脾胃功能有密切关系。脾是人体后天之本，脾的功能在于升清。李东垣《脾胃论》谓："味薄风药，升发以伸阳气，则……阳气生矣"。解表药（风药）有升阳、助阳作用，能振奋脾之阳气，改善其郁陷的病变，这是东垣的重大发现。《素问·阴阳应象大论》说："辛甘发散为阳"。意即辛味解表药与甘味补脾药配合更有益于助长阳气作用。李东垣谓："用辛甘之药滋胃，当升当浮，使生长之气旺。言其汗者，非正发汗也，为助阳也"。又言："以诸风药升发阳气，以滋肝、胆之用，是令阳气生"。可见升浮的风药，既能助长脾之阳气，又能升发肝胆之气，从"象思维"上说，风药与肝同气相求，其性升发，有疏达肝气作用，而大都风药又有助阳，升发脾阳作用。临床将风药用于升发肝气与助长脾阳，是为异曲同工。

脾为升降之枢纽，清气不升，乃生飧泄。临床常见，脾气不升甚则下陷而腹泻，治疗常以升阳药配合补脾益气之味，如清代名医喻昌的"逆流挽舟"法治泻痢，就是用诸解表药配合人参等补脾气药。李东垣《脾胃论》中补脾升阳方法，主要是借助发表药的升阳助阳作用以增强补脾益气药的功效，最典型的是补中益气汤。柯韵伯论此方的配合绝妙："补中之剂，得发表之品而中自安；益气之剂，赖清气之品而气益倍。此用药相须之妙也"。现代研究证实：发表药升麻、柴胡与补脾药党参、黄芪、白术配合能起协同作用。发表药又称"风药"，以味为主，如羌独活、荆防、升柴、白芷、藁本、蔓荆子、葛根、薄荷等，都具有升发阳气，助长脾阳的作用。所以有人说："参术补脾，非防风、白芷行之，则补药之力不能到"，"调理脾胃，须羌活以散肝结"，确系经验之谈。

3. 解表药的消散疮疡功用

《素问·五常政大论》言："汗之则疮已"，即在疮疡肿毒发病初期出现表证，用解表发汗药使之消散，属于外科疮疡内治三大法之消法。中医认为疮疡是邪毒侵犯肌肤，造成气血经络凝滞不通而成，解表药起辛通消散作用，可使有形之疮毒消之于无形。多数解表药，如荆芥、防风、麻黄、桂枝、白芷、牛蒡子、薄荷、生姜等具有通经宣络作用，有消散疮疡的效果。凡外科疮疡初起，如疮疖、颈痈、乳痈、腮腺炎及咽喉肿痛等出现恶寒发热、头痛无汗、脉浮等表证者，可用解表药，使壅阻于肌肤血脉之间的毒邪，随汗而消除。治疗疮疡初起的方剂，如荆防败毒散、牛蒡解肌汤，都是使用解表药为主的。临床常见产妇乳痈初起，寒热交作，乳房红肿疼痛难忍，使用荆防、柴前、牛蒡、白芷之类解表药为主，佐以清热理气化瘀之味，加酒煎汁温服取汗，往往一二剂即症平，真可谓"汗之则疮已"，效胜抗生素。许多痤疮可用此法治疗。更神奇的，解表药还可治疗慢性反复发作的皮肤疮疖，在20世纪70年代，现代名医岳美中治疗李某皮肤遍体疮疖，终年反复不愈，予人参败毒散作汤剂用，3个月后痊愈。可见解表药治疗疮疡的机制，在于其宣通作用，以消除毒邪壅阻于肌肤经脉的病理现象，达到治疗目的。所以解表药可用于阳证疮疡，如治疗阳证疮疡第一方"仙方活命饮"，配用解表药防风、白芷以辛散通络助疮疡消散。

4. 解表药作用机制的探讨

　　表证一般示病情轻浅，病位在肌表，多见于外感病的初起阶段。恶寒是表证的主要特征，故谓："有一分恶寒，便有一分表证。"恶寒是机体需要增加热量和抗病力的信号，造成恶寒的机制有卫阳郁阻与阳气虚亏之不同，表证之恶寒属于前者。机体生命力全靠阳气活动，赖以温煦，仗其防御。汗法是通过发汗来疏达腠理，使卫阳振奋。无汗者为阳气怫郁，汗出示阳气得以宣通，汗多易致阳气泄亡。启玄子说："人汗泄于皮腠者，是阳气之发泄尔。"张景岳说："汗乃身之阳气所化，故曰阳加于阴谓之汗。"发热患者如见表阳怫郁，则热愈炽盛，发汗的意义是使被郁遏的表阳得到宣通，使机体自然抗病能力恢复。故服发汗药常须温覆、啜热粥，即是借温热之力和谷气以促进阳气卫外功能的恢复。所以临床汗法并非只治伤风感冒，它能广泛地用于许多表现卫阳郁滞的疾患，如水肿、泄泻、痢疾、咳喘、疮疡、黄疸及痹证等，文献记载尚可治疗中风、难产、带下、痉病、癃闭等疾患。尽管各种疾病所致病因不同，但存在共同的病机：阳气郁滞，玄府不通，气机不宣。解表药就在于改善这个共同病机，譬如解表发汗治疗水肿，并非使水饮之邪随汗从表皮逐出，而是借其温通助阳、促进气化使水气消弭于自然，所以汗法治疗水肿，只要辨证得宜，对阳水、阴水均可应用。国内外不乏文献报告，使用解表发汗药配合其他药物治疗肾衰竭小便不利及顽固性水肿获得效果，颇有临床价值。水饮属阴邪，消水化饮当以温通助阳为主，汗法即具此功。张从正将熏蒸、熨烙、导引、按摩等俱归于汗法，实质上即是宣通阳气的作用。

　　从辨证施治观点来看，不论什么疾病，只要表现"表证"，就可使用解表方药来治疗。如麻黄、桂枝配合为主的麻黄汤类加减，除了治疗感冒发热，还可治疗支气管哮喘、咳嗽、肺炎、肺气肿等表现肌表肺卫症状者；基于解表药的宣通阳气作用，还能治疗许多内伤疾病，解决一些疑难危重病症，如类风湿关节炎、强直性脊椎炎、冠心病、心律失常、急性肺水肿、急腹痛、胃溃疡、便秘、慢性胆囊炎、急性肾炎、梅尼埃病、中风、病毒性脑炎、煤气中毒、多寐症、面神经麻痹、前列腺炎、妇女闭经、痛经、小儿遗尿、阳痿、皮肤瘙痒症、突发性耳聋、慢性咽炎、颈椎病、血栓闭塞性脉管炎等数十种病症。如果拓展诸多解表药的各种配伍所产生的效用，则更为广泛。

现代药理研究表明，麻黄汤剂能对人体功能的失衡起整体的调节作用，既能解热，又能抗低体温；具有抗炎、抗过敏效果，对免疫功能有调节作用等[10]。但这些药理研究，远远不能解释麻黄剂丰富的临床功用。因为中药只有按照中医药理论去指导使用，才能产生出多种多样的临床效果，这是有待探索的中医药理论的奥秘。解表药有效地治疗诸多阳气郁结的病证及相关疾病，显示出多功能作用，运用关键在于掌握好适应"疏通"的证候，对无"郁滞"而纯虚或欲脱的病证，则不宜。李东垣在《脾胃论》提出风药之弊端："以诸风之药，损人元气"，即为此理。

参考文献

[1] 凌一揆. 高等医药院校教材·中药学 [M]. 上海：上海科学技术出版社，1984.

[2] 南京中医学院伤寒教研组. 伤寒论译释 [M]. 第 2 版. 上海：上海科学技术出版社，1980.

[3] 吴鞠通. 吴鞠通医案 [M]. 北京：人民卫生出版社，1960.

[4] 曹颖甫. 经方实验录 [M]. 上海：上海科学技术出版社，1979.

[5] 张山雷. 张山雷医集·上集 [M]. 北京：人民卫生出版社，1995.

[6] 冉小峰. 历代名医良方注释 [M]. 北京：科学技术文献出版社，1983.

[7] 邹澍. 本经疏证·卷七 [M]. 海口：海南出版社，2009.

[8] 李东垣. 脾胃论 [M]. 北京：人民卫生出版社，2005.

[9] 罗美. 古今名医方论 [M]. 南京：江苏科学技术出版社，1983.

[10] 王中琳，席加秋. 难病奇方·麻黄汤 [M]. 北京：中国中医药出版社，2009.

（本文发表于《浙江中医杂志》，2013，48（10）：771–772）

中药功用临床拓展思路探析

中医与中药是相互依存、密切联系的。现在中医要发展，但中药在逐渐萎缩。有人说："中医之亡，将亡于药"，如果中药不走出一条新路，就会倒退。现今不但要防止中药质量的衰降，还要不断发展创新，充分挖掘中药蕴藏的潜力，拓展传统中药的临床新用，要不断从民间药中筛选有效品种，丰富中药的内容。

1. 从经典医药著作中获得启示

古代大量的医药文献是个巨大宝库，有很多有效的经验未被利用。以前老中医喜诵读经典本草，如《神农本草经》，从中获得用药启发。本地已故一老中医治一青年暴盲，主用防风获奇效，是根据《本草经》记载防风主"目盲无所见"。北京名医魏龙骧治疗慢性便秘，重用白术为主，少则一二两，重则四五两。是从《伤寒论》"伤寒八九日，风湿相搏，身体疼烦……桂枝附子汤主之。若其人大便鞭，小便自利者，去桂加白术汤主之。"得到启示。《金匮要略·肺痿肺痈咳嗽上气篇》中"葶苈大枣泻肺汤"，原指治"肺痈"，根据适应症状："胸满胀"、"咳逆上气""喘鸣迫塞"的描写，现今用之治疗肺心、心衰等病，取得良好效果；又根据其治"鼻塞清涕出，不闻香臭酸辛，"的记述，将葶苈子用于鼻炎、鼻塞多涕颇效，中医五官科鼻祖干祖望亦常用之治疗鼻疾。

2. 吸取历代医家的用药经验

将中药的现在用途与历代医药著作记载的功用对照，发现中药许多功用沉寂在历史中，没有得到发挥。如明代《药品化义》言红花"若少用七八分，以疏肝气，以助血海，大补血虚。"临床在疏肝与补血剂中配用少量红花，确能增加效果。老鹳草，《本草纲目拾遗》谓"能强壮筋骨，治风寒湿痹"，民间常用之治疗咳喘及泻痢也很有效，《滇南本草》载其："治妇人经行受寒，月经不调，腹胀腰痛，不能受胎。"近代名医叶橘泉用之治疗不孕症获得良效。山萸肉能补肾固精，又能助阳，治疗滑精、遗尿、月经过多、大汗不止等症，其性酸涩而不腻滞且能通血脉，呈双向作用。张锡纯《医学衷中参西录》言："山萸肉，大能收敛元气，振作精神，固涩滑脱。收涩之中兼具条畅之性，故又通利九窍，流通血脉……且敛正气而不敛邪气"，称其"救脱第一要药"，当代名医李可得悟，在"破格救心汤"中重用山萸肉与大剂量附子、人参配合，大大增加了急救的成功率。特别是其"敛正气而不敛邪气"特性，在许多邪实正衰之危重病症，显示出独特的治效。

3. 参考医药文献报道的资料

现今是信息爆炸时代，中药运用经验的文献报道极为丰富，获取便利，对临床很有启示。如祛风湿药威灵仙，传统主要用治痹证，文献报道还能治急性肝炎、肝硬化、胃脘胀痛、上消化道癌、外伤神经损伤、足后跟痛、急性腰扭伤、咳嗽、慢性咽炎、肾积水、腮腺炎、睾丸炎、男性不育等。威灵仙这些治效，有些从古籍记载推广出来，如治骨梗喉，推出治慢性咽炎、食管炎、食道癌。有些从药理研究得来，以其镇痛而用治外伤神经损伤、足后跟痛、头痛、胃脘胀痛等；有利胆作用，故能治急性肝炎、肝硬化、胆结石；对平滑肌节律作用，能治肾积水及输卵管积水。如平肝息风药僵蚕，常用于癫痫、风中经络、头痛、痰核、瘰疬等。《中医杂志》（2009 年 8～12 期）报道僵蚕还能治支气管哮喘、强直性脊柱炎、咽炎、过敏性鼻炎、阴痒带下、遗尿、肠易激综合征、慢性阑尾炎、痔疮、咽痒咳嗽、变异性哮喘、息肉、发热，这些应用大都从化痰散结功效延伸出来，有些是各科移植作用，如祛风止痒，类推能治咽痒咳嗽，阴痒带下等。

4. 各科临床用药经验触类旁通

临床掌握好辨证论治，各科的治疗经验，可以触类旁通，相互启发运用，扩展了中药的使用范围。如伤科名医石筱山，治疗肢体麻木，用蝉衣、僵虫，移植于内科治疗神经性肢体麻木也有效果。泻痢与妇女带下病都属下焦疾患，治疗湿热痢有效的白头翁、马齿苋、黄柏等，也可用治妇女湿热带下。四神丸治疗肾虚五更泄泻，也可治疗妇女肾虚白带过多。《傅青主女科》治白带过多的完带汤用于治疗肾病蛋白尿亦有效果。中医认为痰与脓的形成机制相同，化痰药浙贝母、桔梗、瓜蒌实等，可以用来排脓。《金匮要略》薏苡附子败酱散，原为治肠痈方，现今用治疗外科的慢性阑尾炎、慢性化脓性骨髓炎、肝脓肿、多发性胸腹腔脓肿及内科的慢性胆囊炎、慢性肠炎、妇科的慢性盆腔炎、卵巢囊肿、耳鼻喉科的耳内脓肿等均有效果，这是根据本方治疗内痈原理，扩展应用。

5. 从现代研究成果中发掘新用途

现代药学对中药药理研究的许多成果给临床带来启迪，特别对一些疾病无明显症状表现者，往往无证可辨，可采取对病下药。如蛋白尿患者，常无自觉症状，舌脉如常人，无法进行辨证，采用现代药理证明具有消除蛋白尿作用的中药，如黄芪、玉米须、白茅根、葛根、人参、巴戟天、冬虫夏草、丹参、蛇舌草、金樱子、水蛭、蝉衣、全蝎等。如有降转氨酶，退黄疸作用的中草药，临床常在辨证用方中选用几味以增强治效。清热药苦参现代研究有抗心律失常效果，国医大师朱良春治心律失常，用炙甘草汤（抗心律失常方）加上苦参，增强临床效果。活血祛瘀药丹参的药理研究认为能抗凝、扩张血管，还有抗炎杀菌、抗过敏、抗肿瘤、镇静镇痛等作用，临床不仅用于冠心病、脑血管意外等，还可用治感染性疾病（肺炎、痤疮、乳腺炎、盆腔炎）、过敏性疾病（哮喘、鼻炎、紫癜、荨麻疹、）、恶性肿瘤（淋巴瘤）、精神分裂症、神经性头痛、失眠以及肾炎、肾衰、肝脾肿大、硬皮病、糖尿病、口腔白斑、青光眼等。现代还根据有效成分药理研究，发掘药物的新用途；根据药材的科属关系研究，顺藤摸瓜，找寻新药材或代用品。

6. 从民间药、民族药中吸取"养料"

常用中药大都经历了数百年，许多药材由于需求大增而大量异地引种，药效锐减，靠增加剂量并不是好办法，要给中药队伍输入新鲜"血液"。全国中药资源普查表明，药用资源有12800多种，目前使用：临床常用中药饮片为450~500种，经营中药材1200多种；而民族药有4000

多种，民间药 7000 多种，可见中药有很大发展空间，在民间蕴藏着很丰富的草药资源。历代医药学家常汲取民间流传的草药单方应用经验，通过自身实践，来丰富中药内容。"单方一味，气死名医"，民间许多验方，效果独特，如《本草纲目》记载：车前子"止泻特效"出自卖草药的土郎中。如民间常用白毛藤治感冒，糯稻根治盗汗，一枝黄花治咽喉肿痛，苍耳蠹虫治无名肿毒等不胜枚举。广东袁浩教授治股骨头坏死经验方，主药木豆叶，就是从民间经验方中筛选出。如马兰，民间常用治疗各种出血，还能治咽喉炎、肝炎、感冒发热、乳腺炎、尿路感染、痢疾、痔疮、疮疡丹毒、急性睾丸炎、青光眼、毒蛇咬伤等，临床推荐患者自采自用，又便又验；马兰味甘性平，能当蔬菜，全国大多地区生长，为药食俱佳之品。

7. 启用剧毒药闯出临床新路

前人有不少用剧毒药治病经验，蕴藏治大病的潜力。如砒霜，宋代《普济本事方》治寒喘、疟疾效果显著，现今用其胶囊、针剂治疗白血病 M3，效果很好。许多有效的传统方由于含剧毒药，如今没有得到充分的发挥，如"小儿保赤散"，用于治疗小儿呼吸道疾病，痰涎壅盛，呼吸困难，效果很好，其主药是巴豆，是治疗急重病之良药，可惜今人极少用之，相关的制剂也奇缺。治疗重症肌无力，用补气益肾方配合马钱子能够明显的增强效果，还能显示抗肿瘤效果。生半夏是味好药，效果远胜各种炮制的半夏，用于心肌梗死、肺心病、呼衰等抢救，以及失眠、癫痫、精神病等疑难病症治疗，效果卓著，生半夏经煎煮不会发生中毒。露蜂房能治疗风湿顽痹，与全蝎、蜈蚣等配合可用于多种肿瘤，以及所引起的顽固性疼痛。

8. 破中药常规用量，打开中医治急危重症局面

中医非但擅治慢性病，更能在治疗急危重症上，显示出中医本色。中医处理急诊历史不少记载，晋《肘后备急方》即急诊手册。中医有许多急救药品，如通关散、行军散、红灵丹、七厘散、牛黄抱龙丸、温病三宝、云南白药等。现今中医几乎脱离危重病诊治，诊疗范围缩小，技术退化。中医不能安于慢郎中，在急危重症治疗要挺身而出，参与抢救，到 ICU

192

中去，显示出真本领。《李可老中医急危重症疑难病经验专辑》记载，百余例垂危病起死回生，树起中医治急重病的现代典范。经验来自实践，名家并不是天生，李可在实践中发现《伤寒论》四逆汤要大剂量才能达到抢险扶危效果，所创的破格救心汤都是超大剂量用药，开启了中医治疗急危重症思路。特别是救脱主药附子，必须重剂量使用才显出效果，避免毒性关键在先煎，用量越大，煎的时间越要长。

剂量是中药的灵魂，中药除了对证、配伍，治疗急危重症成功主要在剂量。《伤寒论》方许多是治急危重症。经方药专而量重。以前经方用量，听信李时珍："古之一两，今用一钱"。现考古发现汉代一两，约现代 15g。方剂药味少，量重而力专，才能在治疗急危重症中起效。如细辛通常认为"用不过钱"，近年细辛用量有人用至 30～40g，也有人用至160g 和 200g 的惊人殊量入煎治疗类风湿等顽痹，未见明显毒副反应，且疗效卓著。笔者治疗顽痹使用细辛 30g（先煎），未见毒性反应。中医真正要发展，不仅是"治未病"，亦需要在急危重症治疗中显示优势。使用剧毒药与重剂量是中医治疗危重症主要手段。昔曾抢救一例心源性休克，血压测不到，使用参附汤：附子 50g，别直参 15g，1 剂血压即起，2 剂休克得到纠正。最近，仝小林主编《重剂起沉疴》，内容新人耳目，为中药重剂治疗重症开创一个新的典范。

（本文发表于《浙江中医杂志》，2011，46（12）：869–871.）

方剂变化运用的临证思绪

方剂学是中医临床的基础，凝聚着中医学几千年的精华，古今方剂，简练者二三味，繁杂者数十味，包含着历代医家的学术思想和临床经验。方剂是中药运用的主流，其灵活性、针对性和实效性都显而易见。方剂学最符合中医的特点：整体观念，辨证施治与个体化诊疗。中药处方最能显示医生的综合素质：理论基础，学识深广，思维能力，艺术技巧及经验运

方药心悟

用等。

1. 方剂的功用基于中药的优良组合

方剂基于中药配伍，不朽古方大都具有优良组合。中药通过不同配伍，表现出不同效应，以适合复杂病情需要。中药配伍有七情，归纳为五种组合：

一相加增效组合，大都为相辅相成配合，如附子与干姜配伍，《伤寒论》用附子有四逆汤、通脉四逆汤、白通汤等八方，均配干姜，以回阳救逆，古云："附子无干姜不热"，《本草纲目》引赵嗣真言："生附配干姜，补中有发"。又如黄芪与地龙的动植物药配合，对改善血流，抗血栓，抑制血小板聚集，两者产生协同效应。还如黄芪配当归、党参配白术、银花配连翘等，均比各单味作用强，能起到 1+1>2 的作用。

二互补制约组合，主要体现在减低药物毒性与副作用。如生半夏、南星都具有强烈的刺激性，能致喉部痉挛，用生姜可抑制上述毒副作用。真武汤中附子与芍药以阴配阳增效，并能制约毒副作用。抗疟的常山配伍槟榔能抗呕吐副作用。附子配甘草有增效制毒效果，附子大剂量使用，甘草也须加大用量。中药大都经消化道给药，胃肠反应最需考虑，组方中配合生姜、大枣、甘草能顾护胃气，能够减轻胃肠道反应。

三协和出奇组合，中药经一定法度配合，超越相加增效，产生新奇的作用，形成一个整体的新功效，应用大大延伸。如小柴胡汤以解表、清热、祛痰、益气等药组成，作用不限于解热，抗炎，还产生改善肝脏、心血管、胃肠道功能，调节免疫功能，抗肿瘤，抗毒性等作用，扩大了临床效用。如六神丸以牛黄、蟾酥、麝香等六味组成，有良好的抗炎作用，不仅为喉科要药，还能治疗许多感染性疾病，并产生了强心消瘀，抗肿瘤等新效应，能治疗冠心病、心衰及消化道肿瘤、白血病等。又如补中益气汤的解表药升柴与补气药参芪术的配合，产生了升阳举陷新效用，不仅善治中焦脾胃虚弱病患，且上能治心肺虚损气短心悸之疾，下能疗少腹生殖泌尿系气陷诸病。

四双向作用组合，如三棱与莪术配合，三棱单用能使肠管张力提高，莪术单用使肠管收缩幅度下降，而两者合用，既可提高肠管张力，又保持一定的收缩幅度，可引起较有力的、具有推进作用的收缩效应。如桂枝与芍药配合的桂枝汤，调和营卫，能发汗又能止汗，能退热又能治低体温，能止腹泻又能通大便。又如利水药与通阳药配合的五苓散，主治"小便不利"病证，但临床上对尿频、多尿症等病证亦有佳效，实验研究表明本方有利尿与抗利尿的双向调节作用。

五相反相成组合，既有药性优势，又能制弊端，使药物之间经拮抗、制约、协调而显现出特别功用。如半夏泻心汤的黄连与干姜寒热配合，叶天士曰："干姜气温，禀天春升之木气，气味俱升，阳也；黄连气寒，禀天冬寒之水气，气味俱降，阴也"，合而和阴阳，平寒热，调虚实，疏枢机，治寒热互结，虚实错杂，升降失常，湿遏热伏等各种病症。大黄附子汤的相反配伍，共成温下，用于急重症：肺心心衰、肠梗阻、肾功能不全等效果不凡。又如麦门冬汤由麦冬与半夏的燥湿配合，用于支气管炎、矽肺、溃疡病、干燥综合征等见肺胃阴虚夹痰湿阻滞者。刚柔配合较典型的柴胡配芍药，两者一疏一柔、一升一敛，组成四逆散、逍遥散、柴胡疏肝散等名方，广泛用治肝胆病、胃肠病、月经病、乳腺病、神经性疾病等。祛痰剂二陈汤中配乌梅，可谓画龙点睛，含刚柔相济、燥润互配、散涩相伍，为临床常用基础方。

2. 方剂结构的美学体现

方剂学是架通中医基础理论与临床各科实践的桥梁，还体现出中医学的科学与艺术的完美结合。中医理论含有自然哲理，临证用方需要科学思维与艺术素养的结合。一张良方好比一幅好书画，其组方结构与用量配比，优美得体，是中医美学的体现。

方剂的美学体现，首先在于结构之美。方剂的组织设计，科学配合，许多奥秘蕴藏于整体的结构之中。如仲景麻黄汤中麻黄、桂枝、杏仁、甘草配合，其主、辅、佐、使结构十分合理，效果显彰于此。后世医方虽趋向复杂，但结构之美依然，如同交响乐曲节奏，卓效自然而生。如明末名医傅山立方精当，用量轻重十分到位，其治白带名方完带汤：白术 30g，怀山 30g，白芍 15g，人参 9g，车前子 9g，苍术 9g，甘草 3g，柴胡 2g，陈皮 1.5g，黑芥穗 1.5g，轻重主次配合，呈现了整体和谐之美，不愧为

"医术入神"大师，这与他有很深的诗文书画造诣密切相关。此方不仅治疗妇女带下病、经漏效果显著，用于脾虚久泻、水肿及慢性肾炎、肾病蛋白尿、乳糜尿等亦卓有成效。

方剂的简洁之美，不仅是结构，更在适应证的简明扼要，特别是经方，组方严谨，医理深奥，疗效卓越，临床运用，往往出入一二味或增损用量，即功效大异。如桂枝汤仅五味药，适应证极为简洁，只要表现"恶寒，汗出，脉浮缓"，营卫不和，无论是外感病、内伤病均可应用，临床用治病症达百余种，故称之为《伤寒论》群方之魁。桂枝汤衍生出许多方剂，在《伤寒论》中就有二十多张方，运用恰当，效果卓然，甚至能解决一些疑难重症。

3. 按照中医独特理论的用方思路

方剂的组织与运用须按中医理论进行，切不可套用西医的思路去搬用。如降血压就联想用平肝方，有人常以天麻钩藤饮、镇肝熄风汤之类治高血压，这不符合辨证论治思想。中医治疗用方不拘于病，而注重证，高血压病虽不乏阳亢者，但亦有属阳虚、气虚、血瘀、痰饮者，使用金匮肾气丸、补中益气丸、血府逐瘀汤、苓桂术甘汤皆有效果。

方从法立，法从病机导出，如"炎症"表现局部红肿热痛，伴发热，白细胞增高，一般容易从直观的"热毒"治疗，使用清热解毒药类组方治疗。其实中医治疗"炎症"注重于改善其病机：由热毒之邪导致局部气滞血瘀，经络阻塞及脏腑功能失调，中医"消炎"较典型配方，如疮科阳证第一方仙方活命饮：银花、防风、白芷、当归、陈皮、甘草、赤芍、浙贝、花粉、乳香、没药、穿山甲、皂角刺，全方仅银花一味清热解毒，其余大队是通经活络、理气行瘀、化痰消结药，加酒煎服，就是针对这个病机而设。此方治疗各种炎症性疾病，得心应手，不独治疗疮疡肿毒，亦可用治阑尾炎、前列腺炎、乳腺炎、盆腔炎、中耳炎等，对非感染性疾病如痛风、风湿性关节炎亦有效。中医治疗炎症，完全根据辨证立方，如咽喉炎属热证用银翘散，属寒证用金匮肾气丸，之间差距很大。消炎可用清热药，也可用温热药，如肺炎常用麻杏石甘汤，也有用麻黄附子细辛汤者。这是西医药理解释不通的，因为中医理论认为方药治疗疾病，不是针对疾病的病原，而在于消除和改善疾病产生的病理改变及其表现证候。

4. 方剂辨证使用特色：一方多用

中医所谓方证，往往一方代表一证，比如麻黄汤证即表实证，理中汤证即里虚寒证，一种证候可以是许多疾病的共同表现，一方多用，异病同治是中医临床的特色，显示了整体调节的治疗精神。近几年，人民卫生出版社出版了《中药名方现代研究与应用丛书》，中国医药科技出版社推出了《难病奇方系列丛书》，对许多中医经典方的现代研究、临床应用与作用机制进行了详尽的综述，为中医临床及研究提供了可贵资料。千方易得，一效难求，方剂浩如烟海，要在取其精华。

譬如利水渗湿剂五苓散，主治水肿，泄泻，水饮内停，小便不利等病证，但临床使用对尿频、多饮多尿等病症亦有效果。五苓散虽属利水渗湿方，实质是调节水液代谢作用，适用于人体水液代谢异常的各种病症。本方能够消除这些病变表现，但对水液代谢正常者不显示利尿作用。五苓散主治在《伤寒杂病论》表述为"小便不利"，"烦渴"，"渴欲饮水，水入则吐"等，其适用病机为膀胱气化失司，体内的水液吸收、敷布、排泄功能障碍。全身性或局部的水液代谢障碍，所引起的相关疾病临床相当多见。实践表明，本方既能治水停不行之全身性水肿与局部积液、停水、小便不利、尿潴留，又能治水液失统之尿失禁、遗尿、尿崩症、自汗等，故临床治疗病症很广：如肺心病、心衰、高血压、肝硬化腹水、肾病、糖尿病、痛风、癫痫、呕吐、腹泻、水疝、耳流清水、口流涎水、白带过多、乳小叶增生、小儿湿疹、眼球胀痛等。昔曾治一例自汗出不止，使用益气固表、滋阴敛汗等诸方无效，诊患者表现口渴不欲饮，舌淡脉濡，为气化失司，水失通调，使用五苓散加味，5剂即效。由于表气通于肺，肺与膀胱共通水道，故表与膀胱有密切内在联系。《灵枢·五癃津液别》篇言："天寒衣薄则为溺与气，天热衣厚则为汗。"汗与尿有相互代偿和调节作用，这是五苓散能够异病同治的原理之一。

5. 要善于发掘有效的经验方

在浩如烟海的方剂中，现今已提炼出常用的名方，但是还有许多有效的简便经验方散在各医家的著作中。有些年轻中医喜欢找经验方，走捷径，简化辨证思路，当然中医确有不少经验方，有些是中医名家积一生之经验，有些是师承所传，有些来自民间，它们的继承是不容忽视。如施今墨的调气汤（杏仁、桔梗、枳壳、薤白）用于支气管炎、肺炎、上感、百日咳、胸膜炎、胃炎、消化道溃疡、便秘等；龙胆蒺藜汤（龙胆、蒺藜、桑叶、菊花）用于高血压、中风、乙脑、流脑、一氧化碳中毒、头痛、面瘫、中耳炎等，都是不错的经验方，临床加减使用，简便有效。国医大师朱良春从民间发掘的"南通中医院三支花"：季德胜蛇药，拔核散治瘰疬，金荞麦治肺痈，为临床常用。如金荞麦临床对有脓性分泌物的病症，如肺炎、脓胸、支气管扩张、鼻窦炎、疮疡脓肿等皆有很好效果。如《千金方》有不少好方，孙真人十分讲求医德，他搜集的经验方，应该有一定可靠性。

经验方大都对症下药，如果结合辨证运用则效果更佳，如《石室秘录》治腰痛如神方：白术 90g、米仁 60g、芡实 90g，谓"一剂即愈"，临床使用确有良效，并不是对所有腰痛均有神效，是对脾虚夹湿者效果较好，本方还能治慢性泄泻，白带过多，低蛋白水肿，慢性肾炎蛋白尿等表现脾虚夹湿者，该书还记载："此方治梦遗亦有神效"。此方平稳，临床使用副反应小，若于复方中使用，用量可酌减。

6. 用方的多种思维与艺术技巧

中医看病凭"司外揣内"，要准确诊病投方须运用多种思维。如经方适应证，条文描述简明，少则三五字，多则不过十余字，所含医理却深奥，故运用经方，需以方测证，从病机入手认识。如麻杏石甘汤，原文指治"汗出而喘，无大热者"，用方光凭条文无法在临床拓展开来，从组方分析，内必有热，见烦渴者投之方效。该方使用还须从肺的功能（主气司呼吸，外合皮毛，主宣降，通调水道，开窍于鼻，门户咽喉，与大肠相表里）思考运用，不必拘于"汗出而喘"，除了用治各种肺炎，还可治感冒、咳嗽、哮喘、水肿、鼻炎、咽炎、遗尿、便秘、痔疮及各种皮肤病等。又如麻黄升麻汤，治误下正虚邪陷，上热下寒，咽喉不利唾脓血，泄利不止肢冷，难为人理解。上海程门雪，始读该条文，觉方证杂乱，脱离实际，几十年后，经临床体悟，方觉是良方，为复杂病症而设，所以要用好经方需要深刻思悟。

治疗疑难病证，还需要使用反向思维。如国医大师裘沛然一则医案：治痰饮病，咳剧气逆，痰涎如涌，病已年余，药已数百剂，都无效。患者体肥胖，舌苔白腻，胸膈支满，此痰饮当以温药和之，或用逐饮，温肺蠲饮，运脾祛痰等均用过，裘氏始用泻肺、三子、平胃、二陈、指迷茯苓、射干麻黄、滚痰，后用控涎、十枣亦无效。不得已处一方，仅三味：黄芩、生地各30g，龙胆草15g，二剂，咳减十之九，痰唾亦除。此属痰饮，无明显热象，常法无效，反其道而行之，以反常规用药收到效果。用方需要艺术与技巧，特别是治疗疑难重病。《千金方》治关格重病，大便不通，用硝黄麻杏芍，加乌梅酸收、人参补气，以通泻与补涩同用，相反相成。更有巧妙用法，《医说》载宋代张锐治产妇中寒大泄而上热喉痹不能进食，以紫雪丹包裹理中丸，药下两病皆愈。

7. 用方的不传之秘在于用量

方剂的变化，大都重视药味加减，对用量不大注意，其实有时用量恰是关键。如《伤寒论》桂枝汤的变方桂枝加桂汤治奔豚，桂枝加芍药汤疗腹痛。麻杏石甘汤调整麻、石用量比例，则有辛凉解表与清肃肺热之不同。变更四物汤中各药用量，可成活血祛瘀，也可为滋阴补血。伤寒大家刘渡舟曾有一医案：某学生治"噫气不除，心下痞满"者，用旋覆代赭汤不效，刘教授复诊，按原方改二味药用量，将生姜3g改为15g，赭石30g减至6g。加生姜为散水气之痞，减赭石用量是令其镇逆于中焦，不致过重直入下焦。服后果然顿效。处方药物的用量配比，如同乐曲节奏，孰重孰轻，效果全在于此。现代名医岳美中在实践中得出：五苓散按原用量比例利水作用很强，各药量均等则利尿作用减低，颠倒药量则利水更加减低，说明传统的五苓散用量配比是很合理的。

中医治疗重危病症，至起死回生之时，常以重剂力挽狂澜。但中医有"四两拨千斤"之说，只要对证，因人制宜，轻剂亦能起沉疴。《中医临床经验与方法》一书中记载，山西四大名医李翰卿以小剂量附子治心衰案例：一风湿性心脏病女患者，行二尖瓣狭窄分离术后，心衰现象多年不能控制，诊见气短而喘，不能平卧，心悸发绀，尿少身肿，口干喜饮，舌紫黯苔少，脉细数促，手足心热而指趾反厥冷。请李氏会诊，言其为阴阳大衰，正虚邪实攻补两难，若不急救心肾之阳，则不久于人世。方用附子0.3g，茯苓1g，白术0.3g，白芍3g，人参1g，杏仁1g，桂枝1g。服之见效。一医云：如此重病，如此轻剂，岂能用事。改用较大剂量真武汤合生脉散，服药1剂，病情又剧，再请李氏会诊，改小剂真武好转。

为什么大方小方同样能够治疗大病，因为中医强调个体化治疗。《黄帝内经》早就说过病情不同，用方有大小。况且人居地域水土不同，体质差异很大，用方投药须因人而异，用量之参差悬殊，完全是从临床实际出发。中药的量效关系是值得研究的课题。

8. 经方与时方的运用互补

方剂有经方、时方之分，两者各有所长，临床需要取长补短。现今不少地方掀起经方热，经方有许多特别的功用，但临床运用不如时方广泛。临床病症复杂，病机万变，用方多多益善，所以中医临床家必须是精通经方，博取时方，才能法路宽阔。

经方的方证比较明确，组方严谨，药精力宏，一方多用，外感与杂病无不适用，陈修园赞"其效如神"，称"医方之祖"。历代医家以经方为母方，化生出许多方剂，成后世的时方。后世时方许多继承经方创立，如经方肾气丸与钱氏六味丸。学习经方在师其法，李东垣言："学仲景心，可以为师"，创脾胃学说，立不朽时方，许多时方凝结历代医家的毕生经验。经方、时方于医理一脉相承，临床功用各有所长，临床常起互补作用。如今医家大都对经方、时方，融会贯通，时方经方融合学派是现代中医一大趋势，如何廉臣、时逸人、蒲辅周、万友生等，不拘一格，理论上融汇伤寒、温病精华于一体，临床上吸经方、时方之长。岳美中论方剂说得很好："仅学《伤寒》易涉于粗疏，只学温病易涉于轻淡。粗疏常致于偾事，轻淡每流于敷衍。应当是学古方而能入细，学时方而能务实，入细则能理复杂纷纭之繁，务实则能举沉寒痼疾之重。"真正掌握好各类方剂的灵活运用，需要学识渊博与临床磨炼。

参考文献

[1] 李飞. 方剂学 [M]. 北京：人民卫生出版社，2002.

[2] 翁振声，丘奕文，黄裕华. 加味五苓散治疗小便利 [J]. 河南中医，2012，32(1)：5-6.

[3] 许济群. 高等医药院校教材·方剂学 [M]. 上海：上海科学技术出版社，1985.

[4] 藤品，张爱莲. 难病奇方系列·桂枝汤 [M]. 北京：中国中医药出版社，2005.

[5] 陈士铎. 石室秘录 [M]. 太原：山西科学技术出版社，2011.

（本文发表于《新中医》，2015，47（3）：18–20，今做修改）

对中药汤剂改革的己见

中药的传统剂型以汤剂为主，临床用方经验大都建立在汤剂基础上。但是使用汤剂有许多缺点，主要是煎煮不方便，花费时间；二是多数药物味苦，难以服用，特别是小儿患者。针对这些缺陷，目前市场上出现了"免煎"中药颗粒、自动中药"煎药机"，虽然出现了好长时间，但是难以全面推广，其中许多问题值得讨论。

1. 中药"免煎"颗粒与汤剂的差异

中药的剂型改革是否对路，主要看其临床效果。"免煎"中药颗粒，是由中药饮片制成，作为冲剂服用。免煎剂的临床效果究竟如何？一是多数中药制成颗粒，须经长时间高温制作与浓缩，且仅取其可溶性部分，有些有效成分受到破坏和丢失，影响药物整体效果，而且制作成本高。二是单味颗粒冲剂混合成的汤剂与多味合煎成的汤剂药效不一样，以前不少单位与学者做过有关实验，认为后者比前者效果好。比如生脉散中的三味药，分别煎成与合煎汁比较，后者的人参皂苷含量就明显高于前者。中药大都复方使用，很讲求药物的配伍，多种药物同煎时，会发生了一些化学反应，产生了质的变化，出现一些新的药效；药物有许多副反应，也是通过合煎，而使副反应减轻，这些都是使用"免煎"颗粒所不能达到的。中医认识药物性能十分重视其气味，我们不妨做个简单实验：取几个药味少的方剂，如四君子汤、四物汤等，先将各味药分别煎好，再混匀各药液，再另将该组方同样分量共同煎汁，取药液，比较两种药液的口味。笔者试过多个方剂，前后两种不同煎法的味道不一样，可见功效也不同，且传统方剂的运用经验与效果结论都出于合煎法。临床观察，中药"免煎"颗粒的临床效果，远不如合煎的汤剂。

2. "煎药机"存在的缺陷

中药煎药机的出现，确受到许多医院的医生及患者的欢迎，不仅方便、省时间；而且口感好，容易为患者所接受。但在受临床效果检验时，出现了问题，这符合中药理论与临床实际吗？中医对药物作用功能的评判，是根据"四气五味"。明代名医张景岳言："用药之道无他也，惟在精其气味，识其阴阳，则药味虽多，可得其要矣。"故凡论药性，均先言气味，什么气味，这会产生什么样的功效。通过"煎药机"煎出来的中药汤剂和放在炉灶煎出的药汁相比，其气味、色泽、浓度大为不同。本来中药煎出来大都为混悬液，而煎药机煎出的药汁大都（经过滤）是澄清液，服起来滋味完全不同，可见其成分也不同，产生的功效就大不一样。笔者试用过中药方剂中气味较为浓厚的龙胆泻肝汤，用煎药机煎煮出的药汁与放在砂锅中煎煮出的药汁完全是两种味道，产生的临床效果就大相径庭了。

中药汤剂的成分较为复杂，除了水溶性物质，还有一些脂溶性及难溶性物质等，通过水煎出的药汁，实际上是溶液、胶体、混悬液和乳浊液的混合液，药效也是多种成分的综合作用。"煎药机"的煎出液，偏重于操作方便和服用口感，用纱布包煎，经筛网过滤，而将其中许多有效的物质（有效成分中大分子有机物较多）也丢失掉了，得到的大都是水溶性部分的物质。况且不同功用的中药，煎药时间要求不一样，解表药及芳香性药煎的时间要短，滋补药煎煮的时间要长些；还有中药有许多特殊煎法，如先煎、后入、冲服等，这些要求煎药机均无法操作。有些中药由于煎法不同所产生的效果也不同（如大黄，同煎、后入与浸泡服所产生的效果均不同），尽管目前煎药机经过不断的改进，但大都煎药机的性能仍不能适应这些要求，于是煎出来的中药效果与实际产生很大距离。"煎药机"如何通过改造，接近传统的煎法，值得研究，重新设计。

3. 最终发展的方向——"免煎"方剂

中医要发展，中药是先导。剂型改革是中药发展面临的重要问题之上。中药剂型无论如何改革，必须适应中医临床，从实际应用与治疗效果出发，否则都是空谈。一副中药汤剂，好像一首乐器合奏曲，产生出的效果是各种乐器配合谐共奏出的"和"声，并不是各种乐器声音的重叠。中国菜的烹调也是同样道理，其美味是靠各种食品与配料放在一起，精心调制出来的。清代名医徐大椿说："方之与药，似合而实离也。"方剂是中药临床使用的完美发展，最能体现中医的整体辨证思想，蕴藏着许多宝贵的临床经验。

中药复方是在中医药理论指导下组合而成，经药味的配合作用产生了新成分与新功能，又减少副反应，整体的效果显著优于单味药，更有效的起整体调节作用，更能适应复杂疾病的需要。所谓"千方易得，一效难求"，如麻杏石甘汤实验表明，方中单味药对导致肺炎的病菌均没有杀伤作用，可是全方对肺炎却有效，证明有显著的免疫调节作用。方剂贵在中药的合理配伍，如张景岳的正柴胡饮（柴胡、防风、芍药、陈皮、甘草、生姜）治疗感冒、病毒性肺炎，君药柴胡对本病无明显效果，配上任何一臣药作用显著增强，生姜对本病无明显作用，减去则功效明显下降。中药配合组成许多名方，流传数千年而不衰。

方剂学还推进了中医理论与临床的发展。中医的辨证施治是依靠组方来实现，所以临床常以"汤"言"证"，如麻黄汤证即太阳表实证，白虎汤证即阳明经证，补中益气汤证即脾气虚陷证。所以使用中药"免煎"颗粒，必须以复方为基础，其发展方向应该是"免煎"方剂颗粒，而单味"免煎"中药颗粒，可作为临床随证加味备用。随着西医学的发展，疾病的诊断愈明确，中医辨证施治的"证"，也将趋向量化诊断，对"证"用方逐渐会固定下来。所以发展"免煎"方剂，应该是中药业发展很有前途的商机。

目前的中药免煎颗粒的制作太浪费药材，如果吸取传统的散剂制作，将是一举两得的事情。传统的散剂，如五苓散，平胃散，参苓白术散，藿香正气散等为常用的著名方剂，以散剂使用，具有独特的效果。还有如"煮散"，曾盛行唐宋时代，在临床使用不但效果好，操作简便，而且节约药材。即以方剂为单位，研成粉末，临床根据病情需要，每次用5～10g，煮服，比汤剂方便得多。

现在中成药太多，一边批准生产，一边淘汰。对中成药开发，首先应放在传统的有效方剂上。传统方剂在临床上久经验证，有稳定的效果，不易被淘汰，而且开发比新药来得容易，可以省去不少路径与费用。当然，要现实这个目标，还需要付出很大的努力。

（本文发表于《浙江中医学院学报》，2003，27（1）：83）

《金匮要略》木防己汤加味治疗心脏病的体会

木防己汤源于《金匮要略·痰饮咳嗽篇》，组方：木防己、石膏、桂枝、人参。原书指治"膈间支饮"，从适用症候"咳逆倚息，短气不得卧，其形如肿"，"喘满，心下痞坚，面色黧黑，脉沉紧"，分析，类似现今肺心病、风心病、冠心病、心衰等疾病，临床以木防己汤为基础，根据各种心脏病不同表现特征做辨证加味，投之大都有效。

1. 慢性肺心病急性发作

慢性肺心病多见阳气虚弱，痰饮内伏，易感受外邪，引动伏饮，出现表里同病，进而化热壅肺，升降失司，炼饮成痰，表现虚实夹杂，寒热互见，标本俱急，治须标本并举，温清兼施。本方虽仅四味，然熔通阳利水，清热益气为一炉，立法严谨，变通灵活，为攻补并进，寒热同用之良法。本病发作大都见痰饮、水气阻肺，致呼吸急迫，伴心功能不全，故治疗涤痰逐饮，通畅呼吸道，改善肺功能至为重要。方中常加三子、二陈及厚朴、米仁、石韦等降气涤痰，利水逐饮。所加莱菔子降痰下气，又可除人参滞气之弊，两者相反相成，无减效之嫌。方中石膏清透肺热，又能沉降逐饮，以米仁共捣，可增强清热逐饮之用，又能纠其寒凉伤脾。随证加减：兼表证加麻黄、苏叶；痰黄黏稠加黄芩、金荞麦；痰盛气逆加葶苈子、制南星；神疲气短加黄芪、五味子；唇青舌紫加丹参、红花；汗出肢冷合四逆汤。本病变化复杂，越至危重阶段，阳气愈虚，痰水热瘀标象愈急。救急拯危，须着重除痰祛水，清热逐瘀，往往标症一解，阳气随之而复。临床观察本方具强心、利尿，改善循环，通畅呼吸道等作用，病情重笃者，配合西药能增加效果。

【例1】周某，男，66岁。主诉：咳喘多痰，伴足肿10天。患者有慢性咳喘史近20年，每感外邪或劳累则发。近3年症状逐渐加重，常伴气短、心悸，间见足肿。10天前因劳后汗出当风，翌日发热，气喘，咳频，卧床不起。住院经抗生素等治疗热稍退，仍气喘，痰多疲乏，转中医诊治。诊患者睑浮唇绀，懒言，颈脉络怒张，桶状胸，喘促倚息，夜难平卧，痰白质稠，口渴肢冷，胸闷脘痞，两足浮肿，大便干结，舌黯苔薄腻，脉弦数。体温37.7℃。血象：白细胞 $12.6 \times 10^9/L$，中性82%。B超检查示肝脏肿大。X线示慢支伴感染，肺气肿，心影扩大。中医辨证为阳虚饮停，邪热壅肺，属邪盛正衰危候。处方：生晒参6g，桂枝12g，防己10g，葶苈子20g，生石膏30g（与米仁25g共捣），黄芩15g，茯苓15g，半夏10g，莱菔子10g，厚朴10g，苏子10g，车前子10g。服3剂，热除便畅，气喘咳痰明显减轻，咳痰不畅。上方去厚朴，加桑皮15g，服7剂，血象正常，肿消，能平卧安睡。继以上方加益气健脾之味调理月余，症状基本控制遂出院。

2. 风湿性心脏病

　　风心病主要表现乏力，心悸气喘，甚则咯血，常为外感或劳累诱发而加剧，导致心功能不全。其病情可因患者体质及诱发因素不同而变化，临床治疗大都按辨证分型，但难以把握到位。归纳本病病机特点有四：一为虚，短气乏力，动则气促，易罹感冒。二为瘀，心主血脉，病变易致血脉瘀滞，而血行不利又加重病情，表现面颧紫红，唇绀咯血，脉涩滞。三为饮，心脉瘀阻，瘀化为水，气不化水，凌心射肺则胸闷气喘，咳吐痰涎，心悸不宁。四为热，由风寒湿邪杂至，成痹入里，郁而化热。故本病治则为益气通瘀，逐饮清热，本方颇为贴切。且风心病常有"短气不得卧，面色黧黑，"表现，与"支饮"颇似。根据本病多瘀特征，方中加三七、五灵脂、桃仁、红花、丹参等增强作用。足肿心悸，阳虚水停合真武汤。但痰、瘀常互为因果，有些病情重笃，咯血频频，宜配降痰逐饮之品。方中桂枝通阳化瘀，临床重用至 20 ~ 30g 无妨。方中人参与五灵脂合用虽言相畏，但临床配用未发现有异常反应。

【例 2】章某，男，46 岁。患风湿性心脏病已 9 年。2 周前劳作用力，第 2 天自觉乏力，肢体酸楚，心悸气急，行则加剧，休息后未见减轻，入夜胸闷气急加剧，难以平卧，迭用温阳利水，养心安神，益气化瘀等剂，症状改善不明显。3 天前不慎感受风寒，咳嗽气促，口干心烦，咳痰带血，唇色愈绀，神疲指凉，足跗微肿，舌淡苔薄白，脉细数。心率 116 次 / 分钟，两肺底可闻及少许湿啰音，心尖区可闻及收缩期吹风样杂音及舒张期隆隆样杂音，X 线示心影向两侧扩大。此证肺热、痰壅、血瘀、气虚交集，拟木防己汤加味，处方：桂枝 15g，防己 12g，太子参 15g，生石膏 30g（米仁 25g 共捣），桃仁 12g，葶苈子 10g，五灵脂 10g，丹参 15g，苏子 10g，茯苓 15g，红花 10g，怀牛膝 10g，炙甘草 6g。服 5 剂后，痰血止，气喘胸闷减轻，入夜口干，睡眠不宁，上方去怀牛膝、苏子，加花粉 15g，远志 10g。服 5 剂，入夜已能安睡，精神转爽。再以上方加减治疗 2 周，能户外活动如往。

3. 冠心病心衰

冠心病以本虚标实居多，本虚多为阳气虚亏，标实多由血瘀痰阻。中医认为冠心病属"胸痹、心痛"范畴。《金匮要略·胸痹心痛短气篇》言其病机"阳微阴弦"，为上焦阳虚，水饮内停乘虚居阳位，两者相因故导致胸中闭塞，阳气不通而发。所以治以温通阳气，清除水饮。所谓"水血同源"，水饮停滞多伴血行瘀滞。本病治疗大法为温通阳气，蠲除水饮，采用木防己汤为主。方中人参益气合桂枝通阳，相得益彰，振奋阳气，使水饮得消，血脉通利，是治病之本。方中防己合石膏为利水逐饮，清热降痰，治病之标。本病出现心衰，有时使用附子剂效果不佳，多因兼夹痰饮壅肺，心脉瘀阻所致，方中须加降气祛痰，活血化瘀之味，如半夏、葶苈子、厚朴、当归、红花、丹参等。病症中虽无明显痰证表现，但配入祛痰药能明显改善临床症状。随证加减：气虚明显可用红参，甚者用高丽参，并加黄芪、五味子等；胸痛及背，不得卧加瓜蒌实、薤白、枳壳；胸满痰多加制南星、茯苓、苏子；肢冷畏寒去石膏加附子、细辛、荜茇；便秘合小承气汤。

【例3】胡某，女，72岁。主诉：胸闷、心悸、气急反复半年，突然加剧4天。患者于半年前丧偶而出现胸闷气急伴心悸，活动后或夜间加剧，某医院诊断为冠心病。经常服用心痛定、复方丹参片等控制症状。4天前突然出现胸前区憋闷难忍，全身汗出，气急不能行动，急送某医院急诊治疗，诊断为冠心病，心肌梗死（后壁）。经中西药治疗3天，胸闷缓解不明显，气喘夜难平卧，心烦不宁，转来本院。刻诊患者精神不振，面色萎黄，痛苦貌，言语无力，呼吸急促，喉头痰声，口干不欲饮，足肿便结，舌质紫黯，苔薄白腻中微黄，脉弦涩而结。体温36.7℃，脉搏92次/分钟，呼吸23次/分钟，血压96/68mmHg。证属胸阳虚衰，痰瘀阻痹。治以木防己汤加减：别直参5g，三七参3g，半夏15g，桂枝15g，川芎10g，生石膏30g（米仁25g共捣），防己10g，苏子12g，葶苈子10g，细辛4g，茯苓15g，甘草5g，五味子6g。服5剂后胸闷喘咳均减，感纳呆口干。上方去生石膏加花粉15g，服5剂，额上汗出。上方去川芎加生龙骨、生牡蛎各30g，附子10g。服半个月后症状基本控制，1个半月后能下床活动。

4. 结语

许多心脏病发展致心功能不全，主要表现是喘，动则气喘，甚则喘不得卧，再为胸闷、心悸、水肿、紫绀等。古人将心脏病发生主要归咎于水气运行失常。痰饮病是水液运行失常所引起的病证，其临床表现随病变部位不同而异，心脏病是由水气侵犯"心"所致，《金匮要略·痰饮咳嗽病》言："水在心，心下坚筑，短气……水停心下，甚者则悸，微者短气。"在"支饮"条下所描写的表现来看，与现今所谓心脏病表现极为相似。心脏病从痰饮论治是非常重要的，这是张仲景的一大贡献，文献报告，治疗痰饮的许多方剂能有效地治疗各种心脏病。

临床观察木防己汤对心功能不全者有改善作用，尝将本方加减用于先天性心脏病亦有一定效果。心脏病表现较复杂，主要在阳虚、郁热、饮停与络瘀，使用本方须辨证结合辨病加减运用。《金匮要略》木防己汤，从组方测证，尝用于一些寒热虚实错杂病患，如风湿热、风湿痹痛等，若辨证确切，投之亦颇效。

（本文发表于《中国医药学报》，1997，12（4）：49–50.）

旋覆代赭汤的临床运用

旋覆代赭汤是《伤寒论》方，原书指治伤寒经治病解，中气虚而未复，胃弱痰结气逆，出现"心下痞鞕，噫气不除"之候。本方功能补气平胃，化痰降逆。本方临床不独用于病后调理，还广泛用于胃气虚弱，痰浊中阻，气逆不降所致的胸膈满闷，痞胀噫气，反胃噎食，呕吐呃逆，咳喘多痰，衄血，眩晕等病症，兹举病案为证。

1. 反胃

黄某，男，67岁。患"胃病"已有30余年，经常胃痛嘈杂。4天前饮食不节，致上腹胀痛，恶心呕吐。服过中药理气、消积等剂无效，症状渐加重，食入片刻即吐，或朝食暮吐，暮食朝吐，吐出宿食及大量清水，气味酸臭，脘痛引背，吐后可得缓解，心烦口渴，大便干结。视其形体瘦削，嗳气频频，上腹胀满，有水声，舌苔黄腻，脉细数。年老久病，胃气虚亏，通降失司，痰阻气逆，治宜扶正降逆。处方：党参三钱，旋覆花三钱，代赭石七钱，半夏二钱，黄连一钱半，伏龙肝一两，枳壳二钱，竹茹三钱，甘草一钱，生姜三片，大枣五枚。服药期间配合针刺治疗。药后翌日吐止，上方去枳壳、伏龙肝，加麦冬、蔻仁，二剂后能进食，继调治十余剂愈。

按： 反胃多由饮食不节，思虑过度，损伤脾胃，运化失常，气逆不降所致。本例久病胃虚伤食，痰浊上逆，故用旋覆代赭汤益胃化痰降逆，佐以伏龙肝镇逆止呕，症见烦渴、苔黄腻、脉数，为痰郁化热之象，故加黄连、枳壳、竹茹清除痰热。本例是十二指肠溃疡伴幽门不全性梗阻，后因患急腹症，于手术中证实。临床上本方对胃神经官能症、急慢性胃炎、胃扩张、上消化道溃疡等所致反胃呕吐、嗳气频作，都有一定效果。

2. 呃逆

杨某，男，62岁。呃逆频作已4天，曾经某医院用过多种西药及中药丁香、柿蒂之类和针刺等治疗无效。患者有10余年慢性支气管炎病史，常胸闷气急，多痰，咳吐不利。今视其呃声频而低弱，气不接续，形瘦面苍，懒言困倦，善饥食少，鼻衄口干，舌红苔薄，脉浮数。此为气阴两虚，痰郁化热。处方：旋覆花三钱，代赭石五钱，半夏二钱，北沙参三钱，海浮石三钱，竹茹三钱，枇杷叶二钱，陈皮一钱半，花粉三钱，麦冬二钱，甘草一钱。服药前曾施针刺治疗。服药后当夜呃止，次日用上方去海浮石、麦冬，加谷麦芽、怀山药，服三剂善后。

按： 呃逆亦当辨寒热虚实及其兼证。《伤寒论》中治"噫气不除"，乃胃虚气逆，以旋覆代赭汤为主方，用法以养正兼散余邪，降虚气而和胃。本例患慢性支气管炎，中气虚亏，痰结气逆，借用本方加减治之，但咳吐稠痰、鼻衄口干、舌红脉数，为痰郁化热，有耗津伤液之虞，故配沙参、麦冬、花粉养胃生津，佐以枇杷叶、竹茹、海浮石等清痰下气，药证相符，故获速效。药针并施也是张仲景治疗之特色，所以对本例和上例的虚证或虚中夹实证，配合针刺，都起一定的作用。

3. 喘咳

陈某，男，46岁。患慢性气管炎已7年余，经常咳嗽气急，多痰，受寒或劳累后则甚。10余天前，冒雨急奔后，头痛，咳嗽剧烈，平卧或稍活动则气喘加重，痰多黏稠，咯出不畅，胸闷呕恶，便结。视患者面苍倦怠，舌淡苔薄白腻，脉寸浮尺数。此中气虚亏，痰饮内生，为风寒所引，痰逆喘咳。处方：旋覆花三钱，半夏三钱，党参三钱，代赭石四钱，杏仁二钱，麻黄一钱半，橘红二钱，茯苓三钱，苏子三钱，甘草一钱，生姜三片，大枣五枚。三剂痰咳大减，精神转佳，唯行动气急，去旋覆花、麻黄、苏子，加麦冬、五味子、当归，服十余剂痊愈，经年未发。

按：脾为生痰之源，肺为贮痰之器，中焦虚亏，脾不运化，则痰浊内停，上逆为咳为喘。慢性气管炎的症状，往往虚实夹杂，本虚标实。本例久病体弱，中气不足，且久咳伤肺，造成肺脾虚亏，痰逆喘咳，开始兼有表证故合三拗汤，痰涎壅盛加二陈、苏子。表证既除，当固本为要，故合用生脉散益气敛阴而收功。

4. 咳血

梁某，男，26岁。平素性急，郁怒胸闷，两胁引痛，咳逆上气，痰中带血，嗳气纳减，面赤烦热，舌红苔腻，脉弦。半年前曾咳血一次，不药自愈，今连服滋阴降火、凉血止血等药，数剂不效。X线透视：两肺、心、膈无异常。此证属郁怒伤肝，犯胃刑金故咳血，治宜平肝和胃，降气止咳，以旋覆代赭汤加减：旋覆花三钱，代赭石五钱，半夏二钱，白芍二钱，丝瓜络三钱，白蒺藜二钱，麦芽三钱，生地四钱，郁金三钱，枇杷叶二钱，茜草三钱，甘草一钱。服二剂血止，继服五剂诸症消失。

按：治咳血，不应"见血止血"，当审证求因。该患者平素性急，且心情不畅。肝喜条达，郁则横逆，脾胃受伤，通降失司，胃气上冲，迫肺气上逆故咳血。《素问·厥论篇》说："阳明厥逆，喘咳身热，善惊、衄、呕血。"故治此衄血者，当以降阳明之厥逆为主，用旋覆代赭汤加减。正不虚故不用人参，加芍药、丝瓜络、白蒺藜、枇杷叶、郁金等平肝止咳，使肝胃和调，阳明气降，血行瘀化，病自然愈。

5. 眩晕

陈某，女，27岁。近4年来头晕多次发作，西医诊断为美尼尔氏病。1周前头晕又作，行走摇晃，目眩眼花，口淡泛恶，食欲不振。昨天眩晕加重，呕吐剧烈，卧床不起，胸闷胁胀，乏力懒言，苔薄白，脉弦缓。此为气虚饮逆，上犯清窍，处方：旋覆花三钱，代赭石五钱，党参三钱，半夏三钱，白术三钱，白芍三钱，钩藤三钱，郁金二钱，石菖蒲二钱，甘草一钱。服三剂晕减能起床进食，继以归脾汤调理七剂渐复。

按： 眩晕为临床所常见，诊治当先辨标本虚实。本虚多为肝肾不足，心脾亏损，标实以风、火、痰为多。本例中虚脾亏，清阳不升，浊阴上逆，故眩晕呕痰，治宜扶正降逆，蠲痰止眩，以旋覆代赭汤加减。标症除后，投归脾汤培本，以减少其再发。

6. 体会

旋覆代赭汤证适用于胃虚痰阻，气逆不降。《伤寒论》说："伤寒发汗，若吐若下解后，心下痞鞕，噫气不除者，旋覆代赭汤主之。"临床使用不限于外感病后，可用于杂病。运用时主要着眼于胃虚、痰结、气逆症状。胃主受纳，以降为顺，若胃气虚亏，痰浊内阻，升降失常，上逆为患，《医学衷中参西录》引黄坤载言："浊气上逆，则呕哕痰饮皆作，一切惊悸、眩晕、吐衄、咳喘、心痞、胁胀、膈噎，反胃种种诸病于是生焉。"在治疗上，胃虚宜补，痰浊宜化，气逆宜降。旋覆代赭汤以补中、化痰、降逆三法立方。方中旋覆花下气消痰，代赭石重镇降逆，为治逆气主药；胃气虚弱，以参草补脾安正，姜枣调和营卫；痰浊内阻故佐半夏祛痰散结，益彰其功；全方组合使中焦健运，痰除气降，诸症悉除。脾胃为升降之枢纽作用，胃气上逆，肝气之气随之而逆，本方治胃气上逆，又治伴有肝气上逆者。应用《伤寒论》方不可拘于条文所述，须从方药结构，推导本方证的病机，从而延伸使用范围。如见胸脘痞满，呕吐，噫嗳，咳吐痰涎，泛吐清水，或见头晕目眩，心悸失眠，食欲不振，便结等，表现中虚痰阻气逆者，本方咸可投之。随证加减：如胃不虚，去参、草、枣；苔腻湿重，加陈皮、茯苓；食滞腹胀加蔻仁、槟榔；苔黄热盛加黄芩、黄连；肝旺犯胃加芍药、白蒺藜、佛手；吐衄火旺加大黄、炒山栀、石膏；肾虚不纳气加萸肉、芡实、怀山药。张锡纯《医学衷中参西录》中善以本方加减化裁，如镇摄汤、参赭镇气汤、镇逆汤、参赭培气汤、保元清降汤等，用于治疗虚气上冲之胸膈满闷、喘逆、呕吐、噎食、吐血等症，屡建奇功。

（本文发表于《新医药学杂志》（原中医杂志），1977年第6期：13-14.）

小柴胡汤临证运用拾得

小柴胡汤是《伤寒论》治少阳病主方，和解剂的代表方，既可治外感热病，又可疗内伤杂病，临床应用广泛，凡属邪郁少阳，枢机不利者，予小柴胡汤加减每获良效。

1. 眩晕

【例1】杨某，男，27岁。2014年8月14日初诊。头昏半月余，颈项强，平素急躁易怒，烦躁时头昏尤甚，口苦，胃纳欠佳，二便调，夜寐差，舌红，苔薄黄，脉弦。诊断：眩晕，辨证为肝郁化热，犯脾扰心，治以疏肝健脾，解郁安神。处方：柴胡5g，半夏10g，黄芩12g，党参20g，炒白芍12g，生白术15g，茯苓20g，炒枣仁15g，远志10g，葛根30g，黄芪30g，蔓荆子8g。进7剂而诸症尽去。

按：本例由肝郁化火，故烦躁易怒，肝火上扰心神，则头昏、夜寐不安，肝胆郁热则口苦，肝气乘脾，脾失健运则不思饮食。方中柴胡疏肝解郁，黄芩清泄少阳之热，佐党参、半夏健脾降气；配合白芍养血柔肝，白术、茯苓、黄芪健补中土；炒枣仁、远志安神；葛根、蔓荆子清利头目，诸药合参，枢机得利，则诸症自除。

2. 咳嗽

【例2】薛某，女，54岁。2014年9月2日初诊。一月前因受凉后出现咳嗽咳痰，西医诊断为"肺炎"住院治疗，好转后出院，仍有咳嗽，咳吐白痰，入夜加剧，伴胸胁不适，口干口苦，乏力多汗，胃纳一般，二便畅，夜寐安，舌淡红苔薄黄，脉沉细。辨证为痰浊阻肺，枢机不利，气阴耗伤，治以宣肺化痰，和解少阳，佐以益气生津。处方：柴胡10g，黄芩12g，半夏10g，党参10g，前胡10g，佛耳草12g，化橘红3g，杏仁10g，茯苓20g，黄芪12g，北沙参15g，麦冬10g，甘草5g。5剂后复诊，患者咳嗽较前减轻，无明显咳痰，口干仍存，前方加制玉竹15g，五味子6g，再服5剂而痊愈。

按：患者乏力脉沉细，胸胁不适，口干口苦，乃正不胜邪，邪入少阳，少阳枢机不利。本方治疗之咳嗽特征，常定时而作，或甚于子夜。本例咳嗽属邪陷少阳，病程日久，气阴两虚。故用本方清解少阳，疏利升降，配合黄芪、北沙参、麦冬益气养阴，加入前胡、杏仁、茯苓、化橘红、佛耳草等增强化痰止咳效果。组方合拍，故痰消咳止。

3. 泄泻

【例3】杨某，女，65岁。2014年8月27日初诊。大便溏薄10余年，每日二三行，作胃镜、肠镜检查均无殊，平素忧思多虑，西医诊断为"肠易激综合征"，服"黛力新"，无明显效果。半月前因和家人生气后症状加重，时有便意，大便溏薄，纳食无味，口淡干呕，舌淡红苔薄白，脉沉细。用过中药效果不显，证属肝气失疏，脾阳虚衰，以本方合温补脾阳之味，处方：柴胡5g，半夏10g，黄芩10g，炒党参20g，炒白术15g，茯苓20g，桂枝8g，防风6g，黄芪20g，化橘红6g，附子10g，干姜3g，大枣5枚，炙甘草5g。7剂后复诊，大便成形，胃纳明显好转，原方去附子、干姜，加炒白芍 12g，生姜 3 片继调理 1 周巩固。

　　按：患者平素忧思多虑，肝气郁结，木不疏土，清阳不升，脾失健运，日久而脾胃虚弱，脾阳衰败，故见大便溏薄，口淡无味，常作干呕。前医拘于疏肝和胃，时效时不效，忆仲景明训："中工不晓相传，见肝之病，不解实脾，唯治肝也"。本方能和解少阳，亦能调和肝脾，要在合附子理中与保元汤，增添补脾益气，温壮中阳之功，乃仲景言："故实脾则肝自愈，此治肝补脾之妙要也"。方中佐防风升清止泻，振奋脾阳，即李东垣谓"以诸风药生发阳气，以滋肝胆之用，是令阳气升"，是也。

4. 蛇串疮

　　【例 4】管某，女，86 岁。2014 年 8 月 19 日初诊。右下肢外侧散发疱疹呈灼热痛一周，服西药恶心呕吐，纳食呆滞，口苦口黏，舌红苔黄腻，脉弦数。诊断：蛇串疮（带状疱疹），辨证为肝胆郁热，脾虚湿阻，治以清热燥湿，疏肝健脾。处方：柴胡 6g，黄芩 12g，半夏 10g，党参 12g，炒栀子 6g，化橘红 3g，连翘 15g，炒白芍 10g，米仁 20g，甘草 4g，山药 30g，枣仁 20g，砂仁 5g，苍术 10g。服 7 剂复诊，患处疼痛减轻，胃纳口苦好转，夜寐安，感气短乏力。上方去枣仁、砂仁，加黄芪 15g，再进 7 剂而愈。

　　按：患者年老体弱，脾虚失运，湿邪内生，湿滞化热，蕴结少阳胆经而成本病。本病常用治方为龙胆泻肝汤，然而本例高年脾虚气衰，不耐苦寒克伐，慎用清热泻火，故投本方和解少阳，扶正逐邪。方中加入炒栀子、连翘有助清热利湿，配伍山药、米仁、化橘红、砂仁、苍术健脾理气燥湿，佐以白芍、甘草与枣仁以柔肝止痛。因下肢病患多湿，故用药倚重健脾燥湿，乃求本而治。

5. 虚人感冒

　　【例 5】解某，男，80 岁。2014 年 10 月 22 日初诊。5 天前受凉后感恶寒，入夜发热、汗出，遇风凉则咳嗽，咳吐白痰，胸闷，嗳气得舒，晨起口干口苦，口中黏腻，胃纳可，大便干，舌淡红苔白，脉浮弦。所患为虚人外感，邪犯少阳，治以和解少阳，调和营卫，处方：柴胡 12g，黄芩 15g，半夏 10g，生晒参 2g，炙甘草 5g，桂枝 6g，生白芍 12g，茯苓 20g，杏仁 10g，化橘红 3g，青蒿 10g，槟榔 10g，厚朴花 6g。服 3 剂，诸症悉除。

按：患者高龄，卫阳虚弱，风寒着表，邪易内陷不解。症见胸闷，口干口苦，乃邪侵少阳，寒热汗出，为营卫不和，故予柴胡桂枝汤主之。方中小柴胡汤和解少阳，宣展枢机，桂枝汤解肌发表，调和营卫，证兼胸闷咳嗽，嗳气口黏，故佐以杏仁、化橘红止咳化痰，槟榔、朴花顺气宽胸，青蒿透热。虚人邪陷，妙在用少量人参助元气以托邪，使虚陷之邪一扫而除。处方用药丝丝入扣，故服 3 剂即病除。

6. 结语

经云："百病生于气"，少阳（统辖胆腑与三焦）乃气机升降之枢纽，所谓："凡十一脏取决于胆"，足见少阳之胆对全身脏腑功能活动的重要性，李东垣言："胆者少阳春升之气，春气升则万化安。故胆气春升，则余脏从之"，张景岳注："足少阳为半表半里之经，亦曰中正之官，又曰奇恒之腑，所以能通达阴阳，而十一脏皆取乎此也"。小柴胡汤之所在临床能够广泛运用，全在于疏气转枢，调畅三焦功效。少阳气机失调的临床表现繁多，正如仲景所谓："但见一证便是，不必悉具"，因此只要抓住邪郁少阳，枢机不利的病机特点，随证加减，在许多种类疾病上均能发挥出独特的效果。

（本文发表于《浙江中西医结合杂志》，2016，26（4）：305-306.）

千金治百种淋方临床应用

《千金方·淋闭》记载："治百种淋，寒淋、热淋、劳淋、小便涩、胞中满、腹急痛方"。方组为通草、石韦、王不留行子、甘草、滑石、瞿麦、白术、芍药、冬葵子。看本方所列主治，大都为尿路感染性疾患。本组方药味平淡而功效见奇，能泄热利湿，又能扶正护虚，为标本兼顾之良方，治疗多种尿路疾患疗效满意，介绍如下。

1. 肾盂肾炎

黄某，男，43岁。3天前突发尿频、尿急，伴腰痛，尿检：蛋白＋，红细胞＋＋，白细胞＋＋＋，脓球＋，诊断为急性肾盂肾炎，因多种抗生素过敏，转中医。诊患者腰酸乏力，肾区叩击痛，尿不畅，恶寒发热，体温37.8℃，舌红少苔，脉弦数。处方：石韦、瞿麦、白芍、车前子各15g，滑石、王不留行子、白术各20g，蒲公英30g，通草6g，甘草4g。7剂后，诸症全消，尿检转阴，再予7剂以巩固。

按：肾盂肾炎急性期，大多属于湿热下注，致小便淋涩不畅，所谓"下焦如渎"，故治以本方清湿热利水道，加入蒲公英增强清热利湿之功。热盛者可合五味消毒饮，尿色赤合小蓟饮子，腰膝酸胀合四妙散。方中白术须生用，方具通利之性，无壅补之嫌。

2. 输尿管结石

徐某，女，30岁。3天前左侧腰部阵发性剧痛，放射致左下腹，伴恶心呕吐，大便不畅，小便赤涩，左肾区叩击痛，苔薄白腻，脉紧。尿检：蛋白＋，红细胞＋＋＋，白细胞＋。B超提示：左输尿管结石。处方：王不留行子、川牛膝、枳壳、冬术各10g，石韦、瞿麦、生白芍各15g，车前子20g，海金沙、金钱草各30g，通草、甘草各6g。服3剂，腰部剧痛大减，继服3剂，排出绿豆大结石2枚，随之诸症消失。

按：输尿管结石急性期大都属湿热阻滞下焦，治当宣通清利，本方颇切病机，加入金钱草、海金沙、车前子加强通淋排石力量；加枳壳协芍药导滞止痛；入牛膝助王不留行籽宣通下泄。本病急在解决标症，药量宜重，以一举中的。

3. 原因不明之血尿

黄某，男，50岁。反复尿血一年余。始因劳后受寒，发热，经抗生素治疗热退，发现尿赤，尿检：红细胞 ++++。经 X 线摄片、B 超、膀胱镜等检查无异常发现，辗转数家省、市医院检查，均不能确诊。经用西药抗菌消炎、止血剂及中药清热凉血、滋阴降火、益气固肾等均无效。诊患者面苍，腰部酸胀，寐差口苦，苔白滑，脉小滑，观前医诸法用遍，久思无良策，遂径用本方：滑石、石韦、瞿麦各 12g，冬葵子、王不留行子、冬术、白芍各 10g，丹皮、通草各 6g，马鞭草 15g，白花蛇舌草 30g，甘草 4g。服 20 剂后，尿血得止，再予上方去滑石、冬葵子、通草，加党参、菟丝子、女贞子、旱莲草各 10g，间断服用 60 余剂，追访一年未复。

按：临床尿血以热蓄下焦居多，《金匮要略·五脏风寒积聚》言："热在下焦者，则尿血，亦令淋秘不通。"此例病程虽久，热象尚存，故运用本方加白花蛇舌草、马鞭草等清热利尿。下焦郁热得清，血自归经。尿血得止，不必急于更方，宜从原方增入益脾补肾之品巩固。当时诊此例患者，已经中西药诸法用遍，遐想试以此方，竟然获效。

（本文发表于《浙江中医杂志》，1986，21（9）：424.）

黄寿人清血解毒合剂临床新用

清血解毒合剂是现代名医黄寿人的经验方，由生地、黄芩、连翘、丹皮、茯苓皮、玄参、银花、当归、赤芍、甘草组成，功能清热祛湿、解毒凉血、养血祛瘀。黄老常用之治妇人带下、痔漏、肠风、风痒、衄血等病证，今用之治疗湿热互结、血热血瘀夹阴亏之各种病患，亦获良效，兹择数案，以窥一斑。

1. 复发性口疮

任某，男，6 岁。1984 年 10 月 17 日初诊。口疮反复发作半年，1 周前感冒发热，3 天后热减，口疮发，进食则痛剧，服西药及中药导赤散等效果不显。刻诊：面赤鼻衄，日晡潮热（体温 37.6℃），口渴少饮，下唇内及舌下有绿豆大溃疡 2 个，黏涎连连，舌红苔微黄腻。此证脾胃湿热郁蒸，心经火热上炎，拟本方加减：生地、茯苓、玄参、银花、紫草各 10g，连翘、丹皮、赤芍各 8g，黄连、佩兰、甘草各 3g。服 3 剂，热退，溃疡稍敛，能进稀粥；再进 3 剂，口疮告愈，上方增损再进 3 剂巩固，追访半年未见复发。

按：《外台秘要》言："心脾中热常患口疮乍发乍瘥。"治疗多以清心脾两经火热为主。然而口疮反复发作，往往虚实错杂，脾经病变，易致湿困，心火久积，常耗阴血，故采用黄老用方，以清脾热兼祛湿，降心火且益阴，临床根据病情，随证加减，不仅见效速，且远期疗效亦佳。

2. 肾小球肾炎

金某，男，12 岁。1986 年 8 月 12 日初诊。去年曾患急性肾炎，经中西药结合治疗而愈。1 个月前两下肢患虫咬性皮炎，搔抓后感染成脓疮，渐波及躯干，伴发热，经抗生素治疗，热退而见眼睑浮肿，尿检：蛋白、红细胞各 ++，白细胞 +，颗粒管型少量。诊断：肾炎急发，转诊中医：患者睑肿，纳呆口干，心烦身痒，两足及躯干皮肤散见红丘疱疹、结痂，舌红苔薄白腻，脉弦数。证属湿热内壅，瘀结成毒，治以清热利湿，凉血解毒：银花、连翘、黄芩、大力子、赤芍、玄参、土茯苓、车前子各 10g，蒲公英 30g，丹皮 6g，甘草 4g。5 剂后，肿退痒减。再进 5 剂，皮肤疮疹瘙痒除，尿检：蛋白 ±，红细胞少量，上方去大力子、车前子、玄参，加白茅根 20g，米仁 20g，白术 10g。服 7 剂，诸症悉平，尿检转阴，上方加防风 6g，太子参 10g，服半月以巩固，追访 1 年未复。

按：患者年前得过"阳水"，脾气受损，卫阳不固，今为湿毒感染，阻于肌肤，内侵水道，气化失利，湿热壅结不解，治宜清热利湿，凉血解毒，本方颇为对证，然水肿复发，每夹脾虚，故后期加益脾之味以固本。

3. 过敏性紫癜

卢某，男，17 岁。1987 年 11 月 3 日初诊。阵发性腹痛 7 天，始发时自服驱蛔药，腹痛稍减，第 3 天见两足散发紫斑，无痒感，觉全身酸胀，当地医院予抗过敏及抗炎治疗，第 6 天紫斑愈发稠密，波及臀部，转来院。诊患者面赤口干，微恶热，关节酸楚，脐周触痛，大便干结，两下肢皮肤紫癜密布，舌红少苔，脉弦数。体温37.3℃，血常规正常。诊断：过敏性紫癜，治用清热凉血，化瘀解毒，本方加减：生地、大青叶、米仁各15g，丹皮8g，玄参、银花各12g，连翘、黄芩、紫草、赤芍各10g，当归6g，甘草4g。5剂后，低热退，便畅腹痛消，紫癜变淡。继服7剂，诸症悉除。3个月后两足又发紫癜，复予上方而愈。

按：紫癜临床辨证有阴阳虚实不同，急性发作以阳证居多。本例面赤口干，身热便结，紫癜急发，色鲜密布，乃由热壅不解，内迫营血，溢于肌腠。色紫者多夹瘀，治以清热解毒，凉血化瘀为主，发于下者，多夹湿，当佐祛湿之品，施用本方加减，颇为妥帖，方中加大青叶、紫草增强清热解毒、凉血消斑之功，故效卓然。

4. 结语

临床所见六淫之邪致病，以"火热"之证最为多见，许多火热病证，多因火热郁遏，内迫营血，伤阴损络，致血瘀湿生，导致病机复杂，造成反复不愈者。本方配方，清热解毒，凉血消瘀，且兼养阴祛湿，面面俱到，不失为一剂良方，临床可以辨证用于银屑病急性期、药物性皮炎、脓疱疮、丹毒、急性前列腺炎及妇女盆腔炎等病患治疗，随证加减，亦颇应手。

（本文发表于《浙江中医杂志》，1990，25（1）：34.）

失眠治方平肝祛痰汤

中医药治疗失眠注重整体调节，相对西药副作用少，无药物依赖之弊。失眠的治疗用方较多，大都以调理脏腑功能为主，要取得良好效果，必须辨证准确。临床所见失眠，因发病于肝，起因于痰者不乏少数，经临床实践总结，拟就平肝祛痰汤，随证加减，治疗失眠，取得一定效果。

1. 平肝祛痰汤组方

组方：夏枯草 20g，制半夏 15g，茯苓 30g，生白芍 15g，珍珠母 30g，远志 10g。

随证加减：痰多湿重加制南星、陈皮、泽兰；痰热便结加瓜蒌实、竹茹、枳壳；阴血虚亏加当归、百合、地黄；气虚乏力加党参、白术、五味子；肝旺眩晕加天麻、钩藤、夜交藤；心悸心慌加炒枣仁、柏子仁、丹参；惊悸多汗加生龙骨、生牡蛎、桂枝；久病头痛加川芎、当归、红花；食欲不振加焦三仙；妇女月经期失眠合用逍遥丸。

每天 1 剂，煎汁分 2 次服，病初起者睡前服用取微汗，严重者可日服 2 剂。

2. 辅助按摩

失眠严重或依赖安眠药入睡者，在睡前（9～10 点，亥时；不可超过 11 点，子时）作足少阳经穴按摩：①用手指尖在两耳朵后，即足少阳经完骨穴从上至下推按 1 分钟，有镇静作用。②用手掌在下肢外侧，沿足少阳经从大腿至小腿按摩或拍打 3 分钟。③按摩完毕卧床放松，做深呼吸，然后入睡。

3. 典型病例

蒋某，女，55 岁。2010 年 4 月 13 日初诊。患者有高血压病史十余年，经常眩晕，近 3 年失眠渐重，夜寐易醒，有时甚至彻夜不寐，痛苦至极。近 2 个月，每晚须服舒乐安定 2 片才能入睡。刻诊头晕，心烦易躁，咽喉如有痰梗，苔薄白微腻，脉弦小滑。以平肝祛痰汤加味：夏枯草 20g，制半夏 15g，茯苓 30g，生白芍 15g，珍珠母 30g，远志 10g，当归 10g，夜交藤 30g，杭菊 10g，天麻 10g，寄生 10g，杜仲 10g。每天 1 剂，服用 1 周后，逐渐停用安定片能够入睡，但夜寐易醒，复上方去当归，加入百合 30g，服用 1 周，睡眠基本正常。

4. 体会

引起失眠病因很多，一般认为与心藏神有关，所以失眠治疗大都责之心神不宁、心肾不交、心脾不足等。临床许多失眠，单纯养心安神效果不佳，需要探究其病机。临床有些失眠患者往往无证可辨，可从形成病机探讨。人体阴阳与天地相应，人体脏腑经气运行与时辰相应，《类证治裁·不寐》言："不寐者，病在阳不交阴"。意即失眠是由入夜（亥、子时）人体阳气不能入阴，阴阳不交所致。晚上入睡时间是肝胆之气在经运行时辰，如果肝胆气盛，不能适时入阴，则阳不交阴而入睡困难。加上现今人们饮食过丰，易伤脾生痰，枢纽阻滞，增加了阴阳不交因素。所以治疗失眠要解决"阴阳相交"，关键在平肝气、消痰浊。根据这个原理，针对肝旺痰阻而导致失眠，拟就平肝化痰汤，经临床反复运用，定下基本组方，获得一定效果。

平肝化痰汤组方，主药半夏为祛痰药，在夏过半（农历五月半）挖取，时值"夏至"前后，是天地间阳气最盛，阴气将生之时，取其受气于阴阳之交。半夏化痰降气，能交通阴阳，治失眠效果独特，寓引阳入阴之意。《灵枢·邪客》篇言人体卫气"昼行于阳，夜行于阴"，如入夜仍然"行于阳，不得入于阴，故目不瞑"，治疗"饮以半夏汤一剂，阴阳已通，其卧立至。"即半夏秫米汤，治疗不寐。谓服法：睡前服，并取汗出，意在领卫引阳。夏枯草是生长到夏至则花穗自行枯萎而得名，"夏至一阴生"，《本草纲目》谓夏枯草禀纯阳之气，补厥阴血脉，以阳治阴。《重庆堂随笔》谓夏枯草"兼有和阳养阴之功，失血后不寐者服之即寐"。《本草续疏》解释："称其治失血后不寐，仿半夏汤意，代以夏枯草，半夏仅能导阳入阴，此又能使阳从阴化。"所以夏枯草与半夏配合，相得益彰，增强引阳入阴效果，治疗郁火内扰、阳不交阴之失眠极妙。如果病情顽固，主药半夏、夏枯草可加倍用量。方中茯苓、远志助半夏祛痰。茯苓宁心安神，又能健脾利水，治痰之本，《世补斋医书》言："茯苓一味，为治痰主药"，助半夏消痰安神。远志能安神益智，可治失眠多梦，心悸怔忡等症。方中白芍、珍珠母协夏枯草平肝。白芍平肝敛阴，能涵阳入阴，藏魂安神。珍珠母镇惊安神，平肝潜阳，能治心神不宁、惊悸失眠。诸药组合，共奏平肝祛痰，安神定志，改善失眠。

本方组成的六味药，属于六类不同作用的中药：化痰、清热、安神、利水、补血、平肝等，现代药理研究表明，六味药均有镇静作用，且各有所长。本方通过各药多方面的综合作用，增强了治疗失眠的效果。治疗时须注意，对长期服西药安眠剂的患者，不宜突然停药，应在服本方同时逐渐减量。治疗时配合足少阳经穴位按摩，引阳入阴，缓解患者睡前的紧张心理，对改善睡眠有一定帮助。本方为失眠治疗提供一种辨证思路和治法，如临床常见失眠与高血压往往互为因果，本方是为两宜之治。临床观察，平肝化痰汤重在整体调节，还能改善全身症状，所以治疗失眠有远期疗效，尤其对肝旺痰盛之证表现心烦易躁、眩晕多痰者效果较佳。

（本文发表于《中国中医药科技》，2012，19（3）：273-274.）

参黄止血散治疗上消化道出血

上消化道出血临床以便血（柏油样大便）或吐血为主要表现，常伴胃脘痛，中医从血证论治。治疗血证以止血为当务之急。常用止血的方法与药物较多，但有一定法则，唐容川《血证论》提出治疗四法：止血、消瘀、宁血、补血，以止血不留瘀，化瘀不动血为基本原则。根据唐氏学术思想，从临床总结出有效方参黄止血散，介绍如下。

1. 参黄止血散组方

组成：参三七 10g，制大黄 10g，生白及 10g，黄连 6g，血余炭 6g，共研细末和匀，备用。气虚明显和入红参粉末 10g。

用法：每次 3g，每天 2～3 次，粥饮汤送服，温开水亦可，半流质饮食。中度出血，每次 3g，每天 4 次，粥饮汤送服，可配合中药汤剂辨证治疗。重度出血，每次 3g，每 2 小时 1 次，每天 5 次以上，粥饮汤送服，如禁食可调开水从胃管注入，病情严重需配合中药汤剂辨证施治及结合西医药治疗。本方采用散剂，以粥饮汤送服，直接作用于上消化道出血病灶，大多数轻中度患者在 1～2 天内止血。

配合治方：中、重度出血或病情反复者，配合中药辨证治疗：①胃中积热型：用黄芩、黄连、地榆炭、白茅根、茜草、炒山栀、白芍等。②脾胃虚寒型：红参、黄芪、白术、阿胶、炮姜、当归、炙甘草等，阳虚加附子，出血严重血压下降用独参汤或参附汤治疗。③阴虚伤络型：用北沙参、麦冬、旱莲草、生地、炒茜草、玉竹等。④瘀血阻滞型，用延胡索、藕节、桃仁、制乳没、乌药、五灵脂、蒲黄等。

2. 典型病例

郑某，男，40 岁。2007 年 9 月 24 日初诊。反复上腹部疼痛 1 年余，胃镜检查，诊断为十二指肠溃疡病。平素常因饮食不节而出现上腹部疼痛不适等症状。昨天中午，因酗酒后致胃脘疼痛较剧，嗣后出现恶心呕吐，吐出咖啡色液体 250ml 左右，今晨解黑便 2 次，均呈柏油样，遂来就诊。刻诊：面色萎黄，胃脘疼痛，纳呆腹胀，头昏目眩，神疲乏力，口苦咽干，小便黄赤，舌质红边有紫瘀点，苔黄腻，脉弦滑。大便隐血试验阳性（++++）。诊断为上消化道出血。本病属饮食伤胃，热郁损络，迫血妄行。给以参黄止血散，每次 3g，每日 4 次，温开水送服，嘱半流质饮食。次日未见呕血，腹痛大减，拉下黑便，量少，原法再服 1 天。复诊，腹痛消失，食欲稍增，精神好转，大便色转黄，大便隐血试验（－）。予本散巩固治疗 2 天，考虑病后体虚，给健脾和胃中药调治半个月，1 年后随访无复发。

3. 讨论

参黄止血散组方：参三七为止血要药，用于各种出血均可，且止血不留瘀，又能生肌止痛；三七与人参同科植物，能养血益气，故名医叶天士、张锡纯等善用三七治疗胃出血。熟大黄凉血止血、活血祛瘀、通腑导滞，用于上消化道出血，止血消瘀，并能促使胃腑通降功能恢复。白及性黏，为收敛止血药，《本草纲目》言其"生肌治疮"，还能减少胃酸，有利上消化道溃疡愈合。本血证大都发病急，以热证居多；黄连清热泻火，善治胃火迫血妄行之吐血，《珍珠囊》谓其"止中部见血"，黄连合大黄即仲景泻心汤意，为治吐血衄血要方。血余炭善治各种出血，又能散瘀，为血肉有情之品，兼滋阴之功。以上配合，集止血、消瘀、宁血、养血为一体，止血又固本，减少病症复发。

药理研究表明，参三七有促凝血作用，能促使溃疡愈合，对血液有促凝和抗凝双重功效，符合"止血不留瘀"效果；三七还有抗炎、镇痛、生血、强心、抗失血休克、增强免疫力、抗衰老等作用，有益患者康复。大黄含的多种成分，能缩短凝血时间，降低毛细血管通透性，提高血浆渗透压，有利于凝血；大黄能促进肠蠕动，使分泌增加，以调整腹腔内血流分布状态，有利于止血；大黄能抑制胃酸分泌，保护胃黏膜，促进溃疡愈合。白及有缩短凝血及凝血酶原形成时间，修补血管作用，对胃黏膜有保护作用，有抗溃疡、抗消化道出血、抗失血性休克作用。黄连有较强的抗菌消炎作用，并有抗溃疡及调节消化道功能作用，有利胃炎及消化道溃疡改善。血余炭能缩短出血时间，加速血凝作用，诱发血小板聚集，具内源性系统止血功能。临床证明本方组合，治疗上消化道出血针对性强，使用安全、简便，见效迅速，还能改善各种原发疾病，远期疗效亦佳。

扶正消积汤治疗中晚期肺癌

中晚期肺癌的治疗，中医药显示一定优势。临床采用经验方扶正消积汤治疗，对改善患者临床症状，提高生活质量，延长生存时间，有一定效果。

1. 扶正消积汤组方

组方：生晒参、青皮各 6g，北沙参、半夏、制南星各 20g，黄芪、夏枯草、蛇舌草、百合、白术、龙葵、米仁、昆布、石见穿各 30g，天冬、麦冬、丹参各 10g，甘草 5g。煎汁口服，每天 1 剂。

随证加减：痰中带血加仙鹤草 30g，参三七 3g，白茅根 30g，痰多黄稠加海浮石 30g，黄芩 15g，金荞麦 30g，痰多清稀加细辛 5g，干姜 5g，胸痛加片姜黄 15g，茜草 10g，胸腔积液加葶苈子 10g，白芥子 10g，桑白皮 15g，大便秘结加瓜蒌实 20g，杏桃仁各 10g，淋巴结肿大加生牡蛎 30g，浙贝 10g，玄参 15g，骨转移疼痛加全蝎 5g，蜈蚣 3 条（散剂送服，鳞癌不用）。

酌情配合中成药：虫草菌丝制品（至灵、百令胶囊等）、西黄丸、肿节风等。

2. 典型病例

周某，女，65 岁。2006 年 5 月 16 日初诊。患者咳嗽 2 个月，胸痛半个月，伴发热。当地卫生院以抗感染治疗，症状时好时差。于某市医院作 CT 检查提示：右肺下叶肺癌伴纵隔淋巴结转移，右侧胸腔积液，胸水检验找到癌细胞。经抗感染治疗后体温仍有反复，化疗 3 次因反应较大而中止，转为中医药治疗。诊患者形瘦，精神疲怠，胸胁胀痛，咳嗽气促，咳吐白痰，口干纳呆，尿少便结，腰膝酸软，舌质淡苔薄白，脉细数。证属肺脾气虚，痰毒瘀积，拟以本方加瓜蒌实 20g，片姜黄 10g，化橘红 6g，每天 1 剂，煎汁分 2 次服用，每次送服西黄丸 3 克，胸腔作闭式引流。经一个月治疗后，患者咳嗽气急症状明显减轻，食增便畅，胸水基本消失，结束胸腔引流，继续用服上方加白英 30g，仙鹤草 30g，黄芩 15g。3 个月后复查右肺结节阴影较前缩小。KSP 评分由 60 分升到 70 分，体重增加，生活自理。继续中药调治，间断服用虫草菌丝制品，随访 2 年，病情稳定。

3. 讨论

中医药对肺癌以人为本的辨证治疗，弥补了西医药治疗之不足，也给一些不能接受西医药治疗的患者带来希望。临床观察，中药扶正消积汤对中晚期非小细胞肺癌治疗有一定效果，本方对控制癌细胞的活跃没有化疗、放疗快捷，但对改善患者临床症状，增强机体免疫功能，减少化放疗的毒副作用，控制病情进展，显示出临床效果。

中医对肿瘤的治疗，主要在于把握大法。中医认为癌症发生与老年病类似，与功能衰退有关，故谓"壮人无积，虚者有之"。肺癌发病多为本虚标实：由本元虚亏、气血不足，导致气滞血瘀，痰凝毒聚标实，正虚与邪实又互为因果。肺癌是因虚得病，正虚生标实，正虚、痰结、毒瘀贯穿了整个病变过程。治疗扶正为主，辅以化痰散积、消瘀解毒，拟就扶正消积汤，方中黄芪、生晒参、白术、甘草益肺气；沙参、天冬、麦冬、百合滋肺阴；半夏、南星、青皮、石见穿、昆布、米仁化痰散积；青皮、丹参行气化瘀；夏枯草、蛇舌草、龙葵清热解毒。本方临床结合辨证与辨病加减用于其他肿瘤，如肝癌、胃癌、结肠癌、子宫癌、乳腺癌、甲状腺癌等治疗亦有一定效果。

（本文发表于《浙江中医杂志》，2011，46（7）：506–507.）

固本止崩汤加减方治疗更年期功能失调性子宫出血

更年期功能失调性子宫出血中医称年老崩漏，病情易缠绵，反复易致贫血。本病治法颇多，各见其长。本病属脾肾虚亏居多，治宜益气固肾，今采用《傅青主女科·血崩》固本止崩汤（大熟地、白术、黄芪、当归、黑姜、人参）加减，效果尚满意，介绍如下。

1. 固本止崩汤加减方

组方：黄芪20g，党参、熟地、白术各30g，当归、萸肉各10g，陈皮2g，炙甘草4g。每日1剂，症状严重者，每日服2剂。

辨证加减：血热者（头晕面赤，烦躁潮热，口干喜饮，经血深红，舌红脉数）去萸肉、陈皮，加仙鹤草、黄芩、黄连。夹血瘀（少腹疼痛，经血色紫，夹有血块，舌质有瘀斑，脉弦）加失笑散、益母草，香附易陈皮。见脾虚（面苍身倦，气短懒言，纳呆便溏，经血色淡，舌淡胖苔薄白，脉细弱）加红参，或以别直参易党参；气虚下陷加升麻、柴胡；肢凉阳虚加炮姜、附子。见肾虚（头晕耳鸣，腰膝酸软，精神不振，经血淋漓不止，脉沉尺弱）去白术、陈皮加枸杞子、菟丝子、二至丸。

2. 病案举例

周某，女，51岁。月经不调2年，经行前后不定期，常缠绵不止。本次经行2周未净，小腹胀坠，5天前突然血下如注，收入住院。经西医药治疗经血仍然不止，中医会诊：面苍头昏，纳呆腰酸，形寒肢冷，经血色鲜，夹有血块，稍活动则量增，舌淡少苔，脉弦数两尺无力。血压86/56mmHg，血红蛋白7.8g/dl。妇检：子宫略增大。诊断更年期功血。证属肾虚气弱，冲任不固。处方：黄芪20g，党参30g，熟地30g，当归10g，白术20g，萸肉12g，附子15g（先煎），炮姜3g，炙甘草5g。服2剂后经血即止，以上方加杞子、菟丝子各15g，服1周巩固。3个月后经期间劳作，经血骤增，复以上方5剂则愈，嘱注意息养，追访1年无恙。

3. 体会

妇女更年期，脾肾功能趋衰，冲任二脉不固，经行失控，致成崩漏。故本病治从"补脾肾，固冲任"入手，采用固本止崩汤加减，求本而治。本方虽偏温性，对于阴虚血热者，作辨证加减亦宜之，诚如张景岳所言："凡物之死生，本由乎阳气……则补阴者，当先补阳。人徒知滋阴之可以降火，而不知补阳之可以生水"。特别是本病重症，往往气损及阳，出现虚寒之象，更应大剂温补，不可忽视温阳之品，尤其是附子能温壮元阳，引药直达病所，配合得宜，效如桴鼓，切不可拘泥"血证忌温"，犹豫失机。宁波名医范文虎言："服寒凉止血，血得寒凉而凝结，血止是暂时的，血凝而不畅流，必致妄行而外溢，故愈后常复发，血得温则畅行，畅行则循环无阻，血循经不外溢，故愈后少复发。"确为经验之谈。傅青主言此方服之"一剂崩止，十剂不再发。"临床观察本方加减巩固治疗，复发率少，远期疗效理想。《傅青主女科·血崩》中载有"年老血崩"治疗用方加减当归补血汤，临床使用效果不若固本止崩汤加减。

"善止血者，且无凝瘀之弊"。止血不留瘀对本病治疗很重要，特别是病情缠绵反复不愈，大部分夹瘀，叶天士曰："久崩宜通"，即此理。炭剂收敛止血对本病治效不理想，且性涩有留瘀之弊。但本病不宜纯用化瘀，本方巧在寓祛瘀于补益之中。方中当归补血又能行血；萸肉，张锡纯谓其"收涩之中兼具条畅之性，又通利九窍，流通血脉……敛正气而不敛邪气。"张氏固冲汤，重用萸肉治崩漏，益肾固脱，涩中有通．使血止而瘀消；气敛而阴强，殊尽其妙。更年期患者表现潮热较多，故方中宜去炮姜，加少量陈皮理气调中，促使诸药吸收发挥作用。

（本文原发表《辽宁中医杂志》1988，12（11）：26，今做修改）

加味薏苡附子败酱散治疗慢性盆腔炎

慢性盆腔炎病情顽固，容易反复。《金匮要略·疮痈肠痈浸淫篇》薏苡附子败酱散为治肠痈方，临床作加味治疗慢性盆腔炎，效果满意，介绍如下。

1. 加味薏苡附子败酱散组方

组成：薏仁 30g，败酱草 30g，附子 10g，红藤 30g，白花蛇舌草 30g，赤芍 15g，白芷 10g，皂角刺 10g，丹皮 10g，陈皮 6g，浙贝 10g，甘草 5g。

加减法：腹痛较甚加制乳香、制没药、木香；病情反复气陷乏力加黄芪、党参、当归；少腹有包块加莪术、三棱或合桂枝茯苓丸；经行腹痛加失笑散、益母草；带下清稀加白术、怀山药、菟丝子；带下黄稠加黄柏、苦参、马齿苋；发热加柴胡、黄芩、银花；便秘加桃仁、大黄、冬瓜仁。

每日 1 剂，水煎分 2 次服。急性或亚急性发作，以每日 2 剂，分 4 次服。

2. 典型病例

李某，32岁，已婚。1995年6月14日初诊。诉少腹疼痛反复6年余，经期加剧。患者于1988年2月间作第2次人流后，发热反复4月余，伴少腹及腰酸痛，经某医院使用抗生素治疗热退，然少腹疼痛时好时发，劳累后或月经来潮则作，用消炎药能缓解，但不能根除。诊患者面苍形瘦，神疲乏力，少腹疼痛，左侧尤剧，有压痛，排尿时尤为不舒，大便时肛门有后坠感，腰骶酸胀，间有潮热，带下黄白相杂，时有赤带，气秽臭，舌红边有瘀点，苔薄黄，脉弦数。已育2胎，B超提示：盆腔附件炎症伴增粗，腹腔内少量积液。证属脾气虚陷，湿热下注，胞脉受阻，处方：薏仁30g，败酱草30g，附子10g，红藤15g，柴胡6g，党参15g，黄芪24g，白芷10g，皂角刺10g，莪术12g，丹皮10g，白花蛇舌草30g，赤芍15g，乳香8g，没药8g，甘草6g，每日1剂。7天后复诊少腹及腰痛大减，后重感消失，入夜口干，纳差，上方去丹皮、乳香、没药，加花粉12g，陈皮3g，浙贝10g，再服7剂，时值月经来潮，已无明显痛感，精神转爽，再以上方加减调理1个月，诸症消，B超复检子宫、附件正常，追访半年无恙。

3. 讨论

《金匮要略》薏苡附子败酱散所治肠痈为湿热壅结，热毒化脓，阳气不足，正不胜邪所致。从原书指治症候："恶寒，有痛处"，"腹皮急，按之濡，如肿状，腹无积聚，脉数"等分析，与"慢性盆腔炎"的临床表现相似。慢性盆腔炎多由经期或产后胞脉空虚，致湿邪乘虚而袭，郁而化热，湿热瘀结，气滞血瘀，酿毒化脓，久积伤正，形成本虚标实之候，治以清热利湿，行气化瘀，温运阳气配合，使用薏苡附子败酱散加味颇切病机。

本方治疗是属外科托法（内痈形成）。对慢性炎症疾病或急性发作，趋于邪正抗争之际，托法是重要治法。方中重用薏仁清热排脓，利湿健脾；败酱草清热祛瘀，消痈排脓；附子用量虽少，却全凭此振奋阳气，托毒散结。如认湿热毒瘀，不敢用辛热附子，则功效锐减。组方所加诸药：

方药心悟

229

红藤、赤芍、丹皮清热解毒、凉血消瘀，蛇舌草解毒消痈，白芷消肿排脓，皂角刺活血托毒、消痈排脓，陈皮理气散结，浙贝清热散结，增强内托逐邪作用，如果正虚不能托邪，使用补托法，方中配入益气消瘀药，如参芪、乳没之类，增强内托效果。本方对慢性盆腔炎急性发作及急性盆腔炎使用抗生素效果不佳者均有良好作用。根据外科托法原理，本方加味还可治疗慢性化脓性骨髓炎、肝脓肿、多发性胸腹腔脓肿、慢性胆囊炎、慢性肠炎、卵巢囊肿、耳内脓肿等，笔者常以本方加味用于内脏肿瘤或伴感染，有一定效果。这是中医"师其法，勿泥其方"的治疗之妙。

（本文原发表《中国民间疗法》1997，4：49，今做修改）

柴蝉汤治疗小儿急性高热

小儿外感发热是儿科常见病，起病急、变化快、病程短，若处理不及时易引起高热惊厥。临诊采用自拟柴蝉汤治疗小儿急性高热，疗效满意，介绍如下。

1. 柴蝉汤组方

组方：柴胡、黄芩、炒僵蚕、赤芍、连翘各 10g，枳壳、蝉衣各 5g，甘草 4g（7～10 岁儿童用量）。

随证加减：恶寒无汗加荆芥、羌活、豆豉；躁热口干加银花、三叶青、生石膏；夹湿滞食积加藿香、槟榔、厚朴；热盛便秘加大黄、大青叶、蒲公英；咳喘痰鸣加麻黄、杏仁、桑皮，便溏加葛根、茯苓，恶心呕吐加半夏、生姜，咽痛加桔梗、薄荷。

用法：用量随年龄大小、病情轻重增损，一般每日 2 剂，水煎分 4 次服。恶风寒或无汗者嘱温服取汗。婴幼儿伴呕吐，服药困难者可用药汁保留灌肠。

2. 病案举例

王某，男，4岁。1987年7月20日初诊。患儿发热5天，连续使用抗生素、解热剂、激素及输液等治疗4天，体温均波动在38.4～40.2℃之间。转诊中医：面赤身热，无汗，鼻流黄浊涕，口渴纳呆，咳嗽无痰，舌红苔微黄腻，脉数。查：体温40.1℃，咽喉充血，心肺（－），腹微胀，无触痛。血象：白细胞总数 $15.6 \times 10^9/L$，中性 0.83。诊断：上呼吸道感染。处方：蝉衣、荆芥各5g，僵蚕、黄芩、连翘、柴胡各8g，豆豉、薄荷各6g，枳壳4g，大青叶10g。1天2剂，分4次服，于10小时后汗出体温降至38.4℃，24小时后体温降至37.7℃。48小时后体温正常无回升，纳增便解，偶见咳嗽，复查血象：白细胞总数 $7.2 \times 10^9/L$，中性 0.69。以宣肺和胃之剂，调理2天而愈。

3. 讨论

小儿急性高热，大都为感染性疾病，如上呼吸道感染、流行性感冒、急性支气管炎、肺炎、咽喉炎、扁桃体炎和风疹、水痘等。多数为病毒感染，所以施用抗生素效果差，中药治疗有一定优势。本病属中医外感病，小儿脏腑娇嫩，形气未充，卫外不固，易受外邪感染，且传变较快，往往表证未解，里热已成。治方柴蝉汤，由小柴胡汤合升降散化裁而来，一是取小柴胡汤主药柴胡、黄芩，长于治外感病各种发热，小儿辨证较难，本方无论风寒风热皆可使用，不拘于少阳病，正应"退者解半表之寒，进者清泻半里之热"的功用。二是取升降散中的蝉衣、僵蚕，对外感发热有良效。配合连翘清热透邪，赤芍行瘀泄热，增强清退邪热作用；高热患儿多数消化功能受影响，肠道积滞，加重了发热症状，方中配枳壳消积导滞，协赤芍流通气血，使表里腠理疏畅，有助于邪热清除。外感高热特点在邪热炽盛，郁结不解，治疗既要清热，更要宣透疏泄，使邪有出路，无汗应重发表，令微汗出，有汗者则可通二便，痰鸣苔腻尤当降痰导滞，疏理肠胃，以保持气机通畅，毋使邪热壅结为要。热度刚平，还须清淡饮食，以防食复。方中蝉衣、僵蚕能以散剂（减少用量）送服，退热效果更好。本方用量一般宜大，予每日2剂，给药要连续，所谓"治外感如将"，用药当迅猛。

（本文发表于《浙江中医杂志》，1991，26（4）：160.）

固真散脐疗治疗虚寒型腹部疾病

固真散是自拟外用经验方，制成脐兜外治，治疗多种虚寒型腹部疾病，方法简便，效果显著，今介绍如下。

1. 组方、制作与用法

固真散组方：川乌头、附子、肉桂、川芎、荆芥、独活、草蔻、马钱子、香附、青皮、蛇床子、楮实子、小茴、川椒、乌药、制南星、蚕砂等各等份。

制作方法：将以上诸药各等份，按饮片要求规范加工，研成细末，均匀混合，干燥。取 30g 为 1 份，置薄棉布袋中，做成直径为 12cm，厚6~8mm 的圆形药芯，外套肚兜袋（用棉布做成，内层留 6cm 小圆孔，固定好药芯），放塑料袋中密封，以免药效走失。

用法：将药芯中心（小圆孔）对准患者脐眼贴好，将肚兜带绕腰固定，如果有腰痛者，可同时将药兜对准命门穴贴，用 1 周为 1 疗程，视病情可用 3~5 个疗程，甚至更长。如药芯气味消减，须及时更换药芯。

2. 典型病例

张某，女，17 岁。诉月经来潮小腹痛 3 年余。患者 14 岁月经初潮即感小腹疼痛，逐年加剧，每经行小腹痛剧，经期延长，伴腰酸足冷，曾经多种中药治疗，效果不显，每发作须用止痛片缓解。诊患者面苍神疲，值经行第 2 天，小腹痛甚，喜得温按，经量少有紫黑块，纳差，舌淡苔薄白，脉沉弦。证属脾肾虚亏，寒凝胞中。以"固真散"外贴脐部，当天疼痛控制，随之腹舒纳增。第 2 个月，经行小腹痛作，时值凌晨，辗转难忍，自以"固真散"贴脐部，不到半小时即安然入睡。复诊诉用此药后精神好转，饮食改善，嘱每于经前3天用药贴致经行，连续用3个月，追访1年安然。

3. 体会

"固真散"是根据中医传统经验方，结合多年临床经验，经反复筛选，制成的脐兜外治方，对虚寒型多种腹部疾患有特别效果。从组方分析，具有理气行瘀，散寒止痛，温阳消积等作用。药物直接作用的脐周部位，乃冲任、足三阴及足阳明等诸多经络所经的重要地方，许多穴位对各种消化道、泌尿系、生殖系等疾患有较好治疗作用。本法临床使用观察，对急慢性胃肠炎，结肠炎，胃肠神经官能症，肠功能紊乱，胃腹疼痛，消化不良，大便溏薄，食欲不振，尿频遗尿，腰脊痛冷，畏寒易感，阳痿早泄，月经量少，痛经，带下清稀，宫寒不孕等病症属于虚寒表现者，均有一定功效。"固真散"脐兜，曾经由台州市黄岩中医院制剂室生产，大量用于临床，治疗上述各种病症达3000余例。特别在对妇科痛经、经量过少、宫寒不孕，内科虚寒性腹痛、腹泻、胃肠功能紊乱，骨科虚寒腰痛，儿科脾胃虚寒之厌食症、消化不良等患者效果尤其显著。本疗法已获得国家知识产权局专利（专利号：ZL，95116764.2）。该院医师曾做过相关的临床总结报道。

本法采用温阳散寒，理气止痛之性的药物，直接作用于脐部（神阙），促进局部气血通畅、寒消阳复。许多患者用后感到腹部温暖舒适，随着腹部症状改善，其他征象亦随之好转。本法不仅使用简便，见效迅速，且有一定的远期疗效，临床使用，还可随证精减药味，指导患者自制自用，本组方能通过温壮元阳，增强体质，起"治未病"作用。本组方药性偏辛热，对于证属气滞血瘀，阳虚寒凝者功效较佳，对湿热、瘀热郁结者亦有一定效果；对素体热盛及阴虚火旺体质者，用后有燥热感，不宜再用。有极少数患者使用后局部皮肤有过敏现象，停止使用后即能消失，无其他不适反应。

医案精选

内科案

发热（经方治验，甘温除热）

【例1】程某，男，71岁。2010年7月15日初诊。10余天前受凉后出现发热、咳嗽，CT诊断为右上肺炎，肺结核?，血常规：白细胞12.5×10^9/L，血沉28mm/h，使用抗生素10天，效果不明显，转诊中医。症见：发热恶寒，汗出乏力，咳嗽频频，舌淡，脉沉细，体温38.3℃。阳虚之体，风寒着表不解，从仲景法。处方：炒白芍15g，桂枝12g，炙甘草6g，附子10g，生晒参3g，生姜3片，红枣3枚。1剂应，2剂即病已，第3天复诊时如常人。

按：患者古稀阳虚，夏暑气弱，复感阴邪，营卫失和，使用抗生素大都囿于病之表象，难切病之本证。本例恶寒发热、汗出，桂枝汤证表现分明，乏力、脉弱，为阳气虚弱，故合人参益气，附子温阳，即《伤寒论》桂枝加附子汤、新加汤之意，治从病本入手，效如桴鼓。有些病症在西医看起来复杂，从中医辨证理论却显得简单。中医学是一套独特的理论体系，在临床上与西医学起着互补作用。

【例2】齐某，男，53岁。2015年2月3日初诊。发热恶寒2周，入夜盗汗淋漓，口苦口干，胃纳差，二便调，咳嗽吐白痰，脉沉细数。下午体温39.3℃，血常规正常，肺部CT未见明显异常。太阳表证未解，进而邪犯少阳，治以仲景法两解。处方：柴胡10g，前胡10g，半夏10g，酒芍10g，黄芩12g，茯苓20g，桂枝10g，杏仁10g，炙甘草4g，生晒参2g，附子10g。服2剂，热除咳减，感腹胀，上方加入槟榔10g，服3剂而愈。

按：本例太阳表虚证兼少阳病显然，以柴胡桂枝汤主之，一服两解；因患者热久多汗，脉沉细，恐有阳脱之虞，故加附子温阳，防止阳气亡失。佐前胡、杏仁宣肺止咳，治兼症。

【例3】杜某，男，22岁。2015年11月12日初诊。因"高处坠落致肢体活动障碍5月余"于11月5日入住我院康复科，11月7日出现发热寒战、少尿，最高体温39.8℃，血常规：白细胞：18.9×10^9/L，中性粒细胞：85.2%，尿常规：白细胞3+。先后予左氧氟沙星针、哌拉西林他唑巴坦针抗感染，体温反升，寒战明显，且见意识模糊，血压降低，复查血常规：白细胞：28.1×10^9/L，中性粒细胞：85.7%，考虑败血症。尿培养、血培养+药敏试验均提示：肺炎克雷伯菌，多重耐药（院内所有抗生素均耐药），根据药敏结果，家属院外购入替加环素抗感染，使用2天，热象不减，病情无好转趋势，因病家经济原因，放弃院外购药治疗。请临床药师会诊，根据药敏MIC值，予比阿培南+磷霉素治疗，发热仍不退，告病危。11月12日邀中医会诊。刻诊：患者发热夜甚，体温39.1℃，伴寒战，颈项强痛（颈椎骨折），精神疲软，口苦纳差，舌淡苔薄白，脉细数。诊断：正邪抗争，邪陷少阳。予小柴胡汤加减：柴胡20g，黄芩25g，半夏15g，生晒参6g，葛根30g，炙甘草8g，茯苓20g，生姜5片，红枣5枚，3剂。11月14日复诊：热势已衰，最高体温38.1℃，无寒战，多汗，纳进，便解偏硬，舌淡苔薄，脉细数，继上方加白芍15g，桂枝8g，蛇舌草30g，服3天。11月17日复诊，热除，最高体温37.5℃，多汗乏力，偶干咳，舌淡苔薄，脉细尺弱。久热大耗气阴，伤及肾元，予生脉散合桂枝汤加补气益肾药以复其正：生晒参8g，麦冬15g，五味子10g，炒白芍12g，桂枝12g，黄芪20g，黄芩15g，山茱萸20g，茯苓20g，生熟地各10g，炙甘草6g，生姜5片，红枣5枚，3剂，诸症改善，渐复正常。

按语： 本例高位截瘫突发高热，诸抗生素无效，出现败血症危象。中医从证辨治：高热寒战，口苦纳差，颈项强痛，邪热从太阳陷入，与正气抗争于半表半里，以重剂小柴胡汤加葛根，初诊即应，热衰汗出，再合桂枝汤调和营卫，再3剂热平，继以益气养阴复其正。患者重伤，高热持续，正气耗损，幸年轻正盛未致气败，尚能力敌邪热于少阳。此际投小柴胡汤，和解少阳，扶正祛邪，转危为安，正如仲景谓："上焦得通，津液得下，胃气因和，身濈然汗出而解。"小柴胡汤为和剂，长在扶正祛邪，其退热效果，是该方的抗炎、抗毒、调节免疫功能等整体综合作用，故不独用于外感，也可用于内伤，或疑惑于表里之间之证，特别对一些原因不明发热，内伤似外感者，亦能起效。2015年初夏，远程会诊一例中年妇女，小脑肿瘤手术后发热5天不退，用过多种抗生素无效，家属代诉，亦以小柴胡汤加味，服1剂即当晚热退体复。

【例4】郑某，女，44岁。2011年6月3日初诊。发热20余天不退，每于傍晚加剧，体温38.3～39.2℃，子时渐减。住院治疗十余天，经各项检查，无明显异常，唯免疫球蛋白IgA：62mg/dl，血沉36mm/h，用过各种抗生素及中药，体温始终不减，每用退烧西药暂时缓解。中医会诊：患者面苍少华，乏力，口干喜热饮，食欲减退，舌淡少苔，脉细无力；昨天下午喝冷饮，体温反骤增至39.6℃。乃悟此为阳气大衰，阴寒内盛，外呈假热，亟以四逆加人参汤：红参6g，附子10g，干姜6g，炙甘草5g。服1剂即热大减，3剂体温复常。

按：临床使用四逆加人参退烧的病例颇为少见，当时有学生问："大热大补药为什么能退高烧？"答：少阴病亦有发热者，治病当求本，从辨证入手。本例发热是表象，本质是阳气虚衰，诊断要点在发热而喜热饮，得冷则症状加剧，脉细无力。脉证合参，阳气式微，急当温阳，故用仲景四逆加人参汤，即奏捷效。

【例5】陈某，男，80岁。2015年5月12日初诊。发热5天不解，于某医院住院治疗，各项检查无明显异常，唯白细胞13.2×10^9/L，用过多种抗生素，均未见效。忆3年前曾因"发热不退"，辗转多家医院就诊，疑诊"血液病"，出院后经余诊，以中药治愈。现再次因"发热不退"，复邀余前往会诊。诊患者发热下午至傍晚加剧，项强无汗，懒言纳差，二便调，口不渴，舌正苔薄白，脉弦数，体温39.3℃。无明显表里证可据，仅见气弱，遂以邪陷少阳治，投小柴胡汤加味：柴胡20g，黄芩20g，制半夏10g，生晒参5g，葛根20g，苏梗10g，炙甘草5g，每天1剂，服3剂，热清纳进而愈。

2016年9月21日诊：患者发热4天，入夜尤甚。病家自购以去年获效之方"小柴胡汤"，初服有效，旋即复热，前来门诊。诊其面苍，贫血

诊余思悟一得集

貌，精神疲软，鼻塞头痛，恶寒发热，下午尤甚，T38.6~39.3℃，食欲可，二便调，舌淡苔薄白，脉细数；血常规：血红蛋白70g/L，血小板66×10⁹/L，异常细胞2%。证属气虚发热，以东垣甘温除热法，投补中益气汤。处方：升麻、柴胡各10g，葛根20g，黄芪30g，当归10g，党参20g，白术20g，化橘红3g，白芷8g，炙甘草5g。服3剂热退，咳吐白痰，上方去白芷，减升柴各6g，加生晒参3g，半夏10g，蛇舌草30g，服5剂而愈。

2016年11月16日，患者发热2天，早上T36.3℃，至下午及晚上升高，T38.3℃，血象：血红蛋白72g/L，血小板84×10⁹/L，舌淡少津，脉细无力，复以甘温除热法，处方：升麻、柴胡各6g，黄芪30g，当归10g，党参30g，白术20g，化橘红3g，炙甘草6g。服3天，额上汗出，体温仍高，神疲，昏沉欲睡，脉微细，此心肾阳衰，病进少阴，于上方加附子10g，生晒参6g，生姜3片，红枣3枚，蛇舌草30g，茯苓20g。服3剂即热消神清。一周后复诊，面苍乏力，正气未复，处方：黄芪30g，当归12g，党参30g，白术20g，生晒参8g，化橘红3g，茯苓20g，半夏12g，附子15g，蛇舌草30g，熟地20g，炙甘草5g，生姜3片，红枣5枚。嘱间断服用，以固本杜复，追访5个月无恙。

按： 高年体虚，病证多变，每次虽均以发热就诊，但病机却各不相同。初诊之发热无明显表里证可据，以排除法诊为少阳病，投小柴胡汤获效。后因中气虚衰而发热，故更用补中益气汤而中的。继又发热，乃气虚及阳而病进，症见少阴心肾阳虚，故于方中增入附子剂，才获全功。可见老年阳气逐渐趋衰，须步步加固，方随证变，求本得瘥。

咳嗽气喘（慢支伴感染，肺气肿）

梁某，男，79岁。2014年7月3日初诊。咳嗽气喘反复十余年，近5个月来感冒后，咳喘交作，用西药治疗时好时差。诊患者咳嗽气喘，咳吐白痰，恶寒头痛，动则汗出，两足浮肿，夜轻日重，桶状胸，舌淡白苔薄白腻，脉小弦数。CT提示：慢支伴感染，肺气肿。表证未除，内有痰饮，拟仲景法，处方：炙麻黄6g，酒芍15g，细辛5g，桂枝8g，白术20g，茯苓20g，附子12g，炙甘草6g，半夏12g，当归12g，化橘红5g，黄芪 20g。服 5 剂，效果不佳，去黄芪、当归再服，亦依然。细辨是证，恶寒汗出，咳喘纳呆，脉重按无力，乃太阳表虚证，更方：酒芍 15g，桂枝 15g，炙草 6g，茯苓 20g，附子 15g，杏仁 10g，化橘红 3g，生姜 3 片，红枣 5 枚。服用 3 帖，咳喘，恶寒足肿均较前减轻，手足间有颤抖，心动悸，复上方加入炒白术 15g。服 5 帖，诸症除，唯胸闷多痰，上方加炙麻黄 6g，半夏 10g，细辛 5g。服 3 剂，诸症悉平，再上方加减以巩固。

按：本例始以风寒束肺，水饮内停治，投小青龙汤合白术附子汤及芪归等，效果不显。用方过杂，未切中病机。再辨其证乃属太阳表虚，兼表阳衰微，更用桂枝汤加附子汤得效；药后见肢颤心悸，乃水饮未平，方中加入白术成真武汤意，从本除水；最后标症未净，加宣肺消痰之味，以收全功。

发热咳嗽（肺炎）

【例 1】张某，男，58 岁。2015 年 1 月 29 日初诊。发热咳嗽 23 天，每于下午加剧。入院检查，血常规正常，血沉 34mm/h，胸部 CT 提示：左下肺叶炎症，左上肺结核。既往 20 年前有脊椎炎、结核病史。经西药抗炎、抗结核治疗，消化道反应严重，转诊中医。刻诊：纳差，多食泛恶，入夜咳甚，吐黄稠痰，至凌晨盗汗，乏力，微恶寒，体温 38.9℃。处方：柴胡 12g，前胡 12g，黄芩 18g，半夏 10g，地骨皮 20g，米仁 30g，连翘 15g，茯苓 20g，杏仁 10g，皂角刺 15g，金荞麦 30g，浙贝 10g，丹参 10g，太子参 10g，甘草 4g。服 5 剂，体温 37.3℃，盗汗除，咳痰减少，纳食欠佳。上方去连翘、丹参、皂角刺，加入化橘红 3g，佛手 10g，谷麦芽各 15g。服 1 周，热平咳已，遂出院息养。

按：本例开始囿于 CT 的诊断，使用抗结核及抗生素等，因消化道反应而转中医。病由体虚邪陷少阳，痰热壅肺，故使用小柴胡汤加清肺化痰。因痰热久郁，伤络成脓，故佐以通络消瘀，托毒排脓之味，清除壅肺之痰热。

【例 2】李某，女，85 岁。2015 年 11 月 25 日初诊。发热，咳嗽 1 个月，胸部 CT 提示两下叶肺炎，血常规：白细胞升高，住某医院治疗将一个月，使用多种抗生素，每体温上升用退烧药"美林"，致大汗淋漓，发热反复不减，体重下降明显。邀余会诊：形瘦恶寒，厚被护身至颈，声低气短，乏力纳呆，多汗口渴，咳嗽带喘，吐黄稠痰，舌淡苔腻，脉细数若失。证属气阴两虚，痰热壅肺；正虚邪恋，急拟兼治。诊时值体温39.5℃，嘱用藿香正气水半支蘸药棉放脐孔，另半支口服。处方：酒芍10g，桂枝6g，生晒参8g，麦冬15g，五味子10g，黄芪25g，制半夏15g，金荞麦30g，浙贝10g，川贝6g，胆南星15g，黄芩15g，桑皮15g，皂角刺20g，米仁30g，甘草6g，每日1剂，水煎分两次服用。服药3天，热除未复，出汗口渴大减，乏力倦怠，畏寒纳差，咳痰稠黄。处方：党参20g，麦冬10g，制半夏10g，茯苓20g，化橘红6g，赤芍12g，焦三仙各12g，黄芩15g，金荞麦30g，炙甘草5g，黄芪30g，附子15g，桂枝8g，白术15g，生姜3片。服7剂，咳间痰减，纳进，能下床，再以上方加减调理1周，愈出院。

按：患者高龄气弱，邪热郁肺，灼液成痰，痰热壅盛，反复退烧，气阴大伤，表证未除，急当扶正逐邪并施。本证恶寒发热，汗出脉弱，主以桂枝汤解其外；短气乏力、口渴，配以生脉散急救气阴；咳嗽带喘，痰多黄稠，痰热壅盛，故配用大队黄芩、桑皮、金荞麦、胆星清肺化痰，并合贝母、皂角刺、米仁托排脓痰，加黄芪益气固表，且借其补托之力，以促痰消除，使邪热无所依附，其势必孤，易于清除，病不致复。最后增入白术、附子、焦三仙，意在补脾健胃，修复其本。

胸痹

孙某，女，57岁。2016年2月17日初诊。心下作痛阵发2年，就诊于某市医院，诊断为冠心病，但使用各种西药不能缓解。近日发作3天，用麝香保心丸效果不明显。刻诊：胸闷痛及背，右胁下胀及腹，咳嗽吐白痰，纳可便调。辅助检查：胸部CT未见异常，心脏平板试验阴性，胃镜检查：慢性轻度浅表性胃炎。从胸痹论治，处方：柴胡6g，瓜蒌实20g，薤白10g，厚朴10g，制半夏12g，枳壳8g，茯苓20g，玄胡20g，黄连5g，甘松8g，茜草10g，旋覆花10g，甘草5g。服3剂胸痛除，余症减，上方去柴胡、黄连，加当归10g，川芎6g，服1周诸症除。3月3日复诊：时感乏力，上楼感到胸闷，颈项酸胀，上方去厚朴、甘松、玄胡、茯苓，加黄芪20g，太子参15g，葛根30g，三七片3g，服1周得愈。半年来，间有小作，即以上方得解除，入冬以来未发。

按： 本例胸痛发作极似冠心病，但按常规的冠心病治疗用药效果不佳。从其病机分析，属痰浊内阻，胸阳不振，故按《金匮要略》的胸痹、肝着及《伤寒》的小结胸症治疗，用瓜蒌薤白半夏汤合旋覆花汤、小陷胸汤，获得效果，症状改善后，加入补气养血以固本，防止复发。

心肌梗死

符某，女，78岁。1991年11月26日初诊。患者突发胸前区绞痛不解，于急诊救治3天，诊断为心肌梗死，经多种西药治疗，胸部闷痛缓解不明显，患者素有慢性支气管炎，经常服用中药，家属要求中医会诊。刻诊：面苍，精神疲惫，喉头痰鸣，胸闷气促，额上微汗，纳呆便结，脉细数无力，血压86/52mmHg。此证属阳气衰微欲脱，痰浊阻胸，处方：别直参6g，附子15g，生半夏20g，茯苓20g，桂枝10g，瓜蒌实20g，干姜8g，炙甘草6g。服3剂后，胸闷痰鸣大减，血压105/74mmHg，再3剂便行纳进。更方：党参20g，附子15g，生半夏15g，茯苓20g，桂枝10g，瓜蒌实15g，炙甘草5g。服1周后，体征平稳出院。3年来，间有胸闷咳痰，均以益气温阳，祛痰宽胸方获效，患者每诊嘱医生毋忘生半夏。

按： 治疗心肌梗死中医有其特色，多数从气虚血瘀入手，然本例证属阳气衰微，痰浊壅盛，标本之间又互为因果，加重了病情。治用四逆汤加人参回阳救逆，且重用生半夏、瓜蒌实逐痰，佐以苓、桂化饮，以标本兼施，力挽危笃。患者经常复诊，更用过益气化瘀方，总不如益气温阳，祛痰宽胸之方有效，方中生半夏是关键用药，能获得一般制半夏所不能及的快速豁痰效果，有助于胸阳振奋，危象缓解。生半夏管理严格，使用时须特殊处方，手续麻烦，病家对之记忆尤深，故每用不忘。

心力衰竭

黄某，女，47岁。2001年6月11日初诊。患者心脏二尖瓣分离手术后13年，因反复胸闷、心悸、气促，加重2个月就诊。经外院内科治疗无明显改善，来本院诊断：重度风心，二尖瓣重度狭窄，三尖瓣重度关闭不全，肺动脉中重度高压，房颤。于5月16日行人工二尖瓣瓣膜置换术、三尖瓣成形术。术后出现胸闷气急，口唇发绀，发热，气管插管吸出大量脓性痰，诊为心衰、呼衰、肺内双重感染，胸腔积液。曾3次停用人工呼吸机则病情加重。上级医院呼吸科、感染科会诊，予支持加抗感染治疗，病情无明显改善，已告病危，并中医会诊。刻诊患者面苍形瘦，全身情况差，精神疲软，少动则喘，虚汗淋漓，多痰腹胀，舌淡胖边有瘀点，脉细数无力，证属心肾阳虚，痰瘀交阻。处方：别直参、西洋参各3g，黄芪30g，当归12g，五味子10g，瓜蒌实10g，桃仁10g，红花10g，白芍10g，桂枝8g，附子10g，川朴8g，炙甘草8g。3剂后，虚汗减少，乏力好转，自主呼吸尚可，痰鸣未已，难脱呼吸机，上方去桃仁、白芍、厚朴，加入茯苓15g，白术15g，细辛3g，葶苈子20g。服3剂后，痰涎大减，停用呼吸机，能下床，纳入腹胀，大便干结，上方去当归，加入莱菔子12g。服3剂，精神转佳，独立行走，无胸闷气急，咳痰有力，便畅眠可，遂出院。

按： 本例心脏手术后并发心衰、呼衰、肺部感染，经西医药施治，纠正困难。患者阳气衰败，痰浊瘀阻，病陷重危，配合中药益气温阳，祛痰化瘀治疗后能够促使症状明显改善。复诊考虑撤呼吸机，须除痰之源，方中合入苓桂术甘、细辛温阳化饮，加葶苈泻肺消痰服后，顺利脱下呼吸机。外科手术后许多并发病症出现，往往由于患者正气虚弱，康复困难，中医辨证施治，进行整体调节，不但能解除临床症状，更在振奋机体的潜在的自愈能力，在临床上有着西医药不可替代的效果。

失眠

【**例1**】朱某，女，55岁。2014年7月29日初诊。入夜失眠半年，用过中西药多种安神养心药效果不明显。诊患者面苍，入睡困难，寐后早醒，纳呆便滞，口不渴，行走足感沉重，绝经一年半，舌淡苔薄白腻，脉弦细。证属脾肾虚亏，心神失养，处方：党参15g，生白术20g，苍术10g，半夏10g，石菖蒲10g，枳壳10g，远志10g，茯苓20g，炒枣仁20g，川芎10g，仙灵脾20g，炙甘草6g。每天1剂，服7天，睡眠大有改善，嘱多户外活动，每天内关、三阴交穴位按摩5分钟，继以上方加减治疗2周而愈，追访3个月无恙。

按：妇女更年期后，脾肾趋衰，心神失养，痰湿内生而导致夜寐不宁，此类型失眠临床颇为多见，法安神定志丸方加减治疗，以补脾益肾，消痰祛湿，安神宁心，标本兼治，加以心理调养及穴位按摩，大都会获得改善。

【例2】叶某，女，56岁。2016年3月11日初诊。失眠4个月，心悸阵作，心烦易躁，少腹痛，便结足冷，口苦苔腻，脉弦小滑数，有"突发性耳聋"史，绝经2年多。证属郁热扰心，真阳虚衰，处方：柴胡8g，生白芍15g，黄芩15g，黄连6g，茯苓20g，制军6g，半夏10g，枳壳10g，附子10g，炙甘草5g，每天1剂。3月17日复诊：夜寐增，少腹痛减，耳塞气，易烦躁，腰酸口甘，以上方加入佩兰6g，远志10g，石菖蒲10g，太子参20g，薤白10g。服7剂，夜寐正常，诸症改善。

按：本例郁热扰心，痰热中阻，下元阳虚，上下心肾失却交泰而导致失眠，故治以调少阳、阳明升降，温下元之阳气，清中阻之痰热，投以大柴胡汤合附子泻心汤加减，获效后再加入补脾安神，化湿开胸之味以增强作用，巩固疗效。

【例3】顾某，女，28岁。2016年3月1日初诊。失眠反复3年，性格内向，精神挫伤后，忧郁不解，入夜两足酸痛，纳食泛恶，嗳气胁胀，上班精神不振，休息在家，月经期先后不定，经量减少，服抗抑郁西药效果不明显。证属肝郁犯脾，升降失调，处方：柴胡8g，炒白芍15g，炒白术15g，当归15g，茯苓20g，枳壳6g，制半夏12g，炙甘草5g，佛手10g，麦芽20g。服药7天复诊：失眠大有改善，大便溏软，经行头痛头晕，上方加入川芎6g，太子参15g，远志10g，石菖蒲10g。再服7剂，纳食进，大便调，睡眠已趋正常，继以上方一个月而愈，能正常上班。

按：心情忧郁，不但睡眠障碍，常伴全身性症状，有些抗抑郁西药效果不佳。本例从调和肝脾入手，投逍遥散，加佛手、枳壳、麦芽疏肝理气，入半夏交通阴阳，得效后，再合入安神定志方，巩固治效。逍遥散为治疗忧郁症常用之方，但须辨证加减才有效果。患者药治起效后，还须融入社会，合群工作，若孤独在家养病反不利于康复。

肝硬化（AFP升高）

朱某，女，52岁。2015年10月5日初诊。患"肝病"5年，近因过累，体力不支，前来就诊。刻诊：乏力神倦，头昏躁热，口渴不欲多饮，胃纳可，胸闷寐差，腰酸畏寒，二便调，舌淡红苔薄白，脉弦细。检查：BP：144/97mmHg，乙肝DNA：9.94×10^4，总胆红素62μmol/L，直接胆红素34μmol/L，白蛋白34g，ALT：175U/L，AST：216U/L。AFP：8574.98ng/ml，透明质酸228ng/L，层黏蛋白229.2ng/L，Ⅳ型胶原94.5ng/L。B超示：肝硬化，多发性结节，胆结石（21mm×14mm）。证属脾阳不足，肝肾阴亏，热郁瘀阻，拟标本并治，处方：茵陈30g，蛇舌草30g，丹参12g，赤芍12g，茯苓20g，党参15g，白术30g，女贞子20g，旱莲草20g，片姜黄12g，白芷10g，地丁20g，银花20g，米仁30g，附子15g，炙甘草6g。每天1剂，避免重体力劳动。

2016年3月4日复诊：上方间断服用，乏力好转，面赤足冷，夜寐少增，舌瘦苔薄白，脉细数，检查：肝功能：ALT：61U/L，AST：79U/L，AFP：3570ng/ml，处方：茵陈30g，金钱草30，丹参15g，赤芍30g，郁金15，党参15g，白术30g，女贞子20g，旱莲草20g，地丁20g，银花20g，米仁30g，附子15g，败酱草30g，甘草6g。每天1剂。

3月31日复诊：药后诸症减，纳可，二便通调，夜寐安，间有腰酸足肿，舌正少苔，脉弦带数。复上方加蛇舌草30g，白芷10g，黄芪20g，每天1剂。因就诊不便，嘱按原方，往当地医院复诊，间隔服药。

12月7日复诊：能操持家务，时感乏力，睑肿肢凉，腰酸较前好转，二便调。半年来3次检查肝功能及AFP，均趋向好转，今检查肝功能，

ALT：49U/L，AST：63U/L，白蛋白46.5g，AFP：6.18U/L，肝纤维化指标：透明质酸76ng/L，层黏蛋白182.4ng/L，Ⅳ型胶元54.0ng/L。B超提示：肝硬化，结节较前缩少。处方：党参15g，当归10g，黄芪30g，化橘红3g，红花5g，苏叶10g，茯苓20g，炒白术30g，山药30g，蛇舌草30g，丹参12g，败酱草30g，土茯苓30g，女贞子15g，旱莲草20g，米仁30g，附子15g，炙甘草5g。隔天1剂，巩固疗效。

按：西医学所论肝脏，从功能分析是属于中医脾的范畴。所以肝病、肝硬化的中医治疗，大都从脾胃辨证入手，特别是晚期病人，不可"见肝治肝"。本例以温补脾阳，运化中土为主，配合清热利湿，解毒消瘀，随证增损渐获康复。本患者，查AFP一直持高，恐有恶变，使用中药得以控制，指标逐渐下降，可见只要辨证正确，用药贴切，重笃顽症，亦能转危为安。患者家境变迁，经济困难，治疗断断续续1年余，幸得社会支持，压力减轻，坚持用药，病体渐得恢复。

胁痛（应天时发作）

胡某，男，62岁。2013年10月8日初诊。右胁下胀痛不适间作5年，每到秋季加剧。诊患者面赤形瘦，纳食可，大便干燥，睡眠尚可，舌正少苔，脉象弦细，既往有"慢性肝炎"史，经常检查肝功能，均属正常。秋令相应肺金，气主肃降，入秋右胁胀痛，此乃肺气肃降无能，故应时而作，治以肃降肺气，佐以疏肝，令左升右降相调，复气机之常，处方：旋覆花10g，茜草10g，枇杷叶15g，前胡10g，紫菀10g，杏仁10g，茯苓15g，玫瑰花6g，绿梅花6g，甘草4g。1剂知，3剂即愈，复上方巩固1周。

按：中医脏腑理论认为肝气左升而肺气右降，所以西医学所称肝病有时出现肝区胀痛者可从肃降肺气论治。天人相应，脏腑之气活动与四时变化相应，秋季与肺金相应，患者肺气宣降失司，与秋气肃降不能相应，故出现右胁胀痛，治宜肃降肺气。肝肺左右升降相互协调，故降肺之治宜少佐疏肝之味，使多年之疾得消。

腹痛（胰腺炎）

陈某，男，46岁。2016年12月21日初诊。上腹胀痛，纳入加剧半个月，以腹痛待查入院，检验：直接胆红素：22.7μmol/L，血淀粉酶：187U/L，CT及B超提示：胰腺管扩张，总胆管下段梗阻（小结石？），西药治疗，症状未明显改善，检验指标有上升趋势，转诊中医。刻诊：头晕恶寒，纳减，纳入脘胀，大便溏薄，前额发红丘疹，入夜寐差，舌红苔薄黄腻，脉弦数。证属脾气不升，湿热中阻，处方：党参10g，白术12g，化橘红5g，木香10g，枳壳6g，茵陈30g，金钱草30g，郁金12g，赤芍15g，荆芥8g，防风8g，石菖蒲10g，远志10g，炒山栀6g，炙甘草4g。7天后复诊，药后上症明显缓解，寐增，大便时滞下不畅，处方：党参12g，白术12g，茯苓20g，化橘红3g，木香10g，枳壳6g，茵陈30g，金钱草30g，郁金10g，赤芍15g，炒山栀6g，炙甘草4g。服7剂，诸症除，B超：肝、胆、胰均无异常，复检肝功能正常，血淀粉酶：73U/L。

按：中医没有胰腺炎及相当的病名，只是从病症表现辨识，与脾胃功能失调有关，本例表现脾虚失运，湿阻化热，在辨证用药中结合现代药理作用的思路，以升阳益脾，清利湿热，配合利胆排石之味，治法井然，也是辨证与辨病结合的一种治法。

暴泄

陈某，男，81岁。2016年6月23日初诊。高热4天，用多种抗生素后热退而突然腹泻无度，日行数十次，几乎每小时3次，呈水样便，用西药无效，急邀会诊。诊患者面苍，懒言气短，形寒腹软，舌淡少苔，脉微欲绝，有阳气欲脱之势，处方：别直参5g，附子15g，炮姜3g，黄连3g，乌梅10g，炙甘草10g。服1剂即泻止，巩固2天而愈。

按：高年突发原因不明腹泻，可能与抗生素之副反应有关，因其高年，"下利不止"，恐有亡阳之虞，故采用仲景之四逆加人参汤配合乌梅丸法组方，投而中鹄。

癫痫

许某，男，40岁。2014年12月9日初诊。左手阵发抽搐1年。病起1年前头部外伤，每天不定时左手麻木伴抽搐，甚则头昏晕厥，头颅CT无殊；脑电图：中度异常。诊断癫痫，用过西药，改善不明显，转诊中医。刻诊：晨起口苦，口干唇燥，头晕恶寒，入夜盗汗，神疲乏力，舌正少苔，脉弦小滑。痫证大都从痰论治，久病治虚，本证虚实夹杂，治宜兼顾。处方：柴胡6g，酒芍12g，桂枝6g，黄芩12g，半夏10g，僵蚕10g，党参15g，黄芪20g，麦冬12g，茯苓20g，佛手6g，化橘红3g，仙鹤草30g，炙甘草5g，每天1剂，嘱每天按摩内关穴5分钟。7天后复诊：自觉精神好转，左手抽搐大减，间咳。以上方加入桔梗8g，桑叶10g，丹参15g。7天后复诊：口干、盗汗好转，左手抽搐间作，上方去仙鹤草，加入石菖蒲10g，郁金10g，黄连3g，每天1剂。

12月26日复诊，癫痫发作已控制，盗汗已止，遇冷头胀，夜寐易醒，口唇干燥，舌红少苔，脉弦细无力。处方：柴胡6g，黄芩10g，党参15g，黄芪20g，制半夏10g，丹参12g，麦冬12g，酒芍12g，化橘红3g，石菖蒲10g，郁金10g，蔓荆子6g，茯苓20g，僵蚕10g，炙甘草3g。服7剂，复诊：纳食嗳气，时胃嘈杂，夜寐可，检查脑电图正常，复上方去：柴胡、黄芩、黄芪、蔓荆子、僵蚕，加入白术10g，枳壳6g，桂枝6g，黄连3g，吴萸1g，佛手10g。服7剂，复查脑电图正常。追访半年无恙。

按：本例由于外伤引起癫痫，以辨证与辨病结合论治，发作特点为左上肢抽搐，伴见头晕，口苦口干，汗出恶寒，证属少阳病伴太阳表虚证，与痫证寻常病机有不同，以小柴胡汤合桂枝汤，佐以化痰通络，通窍宁神等定痫之味，再随症加减治疗获愈。

癃闭

张某，女，63岁。2016年11月2日初诊。宫颈癌术后2月余，排尿不畅，时感尿急，滴沥而出，少腹痛，行走后加重，纳可，大便不畅，夜寐差，舌淡苔薄微黄，脉细小滑，尿常规阴性。病为癃闭，证属中气虚陷，湿热下注，治拟升阳益气，清热利水。处方：炙升麻、柴胡各 6g，白术 20g，当归 15g，党参 30g，黄芪 30g，炒白芍 15g，茯苓 20g，丹参 12g，百合 30g，王不留行子 20g，半枝莲 25g，蒲公英 25g，熟地 20g，皂角刺 15g，炙甘草 6g。服 7 剂，少腹痛除，排尿稍畅，余症改善，再上方加减服 2 周而愈。

按：患者中焦气虚，清气不升则浊阴不降，气化不及州都，小便不利；中气下陷，行走后少腹痛甚；伴下焦湿热，故少腹痛，尿急。《医述·癃闭》言："譬之蒸物，汤气上熏釜甑，遂有液而下滴，此脾气熏蒸肺叶，所以遂能通调水道而输膀胱也。故小便不通之证，审系气虚而水涸者，利之益甚，须以大剂人参少佐升麻，则阳升阴降，地气上为云，天气下为雨，自然通利矣。"治以补中益气汤补气升清，使浊阴得降，小便得通；病起手术伤络，故加丹参、王不留行子、皂角刺消瘀通络；百合、茯苓益癃痹；半枝莲、蒲公英清热利湿，佐熟地"滋肾与膀胱之阴，而阳自化，小便自通"，合而奏全功。

淋证（劳淋）

钱某，女，73 岁。2016 年 7 月 12 日初诊。尿频尿急 1 月余，劳累后加重，无尿痛、尿浊或血尿，夜尿 1~2 行，纳可，进食油腻则右上腹胀，口不干，大便调，少腹胀，夜寐安，舌淡苔薄，脉沉。尿常规检查无异常，B 超：胆囊多发结石。既往有"子宫脱垂史"。此属淋证中之劳淋。治以补脾益肾，少佐清利湿热。处方：黄芪 30g，党参 20g，白术 20g，炙升麻 6g，炙柴胡 6g，当归 12g，山茱萸 15g，熟地 20g，茯苓 20g，怀山药 30g，萹蓄 15g，郁金 15g，赤芍 12g，金钱草 30g，木香 10g，炙甘草 5g。服 7 剂，诸症悉减，再以上方加减调理而愈。

按：《内经》云："中气不足，溲便为之变。"患者脾虚，中气下陷，故劳则淋重，少腹胀。土虚木郁，进食油腻则右上腹胀。赵献可《医贯·后天要论》："先天后天不得截然两分。上焦元阳不足者，下陷于肾中也，当取之至阴之下……是以补中益气汤，与肾气丸并用。"高龄脾肾俱衰，故治以补中益气汤合六味地黄汤以先后天相助，增强效果。方中佐以金钱草、萹蓄、郁金、赤芍、木香利湿化瘀，既防下焦湿热之变，又助

医案精选

利胆排石。全方组合精当，故获速效。

这两病例表明补中益气汤能治尿频，又治尿闭，这类的临床例子很多，如补中益气汤能降压又能升压，能治心动过缓又能治心动过速，能治失眠症又可治嗜睡症，能治大便秘结又能治大便溏泄。这是方剂的辨证使用，整体调节，显示出双向效果。

膀胱白斑

陈某，女，47岁。2016年8月4日初诊。尿急尿频，尿后淋沥不尽反复3个月，膀胱镜检提示：膀胱三角区白斑，尿常规检查及尿培养均为阴性，经抗炎治疗效果不明显，转诊中医。诊患者言语气短，尿时阴部有灼痛感，身觉潮热，月经前后不定期，经量时多时少，间有痛经，舌正少苔，脉细数。拟以益气滋肾，清热利湿，处方：黄芪20g，炒白芍15g，蛇舌草30g，半枝莲20g，半边莲20g，车前子10g，萹蓄15g，化橘红2g，黄芩12g，黄柏10g，茯苓20g，米仁30，甘草5g。六味地黄丸6g，每天2次。服7剂复诊，尿频减少，少腹胀坠，大便溏薄日2行。以上方去白芍、黄芩、黄柏，加入炙升柴各6g，太子参20g，芡实30g。每天1剂，继服六味地黄丸。

9月2日复诊，纳可便调，少腹胀坠伴压痛，夜尿二次，口干饮入则欲尿，以补脾益肾，加清热消瘀之味治之，处方：炙升柴各6g，黄芪30g，党参20g，白术20g，怀山30g，芡实30g，熟地20g，莪术10g，三棱10g，化橘红3g，蛇舌草30g，半枝莲30g，半边莲20g，萹蓄15g，炙甘草6g。服7剂后，上症悉减轻，唯夜尿2行，上方加入金樱子20g，留行子10g。3个月后，膀胱镜检阴性，白斑已消，月经亦调，患者释然，嘱服用补中益气丸与六味地黄丸以巩固，并定期复查。

按：本病大都由脾肾两虚而湿热久郁成瘀所致，治当标本并施。本例主要表现中气虚陷，湿热下注，治以补中益气汤配合清热利湿药为主，且膀胱白斑有恶变之忧，故选用具有抗肿瘤效果的药物。膀胱属肾，配以六味地黄丸，以脾肾相生，增强扶正固本作用。综合患者之月经不调、痛经、少腹压痛，病情反复，此为湿热之中兼夹瘀阻，故方用脾肾两补配以清热利湿及活血消瘀之品，方能切合病机。

诊余恩悟一得集

原因不明腹水

梁某，男，87岁。2016年12月2日初诊。腹胀隆一个月，经各种检查，无明显异常发现，住院诊断为原因不明腹水，结核性腹膜炎（？），肠镜未作，每以利尿剂，腹水反复不减，精神反差，转中医治疗。刻诊：形瘦口干，怕冷，入夜盗汗，咳嗽吐白痰，纳食不佳，尿频多，大便三四天一行，腹胀隆，按之软无触痛，舌淡少津，脉细弱无力。证属气阴两虚，中运失司，处方：生晒参6g，麦冬15g，制玉竹20g，茯苓20g，生白术30g，猪苓20g，滑石20g，甘草6g，泽泻15g，阿胶8g，百合20g，冬葵子20g。

12月8日复诊，腹胀减轻，纳进便畅，入夜咳嗽，口干多尿，脉细。处方：生晒参6g，麦冬12g，制玉竹15g，生白术30g，猪苓15g，滑石20g，泽泻15g，阿胶8g，黄芪20g，化橘红2g，枳壳6g，甘草6g。1周后复诊：咳间，恶寒盗汗，心悸，B超：腹水少量，复上方去枳壳、制玉竹、滑石，加入炒白芍10g，桂枝5g，附子10g，生姜3片。1周后复诊，B超：腹水消退，诸症改善，唯感易乏，嘱每天早上服高丽参1~2g。

按： 患者高龄元气虚衰，运行乏能，故水停便阻，水气停滞酿成腹水。利尿之剂乃治标之用，诊断不明，病本未解，徒伤阴液。治以补气益阴运脾为主，合《伤寒论》猪苓汤以育阴利水，标本兼顾，见效后，合真武汤、五苓散方意，根除水气，以收全功。

消渴（糖尿病）

牟某，女，45岁。2015年3月4日初诊。口渴欲饮半年，饮入则欲尿，多饮多尿，素喜饮料解渴，纳食可，夜尿2~3次，舌红少苔，脉弦数。否认糖尿病家族史。检查：空腹血糖18.39mmol/L，糖化血红蛋白10.60（%）。血常规：血红蛋白：16.3g/L。肝肾功能正常。要求中药治疗，治以益气滋阴，佐清热化瘀，处方：生晒参9g，天麦冬各12g，生石膏30g，知母10g，怀山药30g，五味子10g，玄参15g，泽泻10g，花粉12g，红花3g，熟地20g，怀膝6g。每天1剂，嘱少食高糖食品，多做全身活动。

3月18日复诊，自觉症状明显改善，检查空腹血糖：12mmol/L。处方：茵陈30g，郁金12g，生晒参9g，丹参10g，泽兰15g，天麦冬各12g，知母12g，石膏30g，山药30g，五味子10g，红花3g，花粉12g，泽泻12g，玄参15g，桂枝3g。

3月24日，检查空腹血糖：6.2mmol/L。处方：去泽泻，加入葛根30g。服7剂后，停用汤药，嘱继服六味地黄丸巩固，追访半年无恙。

按： 糖尿病如无遗传因素，大都由饮食不节所致，治疗须配合改变生活习惯及调节饮食。本例由于气阴两伤，肾脾虚亏，燥热内生，故用生脉饮与白虎汤合方，配合滋肾养阴，少佐活血化瘀，收到理想效果。方加茵陈清利湿热，防诸滋补之味滞湿产热，加葛根及少量桂枝，振作阳气，助诸药之用，亦为张景岳："善补阴者，必于阳中求阴，则阴得阳升而泉源不竭"之意。

痹证（类风湿关节炎）

程某，男，65岁。2010年3月25日初诊。诉两手指掌关节肿痛，活动障碍3年。诊患者两手指掌关节肿胀变形，形寒有汗，肤燥瘙痒，纳食尚可，入夜口苦咽干，舌淡少津，脉小滑数。检查：类风湿因子1243IU/ml。用过多种西药，时好时差，病属顽痹，宗仲景法，处方：黄芪30g，当归10g，生白芍12g，防风10g，炒知母6g，熟地20g，海风藤30g，鸡血藤30g，蜂房10g，地龙10g，地鳖虫10g，桂枝8g，炙甘草6g，生晒参6g，生石膏30g，白术10g，附子10g，蜈蚣2条。服药一个月后，手麻木活动好转，早上手指肿胀作痛，遇热症减，类风湿因子降至649.7IU/ml，以上方加鸡血藤30g，僵蚕10g，加量附子15g。3个月后复检：类风湿因子116.3IU/ml，继以上方加减服用。半年后复检：类风湿因子31.2IU/ml，自觉症状消失，唯见手指掌关节外斜20°左右，活动自如。

按： 类风湿关节炎的表现，与《金匮要略》所论的历节痛相似，主以桂枝芍药知母汤治疗。本病症比较顽固，病程长易于反复，故用方加大补气血之参芪、归地，清热通痹的石膏、海风藤，配合通经逐络作用较强的的虫类药如蜂房、地龙、地鳖虫、蜈蚣等，以攻补兼施，寒热并用，才能逐渐逆转此类顽固疾病。

手汗淋漓

王某，女，26岁。2014年4月7日初诊。诉手汗多3年余，不愿手术治疗，试以中药。刻诊患者手汗淋漓，肢凉畏寒，纳食减少，时有恶心，大便干燥日一行，月经量多，口渴喜热饮，证属脾气虚亏，水运失司。处方：党参15g，防风6g，黄芪20g，白术15g，茯苓20g，怀山药30g，泽泻15g，猪苓15g，桂枝10g，五味子6g，葛根20g，化橘红3g，每天1剂。7后复诊：手汗大减，畏寒改善，纳食增加，值月经来潮，有血块。于上方加当归10g，郁金10g，柴胡3g。服7剂，手汗已止，纳食如常，再服上方巩固1周。

按： 多汗症大都采用益气固表，调和营卫，方取之玉屏风、桂枝汤、生脉之类。然而汗尿同源，两者同司水液代谢，又相互调节。根据这个机制，本例治汗别出一道，用通阳利水之五苓散疏导之，意在使水液从下焦膀胱分流，以减少汗液。加玉屏风散及党参、五味子、山药增强补脾益气，调节水液代谢，经期随证配伍，以求全功。

慢性前列腺炎

张某，男，38岁。1997年4月15日初诊。尿急尿频，尿道溢出白色分泌物，反复6个月。病始就诊于泌尿科，前列腺液镜检：白细胞+++/HP，卵磷脂+，红细胞+；前列腺按摩液细菌培养：大肠杆菌生长。经几易抗生素治疗，症状仍然反复，转诊中医。刻诊：小腹胀痛，时及会阴，排尿不适，腰酸痠差，大便不畅，舌淡边有瘀斑，脉弦数。证属湿热壅结，久郁成瘀，拟清热利湿祛瘀法，处方：泽兰15g，益母草20g，留行子15g，败酱草30g，土茯苓30g，赤芍15g，牛膝10g，马齿苋20g，萹蓄10g，制军10g，皂角刺15g，黄柏10g，每天1剂。服用7天，症状明显减轻，腰酸易累，性功能减弱，夜寐多汗，上方去益母草、牛膝、制军，加寄生10g，黄芪15g，当归10g。服14天后，腰酸多汗好转，前列腺液镜检：白细胞+/HP，卵磷脂++；再上方加减调理1月告愈。

按： 本病迁延难愈，主要是由湿热阻滞，久结成瘀，难以消除。治疗重在清热利湿，消瘀散结，组方取八正、四妙之意，配入化瘀逐湿之味，作随证加减：肾虚腰痛加巴戟天、寄生；前列腺结节加山甲、三棱；气虚多汗加黄芪、党参；血精加女贞子、旱莲草；尿浊配服云南白药。本病为前列腺炎症，易致纤维组织增生变性，形成屏障，相当于脉络瘀阻，久病积瘀，如瘀滞不除，药物难以发挥作用，治疗可效仿外科消瘀内托之用药方法。同时配合局部热敷、坐浴增强效果。

外科案

肾结石，肾积水

罗某，女，49 岁。2015 年 10 月 6 日初诊。腰酸痛阵作 1 周，放射至右少腹，尿检：隐血 ++，红细胞 ++，蛋白 +；肾功能正常；CT 提示：右肾结石，肾积水，右输尿管结石、上段扩张、积水。泌尿科建议住院手术治疗，患者怕手术而转中医治疗。刻诊：腰阵痛有后重感，排尿淋沥不畅，动则汗出，腰冷恶心，纳呆便结，舌淡苔薄白，脉弦数，证属阳气虚亏，气机郁阻，腑气失降，拟桃核承气汤，少佐温阳建中，处方：生白芍30g，枳壳15g，桃仁12g，附子12g（先煎），生大黄12g（后下），元明粉5g（后下），马鞭草15g，威灵仙12g，桂枝12g，黄芪20g，甘草5g。服 5 天后复诊：大便畅行，腰痛除，纳进，口苦口渴，耳鸣乏力，排尿不适，继以补肾益气，通淋排石，处方：黄芪20g，党参20g，生白术20g，金钱草30g，石韦15g，车前子10g，米仁30g，小蓟30g，茯苓20g，杞子12g，沙蒺藜15g，蒲黄20g，滑石30g，八月札20g，石菖蒲10g，怀山药30g，甘草6g。服 7 剂，结石陆续排出，诸症渐消，B 超检查：两肾及输尿管、膀胱正常。

按：本例腑气不通，二便受阻，采用《伤寒论》治膀胱蓄血之桃核承气汤破积通腑，合枳实芍药散止腰腹阵痛。患者腰冷恶心，阳气虚衰，加附子温阳，配大黄组成温下之剂，通腑而不致伤阳气。升降协调，"欲降先升"，加黄芪补气升提，有助于腑气通降而不伤正气；加威灵仙、马鞭草排出肾、输尿管积水。诸药组合，共奏通利排石之功。后续之方乃标本兼施，继以补脾肾而通腑气，以收全功。

肾结石与输尿管结石的临床虚实表现差异很大，单纯肾结石大都没有症状，多数可从补肾脾治疗，而伴输尿管结石常呈急腹症样发作，如见腑气不通，腹胀痛拒按，大便秘结，可以攻下法配利水排石治疗。攻下方药促进肠蠕动，排出肠内积滞，减轻腹腔内压力，能促使输尿管的蠕动和扩张，有利结石排出，如方药对证，常能一举成功。

下肢肿胀（深静脉血栓形成）

孙某，男，66岁。2013年2月18日初诊。右下肢肿胀2年余，B超提示：右下肢动脉斑块形成，右下肢股深静脉中上段及下段、腘静脉未见血流，考虑血栓形成；服抗凝西药效果不明显，转诊中医。刻诊患者：右下肢肿大，皮肤色紫黯，按之凹陷不起，食欲尚可，口干欲热饮，二便正常。血压：160/80mmHg。病程久长，须标本兼治，处方：萸肉20g，熟地30g，怀膝8g，丹皮10g，忍冬藤30g，当归12g，玄参15g，制南星15g，茯苓20g，黄芪20g，地龙10g，丹参15g，防己10g，赤芍15g，茜草20g，蒸玉竹20g，水蛭6g（研吞），泽泻15g，怀山药30g，附子10g，白术10g，炙甘草6g。

5月30日复诊：基本按上方服3个月，右下肢肿胀明显好转，超声提示：右下肢股深静脉上段栓子形成，右下肢腘静脉栓子形成后伴少量再通，续上方服用。10月9日复诊，右足肿消，超声提示：右下肢股深静脉栓子形成伴再通。患者要出差3个月，恐病情反复，配用：三七、水蛭，以1:1制成散剂，每天6克，分2次服。同时服用六味地黄丸、活血通脉片；出差回来复检，情况良好。

按：本例静脉血栓病程较长，治疗须标本并治：主方四妙勇安汤清热消瘀针对下肢静脉血栓而用；久病脾肾阳虚，络阻水停，合真武汤温阳利水；配合《金匮要略》防己黄芪汤去肌表水气以消肿：伍以六味地黄丸，药理研究表明能改善血液流变性，抗组织缺血，增强机体修复能力。地龙与黄芪有协同作用；病情顽固，故用虫类水蛭，但须为散吞服，化瘀通络之力雄；基于"痰瘀同源"，配消痰散积之天南星，能增强活血化瘀药的通脉消栓作用。综合凉血化瘀，益气温阳，补肾消水，消痰散积等作用，共成消栓通脉之功。

腰腿痛（腰椎间盘术后）

童某，男，51岁。2015年2月26日初诊。腰椎间盘4、5突出，手术治疗后一周，右下肢疼痛，小腿为甚，入夜加剧，辗转不宁，难以入睡，每天用镇痛、安眠药暂得安宁，然而纳食大减，转诊中医。刻诊：面赤，心烦口渴，大便干结，舌红少苔，脉弦数。此由手术伤筋动骨，损伤肝肾，急当滋养，处方：生白芍50g，甘草10g，萸肉30g，熟地30g，红藤30g，寄生20g，鸡血藤30g，夜交藤30g，太子参30g，当归20g，玄胡30g，蜈蚣3条，制半夏30g。3天后复诊：疼痛缓解，睡眠少增，上方加合欢皮20g，炒枣仁20g，女贞子20g。服7剂，腰腿痛基本控制，睡眠好转，上方加减服1周而愈。

按：素患腰痛，阴血渐耗，加之手术更损肝肾，以致血不荣筋，疼痛加剧，治当滋养阴血，补益肝肾。用方重用仲景之芍药甘草汤以缓解小腿痛。肝肾位于下焦，须重剂以达病所。手术损络，佐以活血通络。入夜痛剧，故用玄胡、蜈蚣镇痛；入睡困难，加半夏交通阴阳，夜交藤、枣仁安神，并能增强镇痛效果。

颅脑外伤

蒋某，男，37岁。2007年11月19日初诊。12天前车祸头部撞伤，当时昏迷数分钟，伴呕吐，眼睑血肿，右耳孔出血，头颅CT提示：颅底骨折。住院治疗，耳孔出血止，头痛头昏不解，转中医治疗。刻诊两眼眶紫斑，头痛眩晕，视物摇晃，夜寐易醒，耳鸣泛恶，食欲不振，口苦干燥，舌红苔腻，脉细数，证属络伤血瘀，痰阻清窍，治以温胆汤加减：制半夏15g，化橘红6g，茯苓20g，天麻9g，枳壳6g，竹茹10g，丹参10g，三七3g，酸枣仁15g，川芎10g，炙甘草5g。服6剂后，头痛眩晕及耳鸣均减轻，纳增，再以上方加减，服20余剂症状基本消失，偶尔头昏，予《证治准绳》十味温胆汤合四物汤加减而愈。

按：头颅外伤后遗症症状复杂，大都从瘀血论治，然而头颅疾患不少夹有痰浊。本例痰瘀并治，温胆汤为治痰主方，指征：眩晕胸闷，虚烦惊悸，纳呆口苦，恶心多痰，苔腻，脉滑。抓主要症候，随证加减。所谓"顽痰怪症"，临床遇疑难奇症怪病，无法以常规辨证，常归咎于痰，多数可能属精神、神经系统疾患。观《三因极一病证方论》将本方归属"虚烦证治"，"惊悸证治"，从所治的诸多病候分析，大都与精神因素及神经功能失调有关。临床观察，温胆汤长于治疗消化系统与神经系统相关联的病症，也是临床运用本方的要点。现代研究表明，消化道与神经系统存在着某种内在联系，温胆汤是和胃治痰方，能治疗许多神经系统疾病，可以佐证两者的关系。

水疝（鞘膜积液）

许某，男，83岁。2016年10月7日初诊。2个月前患右侧睾丸炎，经西药抗生素治疗后肿痛缓解，但感阴囊肿大，B超提示：右阴囊鞘膜积液7.6cm×5.8cm，患者不愿手术治疗，转中医。刻诊：气短乏力，夜尿3次，右阴囊触及鹅蛋大肿块，无压痛，透光试验阳性。证属气虚络瘀，湿热下阻，处方：柴胡6g，当归10g，赤芍15g，党参20g，莪术、三棱各10g，黄芪30g，怀膝6g，黄柏12g，炒白术15g，化橘红3g，沙蒺藜12g，丹皮10g，皂角刺15g，蛇舌草30g，半枝莲20g，红藤20g。服7剂复诊，右阴囊明显缩小，感腹胀，上方加乌药10g，厚朴6g。服7剂，B超复查：右阴囊鞘膜积液5.2cm×1.3cm，再服7剂，阴囊复原而愈。

按：本病起于子痈（睾丸炎）病后，湿热余毒瘀结肝经（阴器）未净，高年气虚，无力托毒外出，消炎无效，形成气虚下陷，湿热下注，木郁瘀阻。治疗须标本并施，主以补中益气汤配合三棱、莪术、怀膝、丹皮活血化瘀，加蛇舌草、半枝莲、黄柏、红藤清热解毒，消瘀利湿，合皂角刺、赤芍消瘀托毒，以除余邪，夜尿肾亏，加沙蒺藜固肾，乌药温肾，诸药配合，异曲同工。本方加减，以小剂量用于治疗小儿鞘膜积液亦效。

髂窝脓肿

陈某，男，21岁。1977年9月6日初诊。右髂窝脓肿，切开排脓后半月余，脓液淋漓，疮口不敛。刻诊面苍形瘦，精神疲乏，寐差纳呆，右下腹疮口肉色灰黯，四周无明显压痛，脓腔深而脓液稀薄，舌质淡，脉细数。证属中气虚亏，养血无源，疮口不敛。拟补益气血，生肌收口，处方：黄芪20g，党参15g，冬术、当归、赤芍各10g，川芎8g，升麻、陈皮各5g，甘草3g。嘱多作俯卧，保持疮口引流通畅。服5剂后脓液减少，胃纳增加，睡眠好转。再进原方加减，服10剂，疮口基本愈合，嘱增加营养以复元。

按：本病的脓腔较深，切排后往往排脓不畅，如体质虚衰，气血不足，易致脓液淋漓，难以收口。由于病位在少腹，气虚郁陷，易致气滞血瘀，故治用补中益气汤加减，以黄芪、党参、白术、当归、甘草补益气血，排脓生肌，配用升麻、陈皮升阳理气，加赤芍、川芎活血化瘀，有助血行内托，利于疮口愈合；方中赤芍、升麻、甘草有消疮解毒之功，能清除疮疡溃后之余毒未净。

痔疮（内痔Ⅲ期）

孙某，男，62岁。2007年9月21日初诊。患痔疮近10年，经常便后出血，近3个月行走则痔核脱垂，就诊于肛肠科，诊断内痔Ⅲ期，准备手术，患者要求先中药保守治疗。刻诊面苍形瘦，纳食欠佳，气短腰酸，大便干结，肛门痔核脱出，色黯紫，能还纳，舌淡苔薄白，脉细数无力。证属气虚下陷，血络瘀阻，肠腑失降，拟益气升陷，通腑消瘀，处方：升麻8g，黄芪30g，党参30g，白术30g，当归10g，赤芍15g，生地15g，肉苁蓉15g，丹皮10g，桃仁10g，枳壳10g，甘草5g。每天1剂，并嘱每天还纳痔核后，手指压肛门（隔卫生纸）做旋转按摩1分钟。服7剂复诊，大便通畅，精神好转，痔核缩小；再服7天，行走后未感痔核脱出，嘱注意保持大便通畅，再服7剂巩固。

按：痔疮Ⅲ期，多由正气虚亏或劳累过度，易为辛辣刺激食物诱发，病证属正气虚陷，湿热瘀结，治疗以升阳益气，清热通腑，消瘀散结配合。中医药保守治疗Ⅲ期痔疮，简便效好，无副作用，对痔疮术后复发或感染、出血等，也有治疗优势。配合外治，如局部用药，按摩，中药煎剂坐浴等有助于抗复发。临床观察，大部分痔疮能保守治愈，须做到：一久

诊余恩悟一得集

坐者多步行活动，改善盆腔血液循环。二保持大便通畅。三不能太劳累。四每天指压肛门按摩 1 分钟，痔疮是肛门皮下静脉丛曲张所致，本法有确切防治效果。

妇科案

热入血室

陈某，女，17 岁。2014 年 3 月 7 日初诊。外感发热，值月经行 3 天，经血如崩，色鲜红，伴咽痒鼻塞，咳嗽有痰，纳可神疲，舌淡苔薄白，脉弦数。昨天用过西药，经量反增，嘱住院观察，患者婉拒，转中医门诊。经期外感，从仲景法，处方：柴胡 10g，前胡 10g，黄芩 15g，半夏 10g，生晒参 3g，益母草 12g，连翘 15g，桔梗 6g，白芷 10g，赤白芍各 10g，藕节炭 10g，蒲黄 10g，炙甘草 5g，每天 1 剂。3 天后患者母亲代复诊，诉药后当夜即经血止而热退，今天已上学，尚有咽痒鼻塞，咳嗽，更方：前胡 10g，白芷 10g，桔梗 10g，杏仁 10g，连翘 15g，蝉衣 5g，乌梅 8g，木蝴蝶 10g，黄芩 12g，辛夷 10g，甘草 5g。服 3 天告愈。

按： 妇女经期外感，邪热乘虚入血室，热与血结致经水中断，仲景谓之"热入血室"。临床常见经期感冒，不一定经水适断，有些邪热内扰胞宫，反致经水骤增，虽然未见寒热"如疟状发作"，亦可使用小柴胡汤治之，随证加减，每每获效。产后发热，恶露不净，亦可用此法愈之。

崩漏（功能失调性子宫出血）

余某，女，40 岁。2008 年 3 月 10 日初诊。经行量多不止 5 天，经色鲜红夹有血块，B 超提示：子宫内膜厚 14mm，检验 E2：20pg/ml。患者不愿刮宫治疗，转中医门诊。刻诊，面苍乏力，少腹不适，舌淡少津，脉细数无力。近年来每经行量多，无法上班。参合脉证，拟温脾统血法，处方：党参 30g，黄芪 30g，焦术 20g，当归 10g，熟地 20g，酒芍 12g，附子 10g（先煎），炮姜 3g，蒲黄 10g，益母草 10g，藕节炭 10g，炙甘草 5g，每天 1 剂。3 月 14 日复诊，药后第 2 天即经血止，纳食不振，予上方去蒲黄、益母草、藕节炭，加入怀山 30g，化橘红 3g，茯苓 15g。服 6 剂善后，追访半年经量已如常。

按：崩漏一病，虽以热证、虚证居多，但对病情反复而诸法无效，属脾阳虚亏，统血无权者，必须以温法止血。无论青春期、更年期功血，大凡症见面苍气短，舌淡脉微细，由脾不统摄，可投附子理中汤加黄芪、当归、熟地、蒲黄，以补脾统血归经，每能中的。特别是附子，必用之药，但须先煎有效。

痛经（腺肌症）

陈某，女，41 岁。2015 年 6 月 19 日初诊。痛经 2 年，每次经行少腹剧痛，须用止痛片才能缓解，经血色黯有血块。素体虚弱，乏力易倦，纳差便溏，平素白带量多，小腹坠痛，舌淡苔薄白，脉弦细无力，既往有人流史，末次月经 6 月 4 日。B 超提示：腺肌症，内膜增厚不均匀，卵巢囊肿 3.2cm×4.3cm。拟补气消瘀法，处方：炙升柴各 5g，当归 12g，黄芪 30g，党参 30g，白术 30g，寄生 10g，米仁 30g，败酱草 30g，附子 10g，五灵脂 10g，蒲黄 10g，红藤 30g，制乳没各 6g，丹皮 10g，赤芍 20g，炙甘草 4g。

7 月 2 日复诊，月经行 2 天，此次经行未感明显腹痛，全身症状有改善，以上方去寄生、蒲黄，加益母草、皂角刺各 15g，服 7 天。第 3 个月经后，B 超提示：肌腺症较前好转，子宫内膜均匀。再拟上方加减巩固 2 周，追访半年无恙。

按：妇科许多疾患反复病久，多见气虚下陷，造成下焦气机阻滞，导致湿、热、痰、瘀乘虚而袭，形成诸多疾病，如月经不调、腺肌病、巧克力囊肿、子宫肌瘤、慢性附件炎、产后、术后并发病、后遗症等，常用补中益气汤加减治疗。本例使用补中益气汤加失笑散祛瘀止痛，加丹皮、赤芍、红藤清除瘀热，配合薏苡附子败酱散、制乳没是为内托之用，借补中益气之力内托湿热瘀毒外出。近来妇检中发现 HPV 阳性者颇多，不少妇女对之常怀忧虑，临床用补中益气汤加入清热解毒药蛇舌草、半枝莲等再随证作加减治疗，大都能够在一两个月转阴。

闭经

何某，女，37岁。2013年3月21日初诊。诉月经未行5个月。近年来几经人工流产后，经量渐少，经期推迟，有时点滴即净。近5个月，经水不行，体重增加，腰酸心烦，夜寐不宁，舌淡苔薄白，脉弦细。已育二胎，性激素检查：FSH：33U/L，E2：21pg/ml；B超提示：子宫内膜5mm，两侧卵巢多发卵泡。此证肾气虚亏，冲任不充，血瘀痰阻，胞脉不通，故经闭不行，治以补肾育精，活血调经。处方：续断12g，巴戟天10g，熟地25g，当归10g，杜仲12g，仙灵脾15g，茯苓20g，路路通10g，红花6g，川芎6g，怀膝10g，香附10g，半夏10g，炙甘草5g。每天1剂，嘱每天按摩两三阴交5分钟。服用上方1个月后月经来潮，经量偏少。继上方随证加减，调治3个月，经行准期。

按：妇女闭经，原因很多，以青年女子及流产过多中年妇女多见，辨证分虚实，虚者以肾虚血亏为主，实者以气滞血瘀多见，临床以虚实夹杂居多。多囊卵巢综合征所致闭经，表现有衰老倾向，单以调肝养血，活血化瘀难以取效。所谓"经水出诸肾"，《傅青主女科》在"年未老经水断"论曰："肾水本虚，何能盈满而化经水外泄"，确经验之谈。故用补肾益精为主，辅以活血通脉，少佐理气消痰而获效。

会阴疼痛

张某，女，38岁。2015年1月23日初诊。会阴部疼痛5年余，经后加重，多处求医，未获效果。刻诊：体丰纳可，行走易乏，胸闷时痛，大便干结3天一行，白带量多色白，无痛经，值月经来潮第3天，症状加重，舌少苔，脉弦细无力。拟以益气祛瘀法，处方：黄芪30g，党参20g，瓜蒌实20g，红藤30g，桃仁10g，当归10g，赤芍12g，枳壳10g，生白术30g，米仁30g，败酱草30g，皂角刺15g，制乳香、制没药各6g，寄生12g，甘草5g。服7剂，会阴痛减，大便间日行，白带多如浊涕，恶寒，复上方去寄生，加入附子10g，白头翁15g，加量党参30g。

服 7 天复诊，会阴痛除，嘱下月经期前 5～7 天，服上方 1 周，以防复发。追访 3 个月，会阴疼痛未作，痼疾已释。

按： 会阴疼痛的原因很多，辨证先别虚实，虚证多由气血不足，实证分寒热，由寒凝气滞或湿热郁阻。本例体丰易乏，经后痛加，乃气血虚亏；胸闷作痛，大便秘结为升降失司，腑气受阻；且久病络瘀，沉结厥阴。证属本虚标实，以参芪归术大补气血，力固其本，配瓜蒌实、桃仁、枳壳导滞通腑，合赤芍、红藤、败酱清除瘀毒，辅皂角刺、乳没消瘀托毒，诸药协力，使陈年久病得以一举剔除。

膀胱阴道瘘

杨某，女，46 岁。2012 年 9 月 17 日。发现子宫肌瘤 3 年，因每次经行腹痛，经量过多，作腹腔镜手术后，误伤膀胱，致膀胱阴道瘘。经两次修补手术失败，中医会诊。诊患者，一般情况可，心烦易躁，少腹胀坠，大便欠畅，置导尿管，舌淡苔薄白，脉沉细无力。患者平素经量过多，又经多次手术，气血耗损，络伤瘀阻，修复无能，故治以补养气血，生肌收口。处方：炙升柴各 3g，黄芪 60g，党参 30g，白术 30g，当归 10g，赤芍 10g，皂角刺 15g，制乳香、没药各 10g，桃仁 10g，红花 6g，车前子 10g，炙甘草 5g。每天 1 剂，服药 2 周，拔除导管尿，未见阴道尿液漏出，心情条畅，诸症如释，再以上方，去乳没，加化橘红 3g，茯苓 15g，巩固用药 2 周，痊愈出院。

按： 血虚之体，反复手术耗伤气血，加之情绪抑郁，木郁土虚，病发下焦，故以补中益气汤为主方，大补中气，升阳举陷。由于经多次手术后，局部纤维组织增生，瘢痕形成，影响瘘管愈合。现代药理研究，活血化瘀药能增强纤维蛋白的溶解（抗纤维化），改善瘢痕组织，促进炎症渗出物吸收。所以本组方重用补气益血药黄芪、党参、白术、当归生肌收口，修复组织，配合大队活血化瘀药皂角刺、红花、乳香、没药等增强瘘管修复效果。佐以车前子、赤芍、桃仁利水祛瘀，通利二便，改善盆腔血液循环，有助于瘘管愈合。

产后恶露不止

张某，女，23岁。2015年10月19日初诊。产后3个月阴道不规则出血，哺乳中。经刮宫后仍然出血不止，B超提示：子宫内膜内见数枚细小强光斑。诊患者：面苍乏力，小腹胀坠，纳食可，大便调，舌淡苔薄白，脉弦细。所谓产后多虚多瘀，以升补气血，消逐积瘀法，处方：炙升麻、柴胡各6g，黄芪30g，党参30g，当归12g，化橘红3g，白术15g，益母草10g，三棱10g，莪术10g，丹皮10g，蒲黄10g，炙甘草5g。服3剂经水即止。1周后B超复检：子宫、附件未见异常。

按： 东垣尝以补中益气汤合活血化瘀药治疗妇女经漏不止，如《兰室秘藏·妇人门》升阳举经汤即是补中益气汤合桃红四物汤加减而成。产后多气血虚亏，易并发各种病证，朱丹溪言："产后无得令虚，大补气血为先，虽有杂证，以末治之。"然本例产后表现中气虚陷，胞宫余瘀，故用补中益气汤加活血消瘀之益母草、三棱、莪术、丹皮等获效。临床常见产后或者流产后出现子宫腔内积血或腔内胚膜残留造成阴道出血不止，患者不愿意刮宫，可使用本法治疗。方中使用补气益血药配合三棱、莪术，逐瘀止血，效果立见。许多血证反复不愈，多由瘀血内积未除，务须祛瘀止血；血止不留瘀，愈后无后患。

儿科案

发热气喘（支气管肺炎）

章某，男，6岁。2013年4月9日初诊。发热咳喘7天，西医诊断为肺炎，以青霉素、红霉素等抗生素治疗6天，效果不明显，遂转中医门诊。刻诊：高热烦躁，咳喘痰鸣，鼻煽汗出，唇周发绀，纳呆腹胀，大便5日未行，舌红苔黄。体温：39.6℃，检验：白细胞12.5×10^9/L，中性粒细胞 0.86，肺部 X 线片提示：两肺支气管肺炎。证属痰热闭肺，治以宣肺平喘，化痰通腑，处方：麻黄 5g，杏仁 10g，石膏 30g，甘草 5g，浙贝 10g，葶苈子 10g，瓜蒌实 12g。1 剂即应，大便得通，体温 37.8℃，痰喘减轻。服 3 剂后，体温正常，纳进，诸症悉平，继以清肺化痰调理而愈。

按：《伤寒论》麻杏石甘汤是治疗小儿肺炎有效的方，特别对抗生素治疗无效者，本方屡建奇功。肺与大肠相表里，在病变时两者相互影响，大肠腑气不通会导致肺气肃降功能失调，加重肺的病变。所以通泻肠腑能够有效地改善肺部病变，本例喘急多痰，大便 5 天未行，仲景方中杏仁、石膏亦具降泄通腑作用，配以葶苈子、瓜蒌实等肃肺化痰，且能通泻肠腑。药后便通，热势随之而衰，痰喘亦明显减轻。

发热腹泻

王某，男，5 岁。2011 年 10 月 24 日初诊。发热腹泻 5 天，经西医抗生素及输液治疗后无效，转诊中医。诊患儿：病起受凉，发热无汗，腹泻腹痛，今日解水样便 4 次，量少，纳食差，舌苔薄白微腻，体温 38.5℃。此为表邪直伤脾胃，仿喻嘉言法治之，处方：葛根 8g，羌活 5g，柴胡 6g，前胡 6g，荆芥 6g，防风 4g，黄芩 6g，马齿苋 10g，焦三仙各 8g，藿香 5g，茯苓 10g，生晒参 1g，炙甘草 2g，每天 1 剂。另用黄连 3g、大黄 1g，共碾细末，温开水调敷脐孔，每天 1 次。服药 1 剂即应，2 剂热清泻止。继以调理脾胃方 3 剂而愈。

按：患儿脾胃素弱，外感表邪，直伤脾胃，致发热泄泻。此邪从表陷入，亦当从表解除，即喻嘉言谓"逆流挽舟"法，使用败毒散方，用大队解表药，使"在里之邪从表出"，少加人参振发胃气鼓邪外出。此法治疗小儿高热腹泻，辨证准确，颇为效验。方中加入消食和胃，清肠止泻之品，增强治效。以脐疗作辅助，止泻退热，尤适小儿。

头痛（鼻窦炎）

杨某，女，9 岁。2011 年 12 月 23 日初诊。头痛反复 3 个月，以头顶为甚，每活动后痛作，早上喉头有痰，咳吐不利，近日受凉头痛甚，咽喉痛，脘腹疼痛，恶心呕吐，大便干结两天一行，舌红苔薄白，脉弦数，体温正常；头部 CT 提示：右上颌窦炎，脑电图提示：中度异常。以疏风解表，祛痰通窍法，处方：白芷 10g，连翘 15g，防风 8g，桔梗 8g，枳壳 10g，胆星 10g，辛夷 10g，蝉衣 5g，僵蚕 10g，丹参 10g，赤芍 15g，黄芩 12g，石菖蒲 10g，郁金 10g，炙甘草 4g，每天 1 剂，嘱每晚平卧时按摩迎香穴 3 分钟。12 月 30 日复诊，头痛减轻，咽痛腹痛除，大便不畅，早上恶心，以上方去防风、蝉衣，加半夏 10g，远志 10g，茯苓 20g，太子参 10g。2012 年 1 月 13 日复诊，头痛除，诸症已，脑电图检查正常，再以上方加减服 1 周以巩固。

按：目前中西医对鼻窦炎缺少根治的办法，中医主要从证论治，本例从疏风解表，通窍清热法治疗。因为病程较长，考虑脑电图异常，故加入化瘀祛痰，开窍安神药，有助于改善症状。平素作些穴位按摩，颇有辅助效果，不可轻视。

腺样体肥大

刘某，女，6 岁。2011 年 3 月 29 日初诊。鼻塞流黄浊涕 2 个月，入夜睡眠打鼾。经 X 线片检查，提示鼻腔腺样体肥大。诊患儿：纳食可，口渴欲饮，扁桃体肿大，大便干结，舌红少津。以清热通窍，消痰散结法治之，处方：炙麻黄 4g，石膏 20g，杏桃仁各 8g，甘草 3g，玄参 10g，浙贝母 8g，射干 6g，乌梅 8g，赤芍 8g，僵蚕 8g，海藻 15g，胆星 8g，浮海石 15g。服 7 剂，鼾声大减，便畅，鼻涕未除，上方加入白芷 10g，黄芩 10g。服 7 剂，诸症消除。

按：肺开窍于鼻，肺热上壅，灼液成痰，痰热互结，阻塞上窍，致鼻咽通气不畅。治以麻杏石甘汤为主方，清肺通鼻；配消瘰丸（玄参、浙贝，以浮海石易牡蛎）软坚消痰，合射干祛痰利咽，加僵蚕、胆南星、海藻消痰散结；痰瘀同源，故佐赤芍、桃仁祛瘀有助于消结，辅以乌梅消胬肉之功，冀以消腺样体肥大，共成通窍消结之治。

口腔、耳鼻喉科案

顽固性口疮

张某，男，53岁。2014年7月15日初诊。口疮反复3年余，经多种中西药治疗，终未获根除。诊患者：口腔溃疡散发，晨起口苦，短气乏力，腰酸胀坠，食欲不振，舌淡苔薄白腻，脉弦细。证为气虚下陷，湿热上蒸，以东垣法治之，处方：升麻8g，柴胡5g，苍术12g，白术15g，化橘红5g，党参30g，黄芪30g，茯苓20g，藿香10g，焦三仙各15g，黄芩10g，黄连3g，炙甘草4g，每天1剂。

7月22日复诊：药后口疮已愈，纳食大进，尚感腰酸无力。上方去焦三仙，加入菟丝子15g，杜仲、当归各10g。诸症悉除，以上方巩固治疗2周，追访半年未复。

按：本例由于气虚下陷，脾运失司，湿热内生，乘虚袭土位，上蒸于口腔。治以补中益气汤为主方，加芩连、藿香、苍术、茯苓清热祛湿，配焦三仙消食和胃，助中土功能恢复。顽固性口疮大都从虚治，亦有甚者属虚阳上浮，需肾气丸温补肾阳，以摄浮火，内容已于前节"引火归原法"中做论述。

舌痛症

陈某，女，73岁。2015年7月3日初诊。舌刺痛6年，当地医院多方医治无效，来本院门诊。诊患者：舌边尖刺痛，食咸味及辛辣食品则舌尖疼痛加剧，食欲减退，大便干结，口渴嗛可，舌红苔光剥，脉弦细。血压117/67mmHg，免疫球蛋白IgA56mg/dl。此乃气阴两亏，处方：北沙参20g，天麦冬各15g，生地30g，石斛10g，黄芪30g，太子参20g，党参20g，丹皮10g，女贞子20g，生白芍30g，炒知母8g，蒸玉竹20g，浙贝10g，生甘草10g，每天1剂，煎汁3次，当开水频频服用。服7天症状大减，再服7天基本痊愈，继服7天以巩固。

按：舌面光剥刺痛，乃气阴两亏，视前医皆清胃、导赤之类，反重创气阴，清火苦寒之剂，断不可用；虽用过滋阴生津之剂，区区数味，杯水车薪，单以沙参、天麦冬之类，恐药力薄弱，难克顽症。积年久病，大都免疫功能低下，需要增强机体修复功能，除加重生地、玉竹、石斛、女贞、白芍之类滋阴养液，还须重用黄芪、党参、太子参之类益气，取生肌之意，促使舌面组织滋生。防补气有余而生火，故方中加入丹皮、知母清虚火，又能护阴。

慢喉瘖（失音）

徐某，男，84岁。2015年6月23日初诊。声音嘶哑，咽干2年。起于感冒咳嗽，咳愈而声嘶，多处求医，未有显效。诊患者：面苍形瘦，咽喉干燥，声音低下嘶哑，多言则气不接续，纳食可，夜尿频多，大便干结不畅，舌苔薄白，脉弦细无力，喉镜检查：慢性咽炎。视用过药物皆治咽喉炎之类，此高龄久病，中气不足使然，处方：桔梗8g，炙升麻、柴胡各5g，黄芪30g，党参30g，麦冬30g，蒸玉竹20g，当归12g，桃仁10g，浙贝10g，丹皮10g，化橘红2g，炙甘草5g。服7剂后，说话声音较前响亮，余症改善。以上方再服14天，说话如常，嘱忌风寒，少作劳。半年后追访家属告无恙。

按：高年久病，声嘶咽干，气虚下陷，阴液耗损，单从咽喉病症考虑用药，效果不显，应从本论治，主以补中益气汤，重用黄芪、党参益气，麦冬、玉竹滋阴；咽喉病久多夹痰瘀，方中加桔梗、浙贝开提肺气，化痰利咽，加丹皮、桃仁凉血活血，消瘀润肠。方药对证，主次配伍合理，故获速效。

耳鸣

杨某，男，59岁。2016年7月14日初诊。耳鸣响2个月，下午尤甚，时发眩晕，口干渴，纳可能寐，腰酸，言多易乏，舌红苔薄白，脉细数，血压正常，既往10年前有"膀胱良性小肿块手术"史。从脉证分析，属肺肾虚亏，处方：山萸肉15g，熟地25g，杞子15g，党参20g，麦冬15g，五味子10g，茯苓20g，天麻9g，制玉竹20g，石斛10g，女贞子

15g，丹皮 10g。服 7 剂后，耳鸣明显减轻，大便溏软，上方去女贞子，加葛根 20g，白术 15g，淫羊藿 15g，山药 30g。服 7 剂，耳鸣基本控制，余症好转，以上方加减调治 2 周而愈。

按： 耳鸣一症，临床比较难治。肾开窍于耳，本例耳鸣、腰酸、口干，下午加重，为肾阴不足，故治以六味地黄丸为主方，加杞子、女贞子、玉竹增强滋肾阴效果；言多气短，脉细数，为肺之气阴两伤，故配生脉散补肺气阴，以"虚则补其母"；眩晕阵发，水亏木旺，风扰清阳，故加入天麻以平肝息风，有益于耳鸣消除，诸药协同，有幸中的。

声带息肉、白斑

陈某，男，38 岁。2016 年 9 月 13 日。咽喉有异物感 2 个月。诊患者：体丰声嘶，常觉咽喉如有痰梗，咳吐恶心，胃嘈杂善饥，食欲尚可，口不渴，大便溏薄，舌淡苔薄黄腻，脉弦小滑。近年来睡眠打鼾加剧，喉镜检查诊断：阻塞性睡眠呼吸暂停低通气综合征，右声带息肉，左声带白斑。证属气阴两亏，痰热郁结，治宜补气滋阴，清热利咽，消痰散结，处方：白芷 10g，黄芪 30g，党参 20g，白术 20g，米仁 30g，黄连 6g，木蝴蝶 10g，丹参 10g，制半夏 10g，麦冬 20g，蛇舌草 30g，石见穿 30g，僵蚕 10g，海藻 30g，炙甘草 6g。服 7 天，声嘶异物感明显好转，间有咽痛，便溏。上方去木蝴蝶，海藻，加制胆星 10g，白英 15g，葛根 30g。服 7 剂，打鼾明显减轻。喉镜复检，右声带息肉、白斑消失。再上方加乌梅 10g、百合 30g，治疗 1 个月，喉镜复检：未见明显异常。

按： 声带息肉、声带白斑不愈，喉科医生主张手术治疗。本例肥胖气虚，恣食厚味，易生痰湿，入睡打鼾，大都由痰浊阻窍。生痰之源在脾，治当益气健脾，方以黄芪、党参、白术为君；辅以半夏、海藻、僵蚕化痰散结，麦冬滋阴利咽；佐以白芷、木蝴蝶通窍利咽。白斑多由热郁成毒，有恶变之兆，故加蛇舌草清热解毒，石见穿解毒散结，黄连清火，丹参消瘀，以防微杜渐，且有益于声带息肉消除。

鼻腔术后渗液不止

陈某，男，43 岁。2017 年 1 月 16 日初诊。患者于 15 天前作左鼻腔鼻窦内翻性乳头状瘤手术，术后第 7 天，左鼻孔流清涕如水，淋漓不止，施术医生以鼻腔药液冲洗，局部填塞压迫及消炎药等处理 1 周无效，感胸闷不适，转中医诊治。诊患者：胸闷气短，呼吸不利，咳吐白痰，眉棱骨胀痛，左鼻孔淌涕如水，淋漓如注，须用药棉堵塞，平卧则反流咽喉，纳食可，二便调，夜寐安，舌淡，脉细弱无力。证属气虚失统，水饮不化而外溢，以益气摄液，温化水饮。处方：党参 25g，黄芪 30g，炒白术 15g，益智仁 10g，茯苓 20g，桂枝 8g，乌梅 10g，熟地 15g，泽泻 15g，化橘红 2g，炙甘草 5g。服 5 剂即渗液大减，再 5 剂即止，胸闷短气亦随之而除。

按： 气虚之体适逢天寒，术后创面愈合困难，局部处理未及病本，渗液不止，耗气伤阴，故短气胸闷，气虚失统，渗液愈剧。方中重用党参、黄芪、白术益气固摄又能生肌收口，合苓桂术甘汤促水饮温化，加益智仁温脾肾以固涩，熟地滋肾精以补脾，乌梅酸敛生津，诸药配伍得宜，一举中的。

皮肤科案

天疱疮

陈某，男，43 岁。2013 年 11 月 5 日初诊。全身皮肤泛发大疱糜烂伴渗液、疼痛反复 7 个月。始因失眠继牙痛持续一个月后，突然头面发红丘疱疹伴疼痛，继则全身蜂起，从头面到下肢遍发红紫及黄白水疱，渗液，皮肤赤烂，剧痛，就诊于沪上某医院，用消炎等药加剧，诊断为天疱疮，遂予激素治疗，服强的松片：5×3/ 日，3 天后，改 4×3/ 日，5 天后，减至 10/ 日，症状有明显缓解。当强的松减至 8/ 日，全身皮肤疱疹又突然暴发，于是又加量至 10/ 日以上，才少有缓解，如此反复近 5 个月，始终减不下激素，于是加用人免疫球蛋白针剂等治疗，每疗程 15 天，间用 3 疗程，症状有改善，停后依然反复，因经不起经济负担，转中医治疗。刻诊：全身皮肤成片糜烂，渗黄浊水液，夹紫红、黄白大疱散发全身，体无完肤，疼痛难忍，口苦寐差，口渴引饮，烦躁潮热，大便溏滞，舌红苔白腻，脉弦滑数，服地塞米松9片/日。本病属于心火肺热壅盛，气血两燔，湿毒充斥。处方：连翘20g，银花30g，生地100g，丹皮10g，苍术10g，蛇舌草50g，茯苓20g，泽泻15g，黄芩30g，生石膏120g，丹参20g，炒知母10g，赤芍20g，冬凌草30g，怀山药30g，车前子草各20g，寒水石30g，甘草10g，每天1剂。

11月20日复诊：服上方2周，症状如前无改善，重组用方用量：生地200g，生石膏150g，地丁草30g，蛇舌草50g，米仁30g，丹皮15g，黄芩30g，黄连10g，滑石30g，苦参30g，连翘20g，银花30g，怀山药30g，车前子草各20g，寒水石30g，炒知母10g，赤芍20g，升麻10g，玄参20g，甘草10g。服3周，热势大减，渗液减少，减激素至每天8片，效不更方，继投上方。服药3个月左右，中间曾出现大便溏泄，日四五次，减量生地、石膏，症状有反弹，复原剂量，将生地一半微火炒用，症状稳定。

2014年3月24日复诊：服上方将4个月，全身症状继续好转，糜烂面积减少，疼痛缓解，瘙痒，减激素致6片/日，上方去寒水石、车前草、炒知母，加白鲜皮15g，丹参15g，土茯苓30g。服3个月余复诊：部分皮肤转正常，两足瘙痒，减激素至每天4片，处方：生地150g，石膏120g，地丁草30g，蛇舌草30，米仁30g，丹皮10g，黄芩20g，黄连8g，苦参30g，连翘15g，银花20g，怀山药30g，车前子20g，赤芍20g，升麻10g，白鲜皮15g，地肤子15g，丹参15g，土茯苓30g，甘草10g，服2个月。复诊：口干，皮肤瘙痒，减激素至2片/日，上方减量生地120g，石膏100g，去土茯苓、滑石，加蝉衣8g，南沙参15g。

10月15日复诊：服上方后，皮损基本控制，肤痒，减激素至1片/日，以前方加防风6g，银柴胡10g。2个月后间天激素1片，再2个月渐停用激素，口干，皮肤红紫渐退，肤色渐转正常，处方：生地80g，熟地30g，石膏80g，地丁草20g，蛇舌草30g，米仁30g，丹皮10g，黄芩15g，黄连6g，连翘15g，怀山药30g，赤芍15g，升麻8g，防风5g，银柴胡10g，南北沙参各15g，石斛10g，麦冬15g，地肤子15g，甘草6g。

2015年4月9日复诊：服上方将2个月，全身症状基本消除，间有皮肤瘙痒，入夜寐差，舌中苔剥，方中渐加滋养之味。处方：生熟地各30g，石膏30g，蛇舌草30g，丹皮10g，黄芩15g，白蒺藜10g，怀山药30g，白芍15g，升麻8g，银柴胡10g，太子参20g，百合20g，石斛10g，麦冬15g，五味子10g，当归10g，枣仁20g，甘草6g，间断服药，随证加减调治2个月至愈。

按： 天疱疮是一种严重的大疱性皮肤顽疾，火热湿毒炽盛，充斥全身肌肤，大疱糜烂，渗液疼痛交织，苦痛难忍。本例初始激素有效，减量反复，使用大队重剂清热泻火，解毒凉血，利湿和胃，前后使用中药近2年，才逐渐停用激素，至皮损与全身症状消失而告愈。本例治疗主药生地黄，现代药理研究表明：地黄与激素有协同作用，又能对抗激素的副反应，对肾上腺皮质系统有保护作用。治疗期间，生地用量至200g时出现大便溏泄，将生地炒用则感上火，后以生地一半微炒用，则大便尚适中。久用清热泻火，解毒利湿恐伤胃气，药量减少过快，症状即有反复，如同减激素状。病初见肤痒，曾加防风6g，即觉烦热增；见气短，曾加黄芪15g，翌日立见水疱增多。可见火毒炽盛之顽疾，对温药如此敏感，而持续使用大寒大凉重剂时间之长，实属罕见病例。

银屑病

王某，女，45岁。2015年12月2日初诊。7年前全身皮肤瘙痒间发，伴恶热，在季节交接，气温变化时加剧，头面为甚，近5年发现皮肤起红丘斑疹伴苔藓样变，有脱屑，皮肤科诊断为银屑病，用于多种西药，时好时差。刻诊：全身皮肤散发红丘斑疹，有白色鳞屑，入秋加重，全身潮热瘙痒，烦躁寐差，口干便结，舌红少津，脉弦细数。拟以疏风清热，解毒凉血，处方：荆芥、防风各10g，连翘15g，银花20g，赤芍15g，丹皮10g，甘草10g，生石膏30g，大力子10g，苦参20g，生地30g，玄参15g，蛇舌草30g，当归10g，水牛角30g，银柴胡10g，山药30g。每天1剂。

12月28日复诊，红斑瘙痒减轻，身热则甚，大便间行。处方：荆芥、防风各10g，银花20g，赤芍15g，丹皮10g，甘草10g，生石膏

30g，苦参20g，生地30g，玄参20g，蛇舌草30g，当归10g，水牛角30g，女贞子20g，大力子10，白蒺藜15g，豨莶草30g。

2016年2月15日复诊，上方加减服1月余，皮损好转，口干肤痒，便畅，月经半月1行，夜尿2次。北沙参20g，荆芥、防风各10g，赤芍15g，丹皮10g，豆豉20g，豨莶草30g，苦参20g，生地30g，蛇舌草30g，当归10g，水牛角30g，银柴胡10g，红花6g，麦冬20g，白鲜皮15g，炒枣仁20g，甘草10g。

2月22日，身痒好转，红斑脱屑明显减少，口渴肤燥，月经缠绵，舌红苔薄白，脉小滑。处方：荆芥、防风各10g，当归15g，赤白芍各15g，生熟地各15g，丹皮10g，红花6g，豨莶草30g，升麻10g，北沙参20g，蛇舌草30g，麦冬15，地肤子15g，白鲜皮15g，女贞子20g，旱莲草30g，益母草15g，甘草6g。服用2周，瘙痒已控制，皮损基本消退，天气变化未见反复。继上方加减施治1月，巩固疗效。

按：银屑病是比较难治的皮肤病，反复缠绵不愈。开始治疗以大剂清热泻火，解毒凉血为主，少加宣透达表，活血化瘀。待症状控制，渐增入滋阴生津，养血止痒之味。在发作期与缓解期要作不同的加减，变化用药，但是清热凉血，解毒透表之药不可轻易减少。方中每用风药，要嘱温服，微微取汗，开启腠理，透表泄热，效果更佳。

肿瘤科案

肺肿瘤转移

叶某，男，63岁。2000年7月12日初诊。患者因咳痰带血，于4月10日在某医院作胸部CT，提示：右肺癌，肺部感染，经"消炎"等治疗症状未改善，转诊本院，于6月26日头颅CT提示颅内转移性肿瘤。转上海某医院诊断为肺部肿瘤伴颅内转移，脑梗死，因家境困难，遂回当地，寄希望于中医。主诉：头痛恶心，咳嗽气喘，吐黄痰伴咯血，口渴，舌红少津，脉弦细。处方：瓜蒌实 24g，仙鹤草 30g，蛇舌草 30g，白芷 10g，苏子 20g，制半夏 15g，制南星 20g，茯苓 20g，米仁 30g，花粉 10g，茜草 15g，葛根 30g，蔓荆子 10g，白术 20g，全蝎 4g，蜈蚣 2 条（研吞）每天 1 剂。患者身居山区，就诊极为不便，服用上方约半年，期间随证加减：乏力加黄芪、党参；咳痰黏稠加黄芩、浙贝；头晕加夏枯草、白蒺藜，去全蝎，用蜈蚣每天 3 条研末，药汁送服。

12 月 21 日复诊，药后好转，肢酸乏力，头昏头痛，纳差便溏，舌淡少苔，脉细小滑。证属肺脾气虚，痰浊上阻，处方：制半夏 20g，茯苓 20g，党参 20g，天南星 10g，蛇舌草 50g，黄芪 30g，浮海石 30g，当归 10g，白术 20g，石见穿 30g，浙贝 10g，草河车 20g，牡蛎 30g，三棱 10g，莪术 10g，自加仙鹤草、夏枯草各 30g，蜈蚣 3 条（吞服）。每天 1 剂，治疗 7 个月期间，随证加减用药，病症明显好转，体力逐渐健壮。2001 年 8 月 13 日复查 CT 提示：肺部、头颅病灶如前。因自觉无明显症状，改间断服药。

2004 年 11 月 3 日复诊，肺部、头颅 CT 复查，均未见异常。患者家境困难，嘱自采仙鹤草、夏枯草，每天各 50g，煎汤代茶饮，送服蜈蚣 3 条（研末），以巩固杜复。

2007 年 9 月 28 日，因感冒而咳嗽频频，咳吐黄痰，胸闷气急，胸部 X 线片提示：肺部感染。处方：麻黄 6g，杏仁 10g，瓜蒌实 20g，白英 20g，浙贝 10g，丹参 10g，米仁 30g，葶苈子 20g，蛇舌草 30g，苏子 10g，半夏 10g，胆星 15g，南沙参 15g，桑皮 15g，甘草 5g。2 周后症状基本控制，加入养肺祛痰药调理而愈。发病至今 17 年，安然。

按： 肿瘤后期治疗，配方须标本兼治，中医认为肿瘤发病由正气虚亏，痰瘀毒积，顾养正气同时，要不断消痰化瘀，解毒散积。临床观察，蜈蚣是抗肿瘤有效药物，对腺癌效果好，但要发挥效果，必须做散剂吞服，不宜入汤剂。患者家庭经济困难，后阶段服中药间断，自养蜈蚣，坚持服用 3 年余，未见毒性反应，反觉体质好转。患者得病 17 年，病灶消失后停服中药，坚持自采草药服用，如身体感到不适即前来就诊，至今已 80 岁高龄，尚能田园劳作。

肺癌术后 GGO 病灶

陈某，女，58 岁。2015 年 10 月 29 日初诊。患者左肺腺癌术后 7 个月，复检发现右肺上叶 GGO 病灶 8mm，就诊于上海肺科医院，建议手术治疗，患者不愿，转诊中医。刻诊：咳嗽阵作伴气喘，吐黄绿色稠痰，气短纳可，夜眠不佳，咽干发痒，大便气秽，舌淡少苔，脉细数。证属肺之气阴虚亏，痰郁化热，处方：柴胡 8g，前胡 15g，黄连 5g，乌梅 10g，薤白 10g，夏枯草 15g，黄芩 15g，半夏 15g，浙贝 10g，米仁 30g，百合 20g，太子参 20g，皂角刺 15g，金荞麦 30g，黄芪 15g，麦芽 20g，甘草 5g。

12 月 14 日复诊：咳嗽吐痰好转，痰白带黄，大便日 2 行，入夜眠差。复上方：去薤白、皂角刺、柴胡、麦芽；加入丹参 10g，生地 15g，炒枣仁 15g，茯苓 20g，服 7 天。

12 月 21 日复诊：夜眠改善，咳嗽间作，吐黄白稠痰减少，大便正常，舌正少苔，脉弦带数。处方：夏枯草 15g，半夏 15g，茯苓 20g，太子参 15g，白术 15g，米仁 30g，红曲 6g，百合 25g，桑皮 15g，桑叶 10g，生熟地各 15g，仙鹤草 30g，黄芪 15g，炙甘草 5g，每天 1 剂。3 周后 GT 复检，肺部的 GGO 病灶消失。追访半年未复发。

按： 肺部的 GGO 病灶，有恶变可能，一般患者比较注重治疗，本例已作过一侧手术，再作另一侧手术，心里担忧。初诊时，患者咳吐黄绿色痰，以风痰论治，采用柴前连梅汤为主，配合益气润肺，清热托毒，消痰散积治疗，待症状改善，转以益气养肺，佐以消痰肃肺调理。随着症状改善，肺部 GGO 病灶消之于自然。

食道癌

陈某，男，86 岁。2016 年 2 月 16 日初诊。因吞咽困难，于某市医院经胃镜检查，诊断食道癌，做放疗后纳食减退，近月来渐感吞咽不利，体重减轻，胃镜复检：食道下段插入困难，转诊中医。刻诊患者：面苍咽痛，口渴喜饮，乏力懒言，咳吐白痰，吞咽不利，胸中闷痛，空腹胃痛，近 3 个月体重减少 9kg，舌淡苔薄白，脉弦细数。患者素恣啖厚味辛辣，有痛风史。治以养胃降逆，佐以化痰消瘀，处方：生晒参 3g，麦冬 20g，白术 30g，制半夏 10g，片姜黄 10g，杏仁 10g，玄胡 20g，威灵仙 15g，炙甘草 5g，三棱 10g，丹参 10g，白英 20g，青皮 6g，制南星 20g。嘱食米粥为主，避免辛辣发物。

3月3日复诊：服药 2 周，吞咽无阻，纳食大增，乏力改善，胃痛减轻，唯夜寐欠佳，于上方去青皮，加入百合 20g，冬凌草 15g。服 7 剂，饮食正常，睡眠好转，胸闷痛除，以上方加减，隔日服用。1 个月后复诊，体重增加，精神大增，无自觉症状，嘱间服上方以巩固，追访半年无恙。

按：高龄罹患本病，大都虚实夹杂。患者饮食不节，中运损伤，脾虚胃弱，致痰阻络瘀，痰瘀成积，引起中州升降失司。治当养胃健脾，复其元气，配合化痰软坚，消瘀散积，调复枢纽。方以《金匮要略》麦门冬汤为主，养胃降逆，加白术健脾和中，配片姜黄、玄胡、三棱、丹参化瘀消积，合青皮、制南星、杏仁降气消痰，加威灵仙通利食道，方中组药，大都经现代研究具有抗肿瘤作用。药后胃口开启，正气恢复，恶症自却。

白血病（M_{5a}）

朱某，女，73 岁。2007 年 7 月 31 日初诊。因"全身酸软无力 2 年余"于 2007 年 7 月 16 日就诊。查血常规提示"WBC3.6×10^9/L，Hb54g/L，Plt76×10^9/L，异常细胞 70%"，遂拟"血三系减少待查"收住入院。入院查体：胸骨轻压痛，心律齐，心尖区可闻及 2/6 级 SM，腹软，无压痛，肝肋下 2cm，脾肋下未及。入院当天予输代浆血 2u 及护肝、补液治疗，并予骨髓穿刺作染色体检查。7 月 18 日骨髓细胞学报告：有核细胞数量稍减少，无骨髓小粒，涂片可见一类分类不明原始细胞，约占 69%。7 月 24 日骨髓片报告，骨髓象提示：骨髓增生明显活跃，原单＋幼单 87%。送台州医院检查回报骨髓原单核细胞 87%，符合急性单核细胞白血病（M_{5a}）诊断（急性非淋巴细胞白血病）。住院期间继续输血等对症治疗，体温波动于 37.5～38.0℃，复查血常规提示血三系减少，纠正不明显，拟予作化疗，患者因经济拮据，遂于 7 月 31 日自动出院，转中医门诊。刻诊：面色苍白，形体消瘦，短气懒言，舌淡少苔，脉弦细弱。证属脾肾两虚。处方：红参 6g，黄芪 30g，当归 10g，熟地 15g，淫羊藿 15g，茯苓 20g，化橘红 3g，杞子 15g，菟丝子 15g，附子 10g，炙甘草 5g，仙鹤草 30g，每天 1 剂。每隔 2 周，大都由丈夫代诉代购中药，随证加减治疗半年余，复查血象基本接近正常，能自理日常生活。由于患者就诊困难，渐停中药，嘱每天早上服红参 2g，并自采仙鹤草、白茅根，加红枣煎汤代茶。追访 6 年，病情稳定，并能操持家务。

按：中医对"白血病"治疗，大都从"虚劳""血证""癥瘕"等辨证入手，病机有虚实之分。本例病程长久，表现严重气血虚亏之象。治疗根据"肾主骨生髓""先后天互补"理论，采用补气养血，益脾滋肾，促精血生长，少佐温阳，使"少火生气"，能够有效改善血象。白血病西医采用化疗有确切效果，但副反应太大，需要经济支撑。本例患者远居山区，经济困难，中药治疗见效后，以服红参及草药为主，巩固疗效。仙鹤草有补虚作用，能疗"脱力劳伤"，现代研究表明仙鹤草有抗肿瘤作用。《神农本草经》谓白茅根："主劳伤虚羸，补中益气"。患者居处，采挖仙鹤草、白茅根方便，经常煎汤代茶饮用，亦起一定治疗作用。

附：

养生篇

读《庄子》悟养生之道

养生之道源于古代道家。养生一词，最早出于《庄子》，书中"养生主"讲述了"庖丁解牛，目无全牛"的故事：一位丁姓厨师替文惠君宰牛，动作非常利索，同音乐一样有节奏，没几下将一头牛宰好，剖得有条有理。文惠君大为赞赏地问他："你的技术怎样能达到这般地步？"厨师答："我宰牛是用心来领会整个操作过程。我刚开始解牛的时候，看到的是完整的牛，几年后，就非常熟悉牛身上的自然纹理和骨节筋肉等解剖结构，即使还没有动手，就觉得面前的牛好像都是解剖开的，不是完整的牛了。所以我宰牛时，顺着牛的自然结构，游刃有余，得心应手地把牛解体完毕。"文惠君听后感叹地说："我听了丁厨这一番话，悟得了养生的道理。"意是养生也应遵循自然才能达到最高境界。

《庄子·养生主》主要精神在如何保养身体，只是借"庖丁解牛"说明道理。养生之道的精神，就是篇中提出的"缘督以为经"宗旨，意思是养生要顺自然之理，才"可以保身，可以全生，可以养亲，可以尽年"。这个思想在现今仍有重要意义。现在，各地介绍的养生保健法很丰富，各说各的道理，甚至有些内容互相矛盾，使人感到无所适从。如果掌握好顺自然本性这个原则，就能轻松自如地进行自我保健了。

饮食是影响人类健康最大的因素。由于食物品种繁多，天南地北饮食习惯差异很大，所以很难设计出最佳健康饮食模式和标准。理想的饮食应在顺应自然，首先是顺应人类饮食的原始自然本性。目前饮食致病原因主要由近三百年来人类较快地（与人类历史相比）改变了饮食习惯的缘故。国内外不少学者提出人类饮食应返归自然，复其本性，使膳食物质与生理功能相适应。从进化论看，人类饮食的自然本性应当是以植物（果蔬、五谷）为主加上少量的动物。凡长寿地区几乎都在僻远的以农为主的山区，除环境、风俗等因素，主要与饮食保持古老的传统习惯有关。所以不少学者提出"饮食回归自然"，食物纷纷向生、鲜、野、绿方面转移。饮食的顺自然本性，还要根据"天人相应"去调制，所谓"春夏养阳，秋冬养阴"

就是应顺天时的饮食养生法则。同理，每天三餐饮食亦以"上午养阳，下午养阴"调配，即早中餐多食阳性食物使人白天精神，晚餐吃阴性食物使人夜寐安宁。饮食调制是否有益身体，首先要适合胃口。病变产生对食物的喜恶是机体自我调节、保护能力的反应。食欲是机体生理需要所引起的心理需求，病变会产生心理变化，同时起了饮食的改变。必需食物获得，既补充了生理需要，又满足了心理欲求，有利病体康复。世界上各人饮食喜好因人与时空变化而差异较大，不可东施效颦，应采取"顺势平衡"。两次获诺贝尔奖的美国学者 L. 鲍林《新营养学与健康长寿》提出："除少吃糖以外，其他的尽可以吃你喜欢的食物。"这与"食以喜为补"一样道理。

运动有益于身体健康，但亦要注意顺其自然，采用的运动方式与运动量应当因时、因人制宜。如夏季气温高，不宜做剧烈的体育运动，因为夏暑过度运动易致大汗淋漓，反而伤气减弱体力，以散步为宜；秋天可增加运动量，秋高气爽，到野外去郊游。年轻人与老年人活动也不同，年轻人处于长身体时期，活动量应当大些，加强心肺功能锻炼；老年人功能趋向衰退，应根据体力，多作娱乐型活动，使体脑并用，以减少心身的衰退。运动方式要随各人体质与兴趣而定，如练拳、打球、散步、舞蹈、游戏等，各取所喜，更有益于健身；如果盲目地效仿别人锻炼，树不起自己的兴趣，不易收到健身效果。

情志调养同样要顺应自然本性。人的不同境遇就有不同的喜怒哀乐情志变化，这是正常现象。若情志变化过于剧烈则会损害身体，如果强制抑郁在心里，不让它发泄出来也对身体不利。古代医家提出："人身诸病，多生于郁"，强调气郁对人体的危害性。因此碰上不痛快的事，憋在心里，光靠自控能力是排解不了的。气郁宜疏，宣泄能减轻心理的痛苦，有人说："叨唠是妇女的一种健身法"，说得有一定道理。遇到不称心的事，找知心朋友倾诉、写信、写日记、拳击沙袋，甚至大哭等，这些宣泄情绪的方式，有时确能减轻一些心里的痛苦，甚至胜过高明医生会诊。

有句名言："只有顺从自然，才能征服自然。"人们生活在自然环境中，要想提高自身健康水平，延长寿命，必须遵循自然本性，与环境（特别是社会环境）和谐统一。

（本文发表于《养生月刊》，2002，23（5）：220-221.）

附：养生篇

长寿之道与心理健康

随着时代的进步，人们的保健意识增强，比如十分注意自己体检指标，调制饮食，坚持各种锻炼，但是往往忽视最重要的心理健康。

健康长寿老人有个特点，他们虽来自不同领域，有着不同的经历，经济、教育、地位、宗教和成功程度也不同，在生活习惯、居住环境上常大相径庭，但是他们有个共性，就是心理非常健康，他们阅历丰富，很少抑郁，无忧无虑，无论是体力或脑力劳动，乐观活跃，对生活怀着很大的希望，对丰富多彩的有生之年非常投入，而且面对任何挑战，包括家庭不幸、自身疾病（甚至绝症）与伤残（如中风偏瘫）的折磨，能够乐观适应，自信心强，和早衰多病者的精神状况明显不同。所以衰老是意味着丧失生活的兴趣和人生的目标，向无聊屈服。所以要延缓衰老，须从心理做起。

1. 做好心理健康，先保护好大脑

大脑对人体的心理健康非常重要。大脑神经活动衰退对人体健康影响最大，调查表明，老年人出现大脑和神经系统障碍或衰退者明显比患心脏病、脑中风、癌症等要多。如何保护好大脑，使其在长寿中发挥作用，是延缓衰老的重要课题。引起大脑衰退主要原因，一是外界压力刺激，二是疾病侵蚀。因此要保持脑健康，除了有病早治（特别是大脑神经症状疾病），尽量减轻大脑压力与不良刺激，以保持大脑的高效运行。

在生活当中，有些压力，对健全的人来说能促进进步，克服惰性。但是过重压力，却会催人早衰。压力有来自外界，有发于自身。对外界压力要善于排解，人类有史以来有档案记载的最长寿者是 122 岁珍妮·察尔门特，她长寿原因就在"镇定自若"，属于不受压力影响的人，她常说："对一件无能为力的事，就不要为它烦恼"。对不能控制的事情，学会"顺其自然"。自身的压力大都来自不良的心理，如抑郁、敌意、嫉妒、孤独，老年人常见的"退休综合征"，都是心理健康的大敌。国内外许多资料表明，有不良心理的人免疫功能低下，疾病治愈率较常人低，患病率与死亡率比乐观者高 3 ~ 5 倍。

大脑像机器，只有锈坏，没有用坏。"用进废退"的道理大家都懂，大脑不用就易萎缩"生锈"，越用越灵活。许多神经学家认为，活到百岁甚至更久长，脑仍有高效活动能力。多动脑筋，脑体并用，促进细胞之间的联系，能激发起大脑的潜力，保证大脑的健康。美国一项长达 70 年的研究成果表明，科学家比非科学家的寿命长，听来似乎不可置信。加利福尼亚大学心理学家弗莱德曼说："这项研究可能表明科学家比一般人承受的心理压力要小，也许这是因为他们找到了适合于自己兴趣和个性的事业"。

尽量减轻心理压力，放松紧张，调节负荷，保护好大脑，除了需要社会性（朋友与亲戚）支持外，还要依靠自身的精神力量，即自控能力，培养忍耐性和修养性，容忍朋友及亲人的脾气。减少压力的办法很多，如保持知心朋友和亲戚的联系，不要用烟、酒、安眠药来调节情绪，不要只关心自己，积极参加社会活动，多参加竞赛，为生活增添内容等。年轻时代要多培养自己各种兴趣与业余爱好，使退休以后所做的事情有所延伸，老有所为，生活充实。品味温斯顿·丘吉尔的名言：永不，永不，永不退休！很有深意。我们只是变换工作，干不同的事情，但永不退休，永葆心理健康。

2. 身体健康与心理健康相互关系

人们要获得幸福、健康，需要奋斗，处于紧张而复杂的社会活动中，必然会出现各种心理状态，如果没有社会群体合作与人的理性，恐怕道德比起健康来就容易被遗忘。历代不少事实证明，传世的文艺作品诞生，不朽的学说理论建立，与艺术家、科学家的精神境界分不开。整个世界本质是和谐统一的，万物运动充满了美的节律，自然美、形体美与心灵美交织在一起，彼此有着密切的联系。所以要获得身体健康，需要道德精神。

怎样才是真正的健康？世界卫生组织提出在身体、精神和社会交往上保持健全的状态。后二者就需要心理健康，而且是决定方面。约翰·格富说："身体的健康在很大程度上取决于精神的健康。"我国先儒认为"心庄则体舒，心肃则容敬"。指出"心"与"身"健康是不可分割的。国内外许多实验与调查表明，多数疾病的发生与变化和精神因素直接有关。心胸狭窄者心脏病发病率高，妒忌、邪念、敌视情绪影响健康，愤世嫉俗、多疑者早亡，这好像是自然淘汰现象。有些重病、绝症，如心肌梗死、脑中风、恶性肿瘤等常因大喜大怒，不能自制而突作，或者加重，甚至致死。《内经》言："精神不进，意志不治，故病不可愈。"不良的心理状态可使免疫功能降低，加重了病理反应。对长寿养生颇有研究的学者胡夫兰说："在一切对人不利的影响中，最能使人短命夭亡的，就是不好的情绪和恶劣的心情，如忧虑、颓丧、惧怕、贪诈、怯懦、妒忌和憎恨等。"当然每个人都有七情六欲，人生道路是曲折的，影响人的各种因素是复杂的，谁都难免遭受精神上折磨，要解脱精神上的苦恼、恐惧和悲哀，必须要加强自身的道德修养与情操陶冶，在挫折与磨难当中，学会泰然处之。正如《医钞类编》说："养心在凝神，神凝则气聚，气聚则形全，若日逐劳攘扰烦，神不守舍，则易于衰老。"

　　登山运动员都知道，海拔 6500 米是登山死亡线。因为一旦超过这个高度，空气就稀薄到正常人无法生存的程度。有位美籍印度人蒙克夫·基德，他在不戴氧气瓶的情况下，多次超过 6500 米，并登上了世界第二高峰——乔戈里峰，被载入世界吉尼斯纪录。他发现无氧登山的奥秘，就是必须学会清除杂念，将自己处在极度自然状态。传统的健身法常与修心养性紧密地联系在一起。儒家说的"仁者寿"，道家主张"无为，无欲"，释家实行"禅定，戒欲"，都是同样道理。

3. 我国传统养生注重修德

　　我国传统的养生法繁多，但归纳起来，不外乎儒、释、道三家。儒家强调"仁者寿"、"和为贵"，重在人的心理情性的陶冶塑造；道家则注重"道德"，提倡自然、无为，认为无欲则刚；佛家在于修炼成一个理智、情感和能力都达到圆满境地的人格。三家修炼各有特点，但对养生重在德行的观点是相通的。

　　我国历代许多医学家出身于儒家，兼通老庄、佛典，所以在医疗理论和养生方法上观念相通。唐代医学家孙思邈《大医精诚》说："凡大医治

诊余恩悟一得集

病，必当安神定志，无欲无求，先发大慈恻隐之心，誓愿普救含灵之苦。"孙氏极注重医生的医德，在养生上亦重视道德修养。他认为"德行不克，纵服玉液金丹未延寿"，提出"养性怡神"的养生观点。他不仅在医学上有很大成就，写下了《千金方》不朽著作，而且养就了健康的身体，活到101岁高龄。三国时代嵇康《养生论》说："善养生者，清虚静泰，少私寡欲"，强调养生的心境。汉代董仲舒言："故仁人之寿者，外无贪而内清静，心平和而不失中正，取天在之美以养其身"。古代养生者十分注重节欲，节制"饮食男女"之欲，这是我国传统的"求本养生"大法，意义是节欲护精，保养先天之本肾；节食护中，保养后天之本脾。脾肾功能强健则人体的根基牢固，不易衰老。

《内经》言："志意和，则精神专直，魂魄不散，悔怒不起，五脏不受邪矣。"认为人的精神、思想与机体的抗病力有很大关系，谓"心者五脏六腑之大主也"，"主明则下安，以此养生则寿。"可见心理因素对防病养生益寿起重要作用。德行是养生之根，孔子言："大德必得其寿"。寿有两层意思，一指命长，二指功德，"死而不亡谓之寿"，谓死后而功绩和英名却传之很远。所以中国古代养生学重视"性命双修"，提倡养生与养性的统一，是很有现实意义与科学道理的。

4. 参加社交活动有益于心理健康

人们的活动归纳起来有三种：生产性活动、体育性活动和社交性活动。生产性活动有田园、捕捞、饲养、家务、有酬劳动等。体育性活动如做体操、打太极拳、打球、跑步、游泳等。社交性活动包括集体郊游、聚餐、演唱、看比赛、玩棋牌及团队活动等。哈佛大学研究人员对不同类型的活动做了比较研究认为，从事社交性活动比独自进行体育活动及生产活动对身体健康更有好处。人类生存除了基本需求，还需要自我肯定，社交活动最能体现人的价值与自身存在，对健康很有益处。

人类是群居动物，人的本性具有团体性，人的一切活动离不开社会联系，所以我们不能把人的健康看成一个单纯的个体，人的社会联系及社会支持系统与人的健康至关重要。美国几所大学的一项研究表明"社交广的人不易患感冒"。他们对276名年龄为18～55岁的志愿者进行了研究，将感冒病毒喷入志愿者的鼻腔后，观察他们对病毒的抵抗能力。结果发现，有各种各样社会关系、社交广泛的人抵抗力较强，不易被感冒病毒感染。研究人员指出，那些拥有不同种类的社会关系，隶属于不同社会网络的人，如已婚的、有父母、有子女、参加社会组织或宗教团体的、朋友较多的人不易患感冒。而那些比较封闭、社会关系不多、朋友少的人得感冒的几率就高得多。这次研究发现，在有三种以下社会关系的人当中，62%的人得了感冒；而有六种以上不同社会关系的人当中，只有35%的人得了感冒。研究的焦点在于这些人的社会关系的种类而不是数量，真正重要是你认识的人的种类是不是很多。就是说，不仅要有配偶，还要有家庭以外的不同社会关系。基本上来说，关系越广泛越不易患感冒，社会关系广泛的人更有动力去发挥自己的体能，并且调整了人们的情绪，从而改善了体内的免疫功能，提高了抗病能力。这项研究示意人们：广交各种、各界朋友，并与家庭成员及同事保持良好的关系，可使自己心情舒畅，言行敏捷，从而增强了健康水平。

20世纪70年代，有人对美国宾夕法尼亚州的两个小城镇之间居民的社交与健康状况进行比较，也说明了这个问题。其中一个城镇的居民主要是意大利移民及其后裔；另一个典型的美国东部小城镇。其他方面，如人口、地理位置、供水、卫生服务等两个小城镇几乎完全相同，都是小工业城镇。关于中老年人死亡率，移民城镇低于典型城镇，是什么原因？他们考察了饮食习惯等与健康有关的因素，结果发现移民镇平均的饮食情况不如典型的"健康"，即饮食含有更多的饱和脂肪酸和胆固醇，健康的实际情况更糟，特别是抽烟和超重的人更多。但研究者发现，两镇居民的社会接触的数量以及接触的强度不同。在移民镇，大家庭很普遍（即祖父母、父母、孙子住在一起），几乎所有的家庭常到教堂做礼拜，这为全镇的老年人提供了经常见面的场所。教堂的活动不受周日礼拜的限制，经常有教友会和聚餐，其他的社会活动也为联络该镇居民提供了机会。每年传统的节日，大多数居民都参加准备和庆祝活动。当人们在前廊休息时，在煮饭或看电视时，似乎花更多的时间交谈。移民镇上，离婚率很低。大多数居民会讲英语，但几乎所有居民都讲意大利语，这增加了他们是同一社区的共同成员的意识。研究者总结了死亡率不同的主要原因，是由于移民镇居

诊余悟悟一得集

民的社会联系网络的范围和强度比典型镇要大。

回顾古今中外许多长寿名人，他们一生工作繁忙，很少专注于养生，其健康体质既得之自然，也与其广泛的社会交往分不开。人的健康，需要物质营养，更需要精神营养。人的精神营养除来自对生活的适应、信心、毅力等主观因素外，更离不开社会联系与支持系统。你希望健康长寿，就要将自己置身于社会活动中，融洽于周围善良的人群中。

5. 培养美好的心灵有益于健康长寿

无论防病与治病都需要一份好心情。马克思说过："一种美好的心情，比十付良药更能解除生理上的疲惫和痛楚。"在疾病治疗与康复中，心理护理日益得到重视。国内外学者发现有些疑难重症及恶性肿瘤等患者，通过冥想锻炼能获得延年与康复，即是心理治疗的作用。冥想锻炼主要是通过思想入静放松，使大脑冥想出青山绿水、海阔天空，或者构思出体内强大的抗病巨人逐一击退病魔，自然而然地使思想起到减负作用，增强了免疫力，调动了抗病潜能，达到健身治病目的。

偶翻《韩非子》，其"喻老篇"记载"得胜之道"的故事。讲赵襄王跟王子期学驾车，不久他们俩比赛，结果赵王虽然连续换了3次马，但3次都输了。赵认为王没有尽全力教他。王回答：驾车技术全都教了，只是你把方法用错了，驾车最重要的是让马与车子合而为一，驾驶者的心理与马的行动也要合一，车速才会快；你比赛时，一心想要赶上人家，只注意人，争先恐后，以致你自己和马车的步调不一致，所以导致失败。韩非子所论的得胜之道，说明了心身与外物合而为一，以至完全融洽，才能达到最完美的境界。赛马如此，做任何事理要达到至善之境，也都如此。健身养生也同样，如果刻意强求，就达不到效果。

英国近代哲学家培根说过："经得起各种诱惑和烦恼的考验，才算达到了最完美心灵的健康。"当然健身养生，节制"欲念"，并非消极的无为思想。终日碌碌无为，浑浑噩噩过日子，会丧失进取心，容易产生对周围一切事物漠不关心，会受到孤独的袭击，引起厌世情绪，造成精神不振，食欲减退。因为在思想上造成封闭，使体内功能活动亦渐趋无序，必然会引起生命活力的衰减，有害于健康。人类社会是群的集合体，人的生

附：养生篇

285

活与周围的社会环境与自然环境是彼此相互作用，不断交流物质、能量与信息。所以人们要获得幸福的生活，就必须要与周围环境取得和谐，特别是人与人之间的融洽。善于生活的人首先是对生活热爱，对别人热爱。所谓助人为乐，是给人快乐，自己快乐。高加索人的长寿因素调查亦证明了这一点，他们性格豪爽大方，热情好客，待人真诚，热爱生活，他们的长寿与他们所处环境构成的良好的性格是分不开的。

古希腊爱的导师狄欧提玛曾说"爱欲是一种原始生命力"，只有人们摆脱狭隘的私欲，置身于世界，热爱生我的自然、养我的社会，才能产生出强大的生命力。

（本文综述新长寿之道——脑健康．养生月刊，2002，23（6）：244-245；社交活动亦养生．养生月刊，2003，24（10）：436-437；养生与修德．养生月刊，2009，30（9）：772-775.）

中国传统的养生思想与现代"熵"定律

人们希望自己健康长寿，古今中外无不在寻求延年益寿的好方法。我们的祖先很早就摸索出了简捷的养生大法，与现代物理学的热力学"熵定律"对于生命的诠释不谋而合，充分证明了中国传统的养生思想合乎科学道理。

1. 人类活动受控于"熵"定律

众所周知，热力学第二定律，即"熵"定律认为，在所有过程中熵的增加（热的传导）是不可逆的。所有自然过程中，无论生物是处于高级还是低级，其组织结构复杂还是简单，都是不可逆的增熵过程。"宇宙间万物，包括宇宙本身都会变老。"衰老不可能停止，因为我们都受控于无情的增熵，生命活动过程：生、长、壮、老、已是不可抗拒的规律。

一个生命体，以不断做功的方式，持续地与分子无序行为作抗争来维持其组织结构，同时伴随着生命有机体延续的是不断增加熵。所以整个生命活动过程中，也就是不断增熵的过程，生命有机体随着时间的消逝而老化，最后导致熵增到最大值而陷入死亡。诺贝尔化学奖获得者普里果金说："生命是与熵产生联系在一起的，因此它也与不可逆过程联系在一起。"生物体为免于自身死亡的这场抗争，使其必须从它的外界环境中吸收高度有序的低熵物质，同时生物体要向外界环境释放大量退化形式——高熵的物质，这便是生命有机体为维持生存和进化而进行的高熵与低熵之间的交换。

生命体的病变与衰变，均会出现熵生成量增加。但是，生命体会通过某种方式来进行调节，使其熵降到最小值。比如发热，体温升高，此时身体出现一些病理反应，会出现增熵反应；于是体内启动降温功能，使体温下降，熵增速也随之下降。这是生命体生存的本能，生命有机体是通过不断消耗能量以弥补自身紊乱的方式与熵定律抗争。在抗争过程中，他们的熵仍会逐渐增加，最后败于自身的无序而死亡。

2. 疾病、衰老与熵的关系

生命活动与熵关系如影随形。人体一旦患病，原则上都使熵增加。阴阳学说是中医理论的基本哲学概念，它落实在人体生理病理上主要是寒与热，中医学认为致病因素有寒热，病证表现有寒热，治疗大法也有寒热。在热与寒的一对矛盾中，寒是相对的，热是绝对的。热力学告诉我们"'热'涉及所有的自然过程"。人体疾病主要表现在"热变化"，它与熵存在密切关系。人体一旦得病，产热功能便旺盛，产热做功使熵增加，相当于增热熵；清热是消除热熵，使机体回到低熵状态。中医许多病机可用熵理论解释，各种热病可认为是熵病，各种虚证同样，如气虚造成积熵，阴虚火旺可引起增熵。

疾病是增熵，衰老也同样。衰老是机体由低熵定态向高熵定态的渐变过程，是不可逆的积累过程，这种熵的长期累增造成了衰老。美国医学家马克·拉普在《医学的进步：重申疾病的起源》中说："生命有机体为维持自身的生存一直在与来自衰退和熵的压力进行不懈的抗争。"所以说生命体的延缓衰老的抗争，是与增熵的抗争，即想方设法地减慢增熵速度。

附：养生篇

延长人类的寿命，归根到底在于减缓体内"熵"的增速。

尽管我们一直在努力地控制衰老的进程，但每个人仍随着不可逆的熵增而趋向衰老。我们得病时常常不惜代价地采用药物等治疗，为了尽快地使机体康复，控制增熵，但是有时后果往往适得其反。因为每一种药物都会带来一些副作用，就是被大家青睐的多数保健品、滋补剂，未必带来抗衰老效果，恰恰相反，它们往往带来不良的反应，拉动增熵。历史经验告诉我们"是药三分毒"，最好的药物都会有副作用。如果我们对防治疾病采用的方法不对路，反而会促使熵值增加。那么如何远离药物，在于有效地保健抗衰。两千多年前中医学家提出"上工治未病"，意即高明的医生在没有得病的时候进行预防，这才是低熵的方法。

3. 我国传统的养生宗旨与熵定律不谋而合

最为理想的延缓衰退的办法，不是多向外界环境吸收高度有序的低熵，而是通过自我训练、自我调节，遵循正常的代谢途径，降低机体内产生的熵。延缓熵增，西医学上最为热门的是采用抗自由基，包括不断向外界摄取负熵。那么"熵"在人体内究竟是什么？中国传统哲学与医学认为人体生命活动全赖元气（阳气运动），延缓衰老就是减慢人体元气消耗速度。如何减慢元气损耗速度呢？中医认为元气活动过度就会产生"火"，而"'火'与元气不两立"，元气旺盛则火气自衰，火气盛则元气衰，那就是熵增值快。我们既要保持元气旺盛，又不能使之活动过度，控制住"火"势，即控住了熵。

所以，古代养生术离不开平息"火"气。中医认为"少火生气，壮火食气"。是指正常的阳气活动，这是维持人体的生命活动的动力，即谓"少火生气"；如果活动过度，火势过旺反会损耗元气，就是"壮火食气"。换言之，平和的生理代谢活动（养护元气）维持着生命态健康，如新陈代谢异常加快，则（损耗元气）引起熵增加速，损害身体。

究竟是什么原因引起人体衰老，走向必然死亡的结果，至今还是个谜，现在世界许多科学家在破解这个谜团。我国古代医学在哲理上解答了这个问题：促使人体衰老的原因，是生命体自身各种活动（包括生理、心理），即元气活动，所产生的"火"，在生命活动中不断释放出来，就是

诊余恩悟一得集

产生熵的根源。

中医认为人体生命活动依靠"阳气"维持。养生家非常重视人体阳气保养。挽救重危病人于存亡之间，往往在一缕阳气。最有效的急救治疗，是回阳救逆，能救得将亡之阳便可脱险。但是阳气活动是把双刃剑：人体的生命功能既靠阳气活动来完成，阳气耗阴做"功"，体现出机体的"活力"，同时也产生了"火热"，成为无情的熵。正如人体的功能活动，需要消耗能量，这个氧化过程，必然产生氧化物；这个氧化物就是导致细胞衰老的物质。可见衰老的根本原因在自身的代谢活动，延缓衰老的办法也就在于自我调控代谢活动，也就是"全靠自己救自己"。我们既要维持阳气持久不息的活动，不能"熄火"，又不能使阳气活动过度成"壮火"，这就是需要把握的"动"与"静"的尺度。

4. 加速人类死亡的原因是"有过之火"——增熵的祸根

人类是恒温动物，赖以维持生命的阳气活动，同时起"温煦作用"，即表现出正常生理作用的"少火"，如"心火""相火""命门之火"等。如果人体的各种活动过度，所谓"气有余便是火"，便会产生"有过之火"。这种病理之火，会促使熵增的，不利于健康。有过之火常见的还有欲火、郁火、怒火、妒火、邪火等。

比如"心火"，中医的脏腑理论认为心的五行属性是火，心火一般指心的活动功能，如果活动异常，就会引起心火过旺，出现心烦躁热，失眠口渴，口舌溃疡，小便淋痛等症状，而影响身体。再说"相火"，寄于下焦，在生理上与君火相互配合，推动人体功能活动；在元气虚衰或肝肾不足时，出现相火妄动，会引起病变，主要表现眩晕头痛，耳聋耳鸣，失眠多梦，五心烦热，遗精早泄等症状，是导致早衰的一个因素。

还有常见的一些不正之"火"：最多见如"欲火"。人生有各种各样的欲求，最主要的是"食、色二大欲"，这是人类赖以生存与繁衍的本能。但是"欲求"太过便会产生"欲火"，造成危害，所谓"欲火烧身"，就是说个人私欲太过，会损伤自身；如果私欲泛滥，则危及社会。再之是郁火，在诸火中，最易伤害人体，且常被人忽视。元代医家朱丹溪提出"百病皆生于郁"，机体的"郁"如不及时排解，极易诱发各种疾病。郁结化火，则危害性更大。所以"郁症"在起始时就得好好化解、排除，防止酿成病害。三是怒火，一般是遇见不平之事，怒气自生，这是很自然的现象，适当地加以发泄，于身体也无妨；但是愤怒过度，如果不加适当控制，导致肝火上涌，容易引发心脑血管意外的病变。四是妒火，大家比较熟悉，许多古今中外故事，讲述过"妒火"的危害，莎士比亚的著名悲剧《奥赛罗》，是描写出于嫉妒使一桩令人羡慕的婚姻走向毁灭。俗话说"妒火中烧"，轻则致病，重则使人失去理智，甚至丧生。五是邪火，又称火邪，为引起温热、火毒之类疾病的致病因素。由于"火性急迫"，发病往往急剧，常表现高热、烦躁口渴、口疮舌燥、齿龈肿痛、尿赤便秘，甚至发生出血等病症。由于一系列火热炽盛的表现，增熵较速，所以急需清热泻火来控制。

5. 熄"火"措施与控"熵"是养生之根本

人体的阳气活动过于亢奋，会产生各种"有过之火"，引起能量无端地消耗而导致增熵，有损健康。但是阳气是维系着人体生命，如何使阳气保持在不卑不亢的状态，这就是要把握的养生尺度。学习龟息百年，维持生生不息，所以古代的养生之道十分讲求节欲自制，防微杜渐，主要在对各种"火"的干预。

我们要养元气，就要防止各种"火"的过旺，首先在于"寂静"，减少各种过度与无谓的活动，减少元气消耗，也就是控制"熵"值，减慢衰老的进程。我国的养生之道，源于道家。据史料记载道家著名人物平均寿命相比医家、释家、儒家为最长。道家养生，就在清心寡欲，节欲降火，静养元气，就是减慢增熵，这对控制"欲火""郁火""妒火"等致病因素具有重要作用，对预防心身相关性疾病也非常有意义。更有意思的是，道家将人体赖以生存的元气之"气"写成"炁"，意即元气基于微火维持。我国古代的道家虽然不知道什么是"熵"，但是明白"热进程"是将人们推向死亡的魔鬼，也知道这是无法抗拒的规律，在长期实践中逐渐地悟出真正修炼延年益寿的功夫，在于控制阳气活动，即减慢"热进程"速度。于是采用"无欲""淡泊"的生活来控制这个进程，采用修心养性，气功修炼等方法，使代谢率下降到最低限度。当然衰老是不可逆转，只能延

诊余恩悟一得集

缓，至少他们的行为能够使熵增减至最低速度。

其实我国古代各种养生术，尽管方法不同，基本精神是一致的。如中医经典《黄帝内经》提出"恬淡虚无，精神内守"和"饮食有节，起居有常，不妄作劳，"的养生原则；《庄子》谓"顺其自然，缘督为经；虚静恬淡，忘我无欲；动静结合，节制食色"的养身之道，都是承袭道家的养生宗旨。又如儒家养生观念，注重为人要仁，主张"仁者寿"、"和为贵"，推崇"中庸之道"，饮食上"无求饱"，对于控熵抗衰具有积极意义。佛教的信念也一样，注重"禅定"，强调"六根清净"，断绝杂念烦恼。佛教虽然是外来的宗教，但与道家的精神颇为融洽，所以能在我国深深扎根。

谁都知道得了疾病需要积极的治疗，西医药大都采用直接的病原对抗治疗，但是有许多强有力的治疗措施，如手术、化疗、放疗等，从热力学定律看，这些手段损伤元气，也是增熵。最好的保健方法是回归自然、自我调节。中国古代十分强调"治未病"，以预防为主，对已病的患者治疗主张先用食疗，不愈者然后用药物，而且十分提倡非药物治疗，如针灸、推拿、气功等治法。这些都是很合乎科学，低熵防治疾病的好方法。

6. 回归自然的低熵生活

理想的养生之道，主要在于避开高熵行为，实行低熵生活方式。许多事实表明，简单的低熵行为，推行洁净、简朴的生活，有益于健康和长寿。保健有几个黄金原则：每日三餐有规律，适量控制食量，不抽烟，每晚定时睡足 8 小时，维持正常体重，限量饮酒，定时适当运动。这些都是推行低熵的保健行为。

预防疾病、保持良好的习惯是一项低熵活动。"一元钱的预防相当于100 元的治疗"这个格言就是一种具有低熵特性的经济价值观。美国有一项调查资料表明：对一个孕妇进行 9 个月的产前护理需花费 600 美元，而治疗一个早产婴儿一天就要花费 2500 美元；一支麻疹疫苗注射花费 8 美元，而一位住院治疗麻疹的儿童要花费 5000 美元。这个观念与我国古代"治未病"思想不谋而合。

吃新鲜的食物能够养成低熵饮食习惯。例如我们多吃新鲜食物，少吃加工、冷冻食品，能够少耗能量，产生更少的熵。如我们多吃蔬菜、水果，少吃牛肉、猪肉和羊肉，我们会减少总的熵产生。肉类来自于动物，都是以粮食和其他植物为生，所以它们是高熵食品。我们吃肉时，支付热力学定律的代价就要高得多。现实告诉我们：肉类食品的富足，带来大量的废物，增加了对环境造成的污染，这是高熵行为。

简单生活，能够提供低熵。营养学家衷告："食物从地里一经长出，就要在没加工、未被污染之前赶紧吃。"因为食品每一道加工都会失去营养。当食物被反复加工、添加化学品，装进设计精美的包装，它内含的维生素已经所剩无几了，而带给我们的是高熵。

我们越要优化自己的生活，做功与耗能越多，增熵也越剧。比如坐小轿车、吃高档宴席、置冰箱、开空调、住小洋楼等，为了实现这些目标，人们绞尽脑汁，甚至不择手段，都会增加自己身体与周围环境的熵值，这等于在缩短自己和人类的生命。人们如果摄食越多，越丰富，越营养，带来的代谢越快，身体上熵值增加也越快。人类向地球贮藏的自然资源开发越多，则我们的人类社会熵值也增得越快。学者考德威尔·邓肯说："美国人所用的省时工具越多，拥有的时间就越少。"我们的挥霍与破费，我们也将为我们的恶习付出我们的所有——身体。

要增寿、减灾，需要返璞归真，过简约、俭朴的生活。回归原始的社会生活，拥有大量休闲时间，远离现代那些省时、省力装置，给今天的高熵世界树立了一个低熵的榜样。或许这是人类未来生活的趋向目标，也是人类怡养天年、延缓衰老的不二途径。

（本文（上）刊于《养生月刊》，2009，30（3）：196-199；（下）刊于 2009，30（4）：297-301.）

诊余恩悟一得集

跋

在我们本地，常有患者求医无效时就会想起"到牟老那里看看，吃几付中药"。牟老，就是牟重临主任中医师，本地妇孺皆知的浙江省名中医。

牟老师出身中医世家，幼承庭训，长而奉父命攻读中医。毕业后被分配到本地偏远山区，穷乡僻壤，不通公路，只有白天航船进出，山区百姓看病极为不便。众所周知，那时国家经济困难，而山区尤甚，山民们常常贫病交困，束手无策，钦望巫祝。年轻的牟老师以卫生院为家，不分昼夜为山民出诊，跋山涉水，不避险巇，一心赴救。特别是遇到一些急重症病人，因卫生院西医条件有限，又来不及转出山外，而以"简、便、廉、验"为优点的针灸、中药有了用武之地。在为淳朴的山区百姓服务的岁月里，牟老师不仅打下了坚实的临床基础，也滋养了愿为苍生良医的悲悯情怀，坚定了走中医之路。

尽管牟老师病人盈门，诊务繁忙，他仍十分注重读书与经验总结，病概内外妇儿，付诸笔端，同时不断地对中医各家学派的理论进行学习、思考，多有阐发。记得我工作不久，曾随牟老师等一行人去下乡，坐在一路颠簸的三轮小卡车上，他兀自从随身拎包里拿出一本中医古籍小册子，专心地阅读，那时他是黄岩中医院院长，比学生用功太多，让我惊讶且惭愧！如今虽年已古稀，尚笔耕不辍，集腋成裘，遂成本书。

在书中"临床拾得"篇里，牟老师认为治疗外感高热用药应迅猛，常可一剂退热，方显中医治外感如将之本色，而治内伤高热须细审，诚因内伤复杂之病机，多加斟酌，不可孟浪。内托法治疗慢性鼻窦炎和支气管扩张症，是中医外科治疗疮疡的方法移用于内科疾病。牟老师认为内科许多疾病与外科疮疡的发病机制相同，故可用相同的治法，这是他对内外科治法触类旁通地发挥，与中医外科一代宗师陈实功谓"盖以痈疽言之为外科，以气血言之即内伤"异曲同工。牟老师精研内难，推崇仲景，亦谙温病，融会贯通，并无隔碍。加味木防己汤治疗慢性心力衰竭是牟老师深研

附：养生篇

293

《金匮要略》水气病而运用于临床的心得，认为各种心脏病的基本病理与水气、痰饮关系最大，其次是气虚，再次为血瘀，此于当下普遍认为的心脏病多阳虚血瘀病机中独辟蹊径。在治疗湿热盗汗时宗温病三焦论治，用药轻巧，于湿热伤阴伤阳之间权衡标本缓急而治疗，尽得温病清热不碍湿，祛湿不伤阴之妙。牟老师将《伤寒论》中六经方证以几何图解方式呈现，医学原理借用数学方式来表达，更是跨界的思维突破，深入浅出，化繁为简，可谓发前人之未发。

然而，我跟随牟老师临诊，发现他对李东垣脾胃论最为膺服，于东垣方中常用的风药研究颇为着力。牟老师认为辨识证候真假的关键在于脾胃，东垣对内外伤辨惑的本质要点在于虚实，并条分缕析地还原东垣"阴火"概念形成的思路，以图表的方式阐释东垣脾胃学说的核心思想，深度解析许多同道对东垣学术一些概念的疑惑。从火郁用药角度，从玄府治疗角度，从气虚下陷需升阳的角度等，多方位研究风药的性能特点。而对李东垣学说与熵定律的相关性探讨又是一次跨界的思维贯通，这是牟老师对中医科学性的思索和诠释。我曾笑称牟老师是李东垣八百年后之知音，牟师莞尔。

现在有许多针对中医的争鸣和质疑，牟老师认为自己有责任有能力将自己的学术观点和临床经验奉献给广大的中医师和中医爱好者。而我们中医人，如果都能像牟老师一样，敏而好学，精勤不倦，用药精准，疗效显著，又何惧纷繁喧嚷的质疑？又何患中医的春天唤不回？！

丁酉早春，牟师亲自整理书稿完成，我遵师之嘱，乐为之跋。

陈震萍

2017 年 5 月 22 日